黑龙江

药食同源中药的

药理与应用

Pharmacology and Application of
Medicinal and Edible Traditional Chinese Medicine in
Heilongjiang Province

宋 辉 —— 编著

U0288545

化学工业出版社

·北京·

内容简介

本书以黑龙江省野生分布和种植的药食同源中药为主线，收录了31个品种，分别介绍其来源、性味与归经、功能与主治、药理作用、毒性作用、临床应用、食疗方法、不良反应。在药理作用和临床应用部分，不单收录单味药的资料，也收录该味药的复方、有效部位和单体成分的资料，力求全面反映黑龙江药食同源中药的研究文献内容。此外，为更好地指导人们应用食疗之法促进健康，书中还介绍了各品种的食疗方法。

本书可供广大从事药食同源基础研究和开发研究工作的同仁及中药学专业师生参考。

图书在版编目（CIP）数据

黑龙江药食同源中药的药理与应用 / 宋辉编著.
北京：化学工业出版社，2024.10. -- ISBN 978-7-122-
46238-1

Ⅰ.R282.710.5

中国国家版本馆 CIP 数据核字第 20243R2R44 号

责任编辑：李晓红　　　　　　　　　　装帧设计：刘丽华
责任校对：王鹏飞

出版发行：化学工业出版社（北京市东城区青年湖南街 13 号　邮政编码 100011）
印　　装：北京七彩京通数码快印有限公司
710mm×1000mm　1/16　印张 14¾　字数 303 千字　　2024 年 10 月北京第 1 版第 1 次印刷

购书咨询：010-64518888　　　　　　　　售后服务：010-64518899
网　　址：http://www.cip.com.cn
凡购买本书，如有缺损质量问题，本社销售中心负责调换。

定　　价：98.00 元

前言

中医学自古以来就有"药食同源"（又称为"医食同源"）理论，药食同源物质既拥有中药的功效属性，又具备食品属性。弘扬中医药文化，传承精华，守正创新，是我国中医药事业的重要指导方针。药食同源作为中医药养生保健文化的代表，蕴含着中医药"上工治未病"的康养哲学，是我国中医药对人类健康的重大贡献。

寒地黑土孕育天然瑰宝，作为全国农业大省和道地关药重要产地之一的黑龙江，曾以"东北三宝"久负盛名。"寒地龙药"药食同源类中药具有广泛的药理作用与应用价值，但这些黑龙江药食同源类中药的研究分散在浩瀚的学术成果之中，有必要对黑龙江药食同源类中药的药理作用和应用等研究内容收集、整理，为实现药食同源类中药向功能性保健新食品转化提供理论依据，叫响"寒地龙药"充分发挥其在防病治病中的独特优势。

本书以黑龙江省野生分布和种植的药食同源中药为索引，收录了 31 个中药品种的来源、性味与归经、功能与主治、药理作用、毒性作用、临床应用、食疗方法、不良反应。在药理作用和临床应用部分，不仅收录了单味药的资料，也收录了该味药的复方、有效部位和单体成分的资料，力求全面反映黑龙江药食同源中药的研究文献内容。在药理作用部分，按照"药理学"课程内容设置的先后顺序进行排序，做到全书体例统一。在应用部分，除了阐述临床应用外，还介绍了食疗方法，可更好地指导人们应用食疗之法，促进健康。

本书收录的黑龙江药食同源中药遴选范围为 2002 年卫生部公布的既是食品又是药品的中药名单 87 种、卫健委 2019 第 8 号公告公布的 6 种、国卫食品函〔2019〕311 号公布的 9 种在限定使用范围和剂量内作为药食两用的中药，以及卫健委公布的可用于保健食品的 114 种中药。本书共收录了其中 31 种，分为两部分，第一部分为国家药食同源目录中黑龙江省野生分布和种植的 19 种中药，第二部分为保健食品中可以添加物质目录中黑龙江省野生分布和种植的 12 种中药。本书将为广大从事药食同源基础研究和开发研究工作的同仁，提供系统性强、信息量充足、有参考价值、易于查阅的参考资料。

最后，感谢参与本书文献收集和整理的单文猜、黄晓俏、王玉涵、韩栩楠、谷天姝同学。图书撰写力求做到全面、严谨、准确，但编者学识水平有限，疏漏之处在所难免，恳请读者批评指正，多提宝贵意见，以便后续完善。

宋 辉

2024 年 6 月

目录

第一部分

药食两用类

第二部分
保健食品原料类

第一部分
药食两用类

小蓟

【来源】菊科蓟属植物刺儿菜 *Cirsium setosum*（Willd.）MB.的地上部分或根[1]。常生于山坡、河旁或荒地等处，分布于我国华东、华北、东北、西北等地。

【性味与归经】甘、苦，凉。归肝、心经。

【功能与主治】凉血止血，解毒消肿。主治尿血，血淋，咯血，吐血，衄血，便血，血痢，崩中漏下，外伤出血，痈疽肿毒。

【药理作用】

1. 对心血管系统的作用

小蓟皂苷类化合物有溶血作用，能明显改善内皮细胞损伤、高凝和纤溶功能改变情况，平衡体内促凝和抗凝机制失调[2]。小蓟乙醇提取物有升压作用，能够增强离体兔心、豚鼠心房肌的收缩力和频率，且其有效成分酪胺也可以显著升高大鼠血压，其作用机制与激动肾上腺素能受体有关[3]。小蓟煎剂能激动 α、β 受体，起到加强心肌收缩力，提高心肌兴奋性，收缩皮肤黏膜血管平滑肌，升高血压的作用[4]。

小蓟水提取物能降低血压和减慢心率，通过兔的耳缘静脉注射小蓟水提取物，兔的血压下降明显，且心率减慢，降压作用相当于普萘洛尔[5]。小蓟通过抗凝、降低血液黏稠度、改善患者血管内皮损伤来发挥降压作用[6]。小蓟对大鼠肾性高血压有保护作用，其作用机制与调节 IMD 及其 NO/NOS 通路有关，上调大鼠心脏、肾脏和腹主动脉 IMD 蛋白、一氧化氮（NO）和一氧化氮合酶（NOS）的含量，下调血浆中的血管紧张素Ⅱ（AngⅡ）[7]。

2. 对消化系统的作用

小蓟的提取物有清热解毒、保肝、利胆的作用，对急性或慢性肝炎、肝硬化、脂肪肝、代谢中毒性肝损伤、胆石症、胆管炎及肝胆管周围炎等肝胆疾病均有良好疗效[8]。小蓟能使鸡体内的白/球蛋白的比值呈上升趋势，表现出保肝作用，且总蛋白和球蛋白的含量随着小蓟的增加逐渐下降[9]。小蓟有利胆作用，而且还能降低胆固醇[10]。小蓟与利胆药联用具有促进胆汁分泌和舒缓胆总管的作用[11]。

柔肝抑纤饮（鸡血藤、当归、牛膝、赤芍、小蓟、鳖甲、枸杞子、水红花子、三七粉等）对 CCl_4 引起的大鼠实验性肝纤维化有保护作用，可不同程度改善肝组织病理变化，使大鼠肝组织中的肝星形细胞（HSC）增殖活性降低、基质金属蛋白酶（MMP-2）分泌减少，从而发挥良好的保肝作用[12]。

3. 对内分泌系统的作用

小蓟总黄酮提取物能促进胰岛素分泌和肝糖原合成，起到降低血糖的作用，而且能改善脂代谢紊乱，显著降低血脂指标[13]。小蓟总黄酮成分可降低血糖、胆固醇、三酰甘油（甘油三酯，TG）和低密度脂蛋白水平，从而改善机体的血糖、脂质代谢紊乱，改善胰岛 B 细胞功能，对大、小鼠糖尿病模型有很好的调节作用[14]。小蓟多糖粗提物能明显改善高脂血症小鼠的血脂代谢，其作用机制与降低小鼠体内 TG、总胆固醇（TC）含量，升高高密度脂蛋白胆固醇（HDL-C）含量有关[15]。

4. 对泌尿系统的作用

小蓟通过下调肾小球系膜细胞核因子（NF-κB）和纤维粘连蛋白（FN）表达，从而调整核因子信号转导通路的兴奋性，达到减轻肾小球损伤和减缓肾小球硬化的作用[16]。芪蓟肾康汤能抑制人肾小球系膜细胞增殖和 Wnt/β-catenin 通路的转导，使细胞中 Wnt1、β-catenin 含量减少，抑制 β-catenin、Cyclin D1、结缔组织生长因子（CTGF）mRNA 表达，从而减轻肾小球硬化程度，修复受损的肾脏，延缓 IgA 肾病病情的恶化[17]。五味消毒饮合小蓟饮子加减治疗可促进急性肾小球肾炎（湿热内侵证）症状体征及肾功能好转，且能下调血清肿瘤坏死因子-α（TNF-α）和白介素-6（IL-6）水平[18]。

5. 抗炎作用

超声波乙醇提取小蓟混悬液作用于小鼠耳郭和脚爪肿胀炎症模型，发现其抗炎、凝血作用优于小蓟煎煮液[19]。小蓟醇提物能降低败血症大鼠血浆、腹主动脉和心脏的中介素（IMD）水平，发挥其抗菌消炎的能力，其机制可能与抑制一氧化氮/一氧化氮合酶（NO/NOS）通路有关[20]。

小蓟中含有橙皮苷、咖啡酸、绿原酸、蒙花苷等成分，体外抗炎和止血效果显著，其中绿原酸、咖啡酸可以介导 NF-κB 通路，从而减少炎症介质的释放，蒙花苷能缓解血管内皮细胞炎症损伤[21]。给予脓毒症休克大鼠小蓟干预后，大鼠心功能不全症状有所改善，炎症介质 TNF-α、IL-1β、IL-6 等水平降低[22]。

6. 抗菌作用

小蓟水煎剂对溶血性链球菌、白喉杆菌以及肺炎球菌等微生物有一定的抑制作用；对金黄色葡萄球菌、铜绿假单胞菌、变形杆菌、大肠杆菌、伤寒杆菌、副伤寒杆菌及福氏痢疾杆菌均有抑制作用[23]。当小蓟乙醇浸剂达到一定剂量（1∶30000）时，对人型结核菌也有抑制作用，而水煎剂对结核菌的抑制浓度为乙醇浸剂的300倍[24]。小蓟的花、叶、茎中含有不同的挥发油，它们对特定的病原菌有不同的抑菌效果[25]。

7. 对恶性肿瘤的作用

小蓟绿原酸活性成分通过抑制肿瘤细胞增长、调节细胞分裂周期、诱导肿瘤细胞凋亡等方式，来抑制机体变异原物质的生成，起到预防肿瘤的作用[26]。小蓟水提取液对癌细胞的生长具有抑制作用，使人白血病细胞 K562、肝癌细胞 HepG2、宫颈癌细胞 HeLa、胃癌细胞 BGC823 形态上发生皱缩、变圆、脱壁、裂碎等变化，生长受到明显抑制，抑制率高达 86.03%[27]。小蓟醇提水沉粗提液能够上调 CDH1 的蛋白水平，下调 CDH2、MMP2 和 MMP9 的表达，初步验证小蓟具有抑制膀胱癌细胞 T24 侵袭和迁移的能力[28]。小蓟提取物能够抑制 BEL-7402 肝癌细胞生长，诱导肝癌细胞凋亡，且随着小蓟提取液浓度和干预时间的增长，抑制作用和细胞凋亡指数也逐渐增强[29]。自拟清热解毒方（生地黄、赤芍、玄参、金银花、栀子、连翘、板蓝根、黄芩、紫草、白花蛇舌草、蒲公英、小蓟、三七粉）中药煎剂对实验性肿瘤小鼠的抑瘤率达 53.07%，通过改变细胞膜的流动性来调节信息转导通路达到抗肿瘤作用[30]。

8. 抗氧化作用

小蓟黄酮类化合物具有显著的抗氧化活性，小蓟提取液的羟自由基清除率为 34.52%，1,1-二苯基-2-三硝基苯肼（DPPH）自由基的清除率为 44.78%，铁离子螯合率为 60.61%，并且具有较高的还原力[31]。水蒸气蒸馏法提取的小蓟精油具有抗氧化活性，具有较高的 FRAP 值能够有效清除 ABTS 自由基，并且随着精油浓度增大，FRAP 值和清除率也逐渐增大，同时在一定浓度范围内呈现良好的剂效关系[32]。小蓟具有抗氧化功能，能清除动物体内脂溶性自由基和水溶性自由基，可能与总黄酮、皂苷、生物碱、植物固醇和多糖类等生物活性成分有关[33]。

9. 止血作用

小蓟黄酮类化合物蒙花苷和芦丁有促进凝血的作用[34]；小蓟苯丙素咖啡酸具有缩短凝血及出血时间的作用，为小蓟止血的有效成分之一[35]。小蓟正丁醇、总黄酮部位具有显著的凝血和止血作用，乙酸乙酯部位具有一定的止血作用，不同提取部位对小鼠凝血、出血时间具有不同的影响[36]。小蓟能使局部血管收缩，抑制纤维蛋白溶解，从而发挥止血作用[37]。有研究表明，小蓟段对缩短小鼠凝血、止血时间的作用优于小蓟炭[38]。

10. 其他作用

小蓟水煎剂对肠平滑肌有抑制作用，也可收缩支气管平滑肌[39]。小蓟煎剂或酊剂对家兔离体及在位子宫都有兴奋作用[40]，但对猫的在体子宫、大鼠离体子宫及家兔离体子宫则均有抑制作用，与儿茶酚胺类物质的作用相似[41]。

【毒性作用】

研究发现小蓟有小毒性，含生物碱、苷类等物质，硝酸盐超标，常食用可致人体脾胃虚寒、血瘀，过量可发生中毒。在煮食前，应用清水浸泡半日，其间换水数次，最后再烹调食用。脾胃虚寒、便溏泄泻者慎用[42]。

【临床应用】

1. 治疗消化系统疾病

抗纤保肝汤（丹参、桃仁、红花、当归、赤芍、柴胡、鳖甲、黄芪、鸡血藤、小蓟、生地黄、甘草等药）联用西药治疗肝炎后肝纤维化疾病，有效率达 85.2%[43]。以凉血解毒为大法，用基本方（茵陈、虎杖、生赤芍、小蓟、凤尾草各 30g，莪术、郁金、制大黄、玄明粉各 9g，桂枝 6g）治疗急性淤胆型病毒性肝炎 19 例，治疗结果显示八周后，血清总胆红素由平均值 322.2mmol/L 降至 39.2mmol/L，总有效率为 89.5%[44]。

2. 治疗呼吸系统疾病

平韦小蓟汤（平地木 30g、石韦 20g、小蓟 20g）治疗 50 例患有慢性支气管炎的患者，经 1～3 个疗程后，其中有 38 例临床症状消失、痊愈，且半年后随访未再发作；10 例咳嗽、气喘有所减轻，临床症状有所好转；2 例无明显效果。总有效率达 96%[45]。

3. 治疗内分泌系统疾病

糖网方（熟地黄、山药、山茱萸、泽泻、茯苓、牡丹皮、墨旱莲、大蓟、小蓟、三七粉、石斛、决明子、密蒙花、菊花、茺蔚子、槐花炭、地龙）治疗糖尿病视网膜病变 27 例（54 眼），显效 14 眼（25.93%），有效 32 眼（59.26%），无效 8 眼（14.81%），总有效率 85.19%[46]。

4. 治疗泌尿系统疾病

小蓟饮子治疗慢性肾小球肾炎血尿有一定疗效，27 例病患给予小蓟饮子，口服治疗 8 周后，临床控制 5 例，显效 13 例，无效 9 例，总有效率 66.7%，未见不良反应[47]。小蓟饮子和八正散治疗急性泌尿系统感染 48 例，经治疗后，痊愈 28 例，显效 4 例，好转 10 例，无效 6 例，总有效率为 87.5%[48]。

5. 治疗其他疾病

采用化痰散结膏治疗 94 例痰凝血瘀型腺样体肥大患者，实际完成 86 例，治疗组和对照组分别 43 例。最后，治疗组总有效率为 90.7%，对照组总有效率为 71.4%。

未发现该药物有不良事件[49]。

【食疗方法】

小蓟根汁：鲜小蓟根 150g，捣烂绞取汁液服，或沸水冲服，可用于血热所致的衄血、吐血、便血，或血热所致的月经先期、月经过多。

凉血五汁饮：鲜藕、鲜地黄、鲜小蓟根、鲜牛蒡根各等分。绞汁，每次 1 杯，加蜂蜜 1 匙，搅和均匀，不拘时少少饮之。可用于血热吐血、口干而渴。

刺儿菜汁：大、小蓟鲜草适量，捣烂绞汁，温水和服，可用于传染性肝炎的食疗。

小蓟马兰根饮：小蓟草 15g，马兰根 15g，水煎服，用于尿路感染（膀胱炎及肾盂肾炎）、血尿的食疗。

小蓟茶：新鲜刺儿菜 200～300g 洗净，水 500g，用温火熬 30min，代茶饮，可稳定血压；或大蓟、小蓟各 3～15g，水煎代茶饮，可用于高血压的食疗。

刺儿菜小豆腐：小蓟（刺儿菜）50g，黄豆 10g，葱花、精盐、植物油各适量。将小蓟（刺儿菜）清洗干净之后放到沸水中焯一下，然后用凉水冲凉，切成小段。将泡发后的黄豆磨成豆浆。烧热油锅，放入植物油、葱花爆香，然后依次放入刺儿菜、精盐。翻炒入味之后把豆浆倒入锅中，烧至沸腾。具有健脾、润燥、凉血、止血的功效。

【不良反应】

因用药途径不当而引发的不良反应，如 1 例 38 岁的女性患者用新鲜小蓟捣汁滴耳治疗牙痛而引起鼓膜穿孔，且药液顺咽鼓管流入咽部引起刺痛，小蓟对上皮组织有腐蚀和（或）刺激作用[50]。

【参考文献】

[1] 南京中医药大学. 中药大辞典[M]. 上海：上海科学技术出版社，2006：2526.

[2] 陈曙光，唐海沁. 原发性高血压患者血栓前状态分子标志物的变化[J]. 安徽医学，2003(5)：7-9.

[3] 魏彦，邱乃英，欧阳青. 大蓟、小蓟的鉴别与临床应用[J]. 北京中医，2002，21(5)：296-297.

[4] 李鹏飞，苗明三. 小蓟的现代研究与应用分析[J]. 中医学报，2014，29(3)：381-383.

[5] 梁军，张志宁，叶莉. 小蓟水提取物对家兔心血管活动的影响[J]. 山西中医，2011，27(6)：50-51.

[6] 张京. 小蓟的降压作用及其机制分析[J]. 中医药临床杂志，2005，17(4)：344.

[7] 乔建荣，梁颖，黎济荣，等. 小蓟醇提物对肾性高血压大鼠血浆 Intermedin 的干预影响[J]. 时珍国医国药，2011，22(10)：2417-2419.

[8] 何翔. 中草药饲料添加剂对 AA 鸡生长性能、肌肉品质及血清生化指标的影响[D]. 湛江：广东海洋大学，2012.

[9] 蔡鹏，何玉华. 小蓟对肉鸡屠宰性能、免疫器官重量及血液生化指标的影响[J]. 黑龙江畜牧兽医，2017 (14)：162-164.

[10] 祝庆明，祝之友. 大蓟、小蓟临床性效异同考辨[J]. 时珍国药研究，1998 (3)：195.

[11] 孙刚, 张文波, 朱延林. 小蓟的配伍及在兽医临床上的应用[J]. 养殖技术顾问, 2014(7): 244.

[12] 王伟芹, 贾爱芹, 杨铂, 等. 柔肝抑纤饮对实验性肝纤维化大鼠肝组织 HSC、MMP-2 免疫组化的影响[J]. 中西医结合肝病杂志, 2004, 14(2): 98-100.

[13] 王倩. 小蓟总黄酮对大、小鼠糖尿病模型的影响[D]. 郑州: 河南中医学院, 2016.

[14] Dahae Lee, Ki Hyun Kim, Jamin Lee, et al. Protective effect of cirsimaritin against streptozotocin-induced apoptosis in pa ncreatic beta cells[J]. Journal of Pharmacy and Pharmacology, 2017, 69 (7): 875-883.

[15] 张欣. 小蓟多糖的分离纯化及生物学作用研究[D]. 西安: 陕西师范大学, 2006.

[16] 赵坚毅, 田立东, 潘翌翌. 黄芪、小蓟对 NF-κB 信号通路的影响[J]. 西部中医药, 2017, 30(4): 22-24.

[17] 庄晓岩. 芪蓟肾康汤通过调控 Wnt/β-catenin 信号通路治疗 IgA 肾病机制研究[D]. 沈阳: 辽宁中医药大学, 2023.

[18] 王曼, 巫梦雪, 梁逢奇, 等. 五味消毒饮合小蓟饮子加减治疗小儿急性肾小球肾炎(湿热内侵证)的疗效观察[J]. 中国中医急症, 2022, 31(1): 112-114.

[19] 竺静, 陈晶晶, 姚佳宁. 不同提取方式下小蓟、小蓟炭提取物抗炎、凝血活性的比较[J]. 浙江海洋大学学报(自然科学版), 2019, 38(3): 254-258.

[20] 乔ূ荣, 梁颖, 杨晓玲, 等. 小蓟醇提物对败血症休克大鼠血浆 Intermedin 的影响[J]. 时珍国医国药, 2015, 26(1): 62-64.

[21] 王鹤辰, 包永睿, 王帅, 等. 中药小蓟不同药用部位体外抗炎、促凝血的作用研究[J]. 世界科学技术-中医药现代化, 2019, 21(3): 413-418.

[22] 杨晓玲, 吴凯, 朱光荣, 等. 大小蓟对脓毒症大鼠心功能和血浆炎症因子水平影响的研究[J]. 宁夏医学杂志, 2016, 38(6): 484-486.

[23] 孟永海, 王秋红, 杨柳, 等. 黑龙江产小蓟的药理作用研究[J]. 中医药信息, 2011, 28(2): 17-18.

[24] 中国医学科学院药物研究所抗菌工作组. 545 种中药的抗菌作用筛选[J]. 中国药学杂志, 1960(2): 59-63.

[25] 卫强, 周莉莉. 小蓟中挥发油成分的分析及其抑菌与止血作用的研究[J]. 华西药学杂志, 2016, 31(6): 604-610.

[26] 谢海伟, 邵美霞, 张妍宁, 等. 小蓟绿原酸的研究进展[J]. 轻工科技, 2023, 39(1): 35-37, 41.

[27] 李煜, 王振飞, 贾瑞贞. 小蓟水提液对 4 种癌细胞生长抑制作用的研究[J]. 中华中医药学刊, 2008, 26(2): 274-275.

[28] 林海青, 宋钦兰, 孙中华, 等. 小蓟提取物抑制膀胱癌细胞 T24 的侵袭和迁移能力[J]. 时珍国医国药, 2022, 33(2): 305-308.

[29] 李桂凤, 马吉祥, 李传胜, 等. 刺儿菜提取物抗 BEL-7402 肿瘤细胞活性的研究[J]. 营养学报, 2008, 30(2): 174-176.

[30] 李震, 李军山, 李哲, 等. 清热解毒方对肿瘤小鼠红细胞膜流动性及血浆环核苷酸水平的影响[J]. 山东生物医学工程, 2001, 20(3): 8-10.

[31] 马蓉蓉, 张修正, 翟珍妮, 等. 小蓟提取物的制备及其抗氧化活性研究[J]. 鲁东大学学报(自然科学版), 2020, 36(4): 361-365.

[32] Zeng Q, Zhao J, Wang J, et al. Comparative extraction processes,volatile compounds analysis and antioxidant activities of essential oils from *Cirsium japonicum* Fisch.ex DC and *Cirsium setosum* (Willd.) M.Bieb[J]. LWT-Food Science and Technology, 2016(68): 595-605.

[33] 胡建平, 刘翔. 大蓟与小蓟化学成分的鉴别[J]. 中药研究与信息, 2003, 5(11): 36-38.

[34] 张来新. 从小蓟中提取止血药成分咖啡酸[J]. 中成药, 2002, 24(10): 807-808.

[35] 张来新. 小蓟中提取分离黄酮类化合物的实验研究[J]. 中成药, 2004, 26(6): 503-504.

[36] 杨星昊, 崔敬浩, 丁安伟. 小蓟提取物对凝血、出血及实验性炎症的影响[J]. 四川中医, 2006, 24(1): 17-19.

[37] 杨炳友, 杨春丽, 刘艳, 等. 小蓟的研究进展[J]. 中草药, 2017, 48(23): 5039-5048.

[38] 孙雷雷, 陈毓, 张丽, 等. 小蓟及小蓟炭止血作用机理的研究概况[J]. 时珍国医国药, 2005, 16(12): 1304-1305.

[39] 刘学. 小蓟化学成分研究[D]. 长春: 长春中医药大学, 2007.

[40] 徐树楠. 中药临床应用大全[M]. 石家庄: 河北科学技术出版社, 1999: 378-379.

[41] 秦华珍, 夏新华, 李钟文. 黄花倒水莲多糖的抗应激作用[J]. 广西中医药, 1996, 19(3): 52-54.

[42] 吕露阳, 张志锋, 王庆颖, 等. 全草类药食同源中药安全性评价研究进展[J]. 中草药, 2021, 52(15): 4722-4730.

[43] 席彪. 肝炎后肝纤维化的中医研究现状及展望[J]. 长春中医学院学报, 2005, 21(2): 52-55.

[44] 李华. 活血解毒中药治疗淤胆型肝炎疗效观察[J]. 四川中医, 1993 (3): 26.

[45] 黄廷欣. 祛瘀生新法治疗慢性支气管炎 50 例[J]. 新中医, 2001, 33(1): 66.

[46] 马晓婕, 惠春艳, 张宏. 糖网方治疗糖尿病视网膜病变 27 例[J]. 河北中医, 2012, 34(6): 890.

[47] 贺小雪, 叶学锋, 谭睿璟. 小蓟饮子治疗慢性肾小球肾炎血尿 27 例[J]. 实用中医药杂志, 2013, 29(3): 173-174.

[48] 任起芳. 小蓟饮子、八正散治疗急性泌尿系感染48例疗效观察[J]. 黑龙江中医药, 1985 (3): 43-44.

[49] 洪文倩. 化痰散结膏治疗小儿痰凝血瘀型腺样体肥大疗效观察[D]. 唐山: 华北理工大学, 2022.

[50] 王凯. 小蓟汁液滴耳引起鼓膜穿孔 1 例[J]. 耳鼻喉学报, 1998, 12(4): 238.

马齿苋

【来源】马齿苋科植物马齿苋 *Portulaca oleracea* L.的干燥地上部分[1]。常生在荒地、田间、菜园、路旁，分布于我国华南、华东、华北、东北、中南、西南、西北等地。黑龙江省野生马齿苋分布于大兴安岭等地，种植于黑河市孙吴县、伊春市铁力市、五大连池格球山等地。

【性味与归经】酸，寒。归肝、大肠经。

【功能与主治】清热解毒，凉血止血，止痢。主治热毒血痢，热淋血淋，赤白带下，痈肿疔疮，湿疹，丹毒，蛇虫咬伤，便血，痔血，崩漏下血。

【药理作用】

1. 对神经系统的作用

马齿苋多糖对脑神经的细胞代谢损伤有一定改善作用，其能够修复 β-淀粉样蛋白（Aβ）造成的脑部神经损伤[2]。马齿苋多糖对铅诱导的大鼠记忆障碍具有保护作用，能显著提高铅暴露后 PC12 细胞的存活率，抑制活性氧的产生[3]。马齿苋总黄酮对帕金森病模型细胞损伤具有减轻作用，通过调节 TTTY15/miR-7-5p 的表达而促进1-甲基-4-苯基碘化吡啶（MPP$^+$）诱导的 SK-N-SH 细胞增殖及抑制细胞氧化应激、凋亡[4]。马齿苋总黄酮可能通过增强海马组织胆碱能的代谢，增强环磷腺苷效应元件结合蛋白（CREB）信号通路，改善 Aβ 所致阿尔茨海默病（AD）小鼠学习记忆能力[5]。马齿苋酰胺 E 可以提高小鼠的学习和记忆能力，对 D-半乳糖和亚硝酸钠建立的脑老化小鼠模型有改善作用，可通过缓解小鼠脑内氧化应激水平，抑制海马神经细胞凋亡保护 D-gal NaNO₂ 诱导的海马神经细胞损伤[6]。马齿苋的水提取物也具有很好的神经保护作用，能够减轻脂多糖造成的大鼠认知记忆、脑组织病理损伤，降低神经炎症水平[7]。

2. 对心血管系统的作用

马齿苋多不饱和脂肪酸对高脂血症大鼠有降脂作用，能够调节高脂血症（HLP）大鼠的血脂水平及调节脂质相关基因表达，明显降低 HLP 大鼠血清中 TC、TG、LDL-C 含量，逐渐减轻肝细胞肿胀、脂质堆积情况和减缓脂肪变性程度[8]。马齿苋多糖可抑制大鼠动脉粥样硬化斑块形成，能通过调控 PPARγ/NF-κB 通路，使血清 TC、TG、LDL-C、C 反应蛋白（CRP）、IL-6、MCP-1 水平、腹主动脉组织 NF-κB p65 蛋白表达降低，腹主动脉组织 PPARγ 蛋白表达升高[9]。马齿苋多糖通过 TGF-β1/Smad3 信号通路能够改善幼年糖尿病大鼠的糖脂代谢，调节糖尿病大鼠的糖脂水平，起到降脂的作用[10]。马齿苋醇提物能够通过影响胆固醇逆向转运的正反馈发挥抗动脉粥样硬化的作用，并且能够调节脂质在细胞内外代谢、保护弹性血管形态及心室结构、加强动脉粥样硬化斑块稳定性、改善心室重构[11]。马齿苋乙醇提取物对高血压动物模型有一定的降压能力，研究表明，马齿苋提取物剂量为 110mg/kg 时与 1.8mg/kg 的普萘洛尔的抑制高血压效应相当[12]。

3. 对消化系统的作用

马齿苋多糖对小鼠急性肝损伤有保护作用，通过激活 Nrf-2 和 HO-1 信号通路，能够有效降低肝损伤小鼠血清谷丙转氨酶（AST）、谷草转氨酶（ALT）水平，提高肝脏谷胱甘肽（GSH）和超氧化物歧化酶（SOD）水平，对 CCl₄ 诱导的肝脏损伤有保护作用，可改善肝纤维化[13]。马齿苋多糖对小鼠慢性肝纤维化有逆转作用，其机制可能与马齿苋多糖抑制 TGF-β1/Smad 信号通路，下调胶原蛋白的表达有关[14]。马齿苋多糖可有效抑制食管组织炎症，其机制与抑制 NF-κB/IL-6 信号通路有关。此外，马齿苋多糖可调节胃肠激素表达以促进胃排空，同时还可抑制促增殖基因表达而降低食管恶性病变的发生风险[15]。马齿苋总黄酮可通过减轻脂质过氧化、增强抗氧化能力起到保护肝脏的作用[16]。马齿苋水提取物对 CCl₄ 所致急性肝损伤具有显著的保护作用，其作用机制可能与调节细胞色素 P450 相关基因有关[17]。

4. 对呼吸系统的作用

马齿苋总黄酮对支气管上皮细胞缺氧/复氧（H/R）损伤有一定保护作用，可能通过下调 TRB3 的表达从而减轻 H/R 诱导的支气管上皮细胞损伤[18]。马齿苋中的儿茶酚型四氢异喹啉类生物碱对组胺喷雾致豚鼠哮喘模型具有抗气道痉挛作用[19]。马齿苋水提取物对豚鼠喘息模型有显著的抑制作用，可松弛气管平滑肌，改善通气量，抑制磷酸组胺（His）、乙酰胆碱（Ach）诱发的支气管痉挛，减轻支气管痉挛的程度[20]。马齿苋水提取物对氨水诱发的咳嗽有显著的抑制作用，减少咳嗽次数，具有镇咳作用[21]。

5. 对内分泌系统的作用

马齿苋多糖对糖尿病大鼠具有明显的作用，它能够降低大鼠的空腹血糖水平，提高其空腹血清胰岛素水平和胰岛素敏感性指数值[22]。马齿苋多糖可诱导胰岛素分泌 B 细胞系细胞（INS-1）分泌胰岛素，证明马齿苋多糖作为糖尿病治疗药物的潜力和 VGSC 作为糖尿病治疗靶点的潜力[23]。马齿苋能改善 2 型糖尿病大鼠的胰岛素抵抗，减轻 2 型糖尿病大鼠体重，改善糖耐量和脂代谢紊乱，降低血清游离脂肪酸，减轻高胰岛素血症，提高胰岛素敏感性[24]。

6. 对免疫系统的作用

马齿苋多糖对环磷酰胺模型小鼠免疫功能有保护作用，可增强小鼠自然杀伤细胞和淋巴因子激活的杀伤细胞活性，并能增加血清细胞因子 IL-2、IL-4、IL-10 和 IFN-γ 的含量，提高免疫抑制小鼠的脾脏指数和胸腺指数[25]。马齿苋多糖脂质体通过显著上调 Raw264.7 细胞分泌的 TNF-α、IL-1β、IL-6 及 NO 水平[26]，增强小鼠脾淋巴细胞及巨噬细胞 Raw264.7 的免疫活性。马齿苋叶提取物显著增加了环磷酰胺抑制小鼠的巨噬细胞吞噬活性，促进淋巴细胞增殖，改善了环磷酰胺对小鼠的免疫抑制作用[27]。

7. 对生殖系统的作用

马齿苋提取物通过减轻大鼠体内氧化应激和自噬反应，明显改善大鼠的生殖激素水平和精子活动，从而保护其睾丸功能[28]。马齿苋提取物对治疗异常子宫出血有一定疗效[29]。

8. 对泌尿系统的作用

马齿苋提取物对高尿酸血症小鼠有保护作用，可改善早期的肾功能损伤，作用机制与抑制尿酸的生成、减少脂质氧化代谢产物的生成、增强机体抗氧化能力相关，可显著降低小鼠血清中尿酸值、丙二醛、黄嘌呤氧化酶水平，提高超氧化物歧化酶、谷胱甘肽、谷胱甘肽过氧化酶、尿肌酐水平[30]。

9. 抗炎镇痛作用

马齿苋多糖可通过抑制 UC 小鼠肠黏膜 TLR4 及其下游关键蛋白 MyD88 及 NF-κB 表达、抑制肠道树突状细胞（DCs）成熟、平衡 T 淋巴细胞亚群、调节炎症因子水平的方式缓解葡聚糖硫酸钠（DSS）诱导的肠道炎症[31]。马齿苋生物碱具有较好的抑制炎症细胞 NO 释放的作用。马齿苋醇提取物可显著降低肿瘤坏死因子、白介素-1β、白介素-6 和转化生长因子-β 的表达，且提高抗炎因子白介素-10 水平，进而抑制炎症的表达[32]。马齿苋提取物对急性湿疹疗效显著，可以调控细胞免疫发挥抗炎作用。其作用机制可能与抑制 TNF-α、IL-4 和 IgE 的表达，提高 IFN-γ 的表达，并恢复皮肤屏障功能有关[33]。

10. 抗真菌作用

马齿苋中多糖类、黄酮类等活性成分具有抑菌功效[34]。马齿苋黄酮对大肠埃希菌、酵母菌、金黄色葡萄球菌等多种细菌都有较好的抑制作用[35]。马齿苋水提物可以抑制皮肤癣菌活性，对须癣毛癣菌的抑菌圈直径为（19.08±1.01）mm，最小抑菌浓度和最小杀菌浓度分别为 62.5mg/mL 和 125mg/mL，对红色毛癣菌的抑菌圈直径为（19.93±0.97）mm，最小抑菌浓度和最小杀菌浓度均为 62.5mg/mL[36]。马齿苋提取物对大肠杆菌有抑制作用，同时能够有效抑制单纯疱疹病毒的活性[37]。体外抑菌试验中，马齿苋超声水提取物对糠秕马拉色菌抑菌圈直径为（46.68±1.21）mm，最小抑菌浓度为 0.028g/L[38]。

11. 对恶性肿瘤的作用

马齿苋多糖可抑制肺癌荷瘤的生长，且提高小鼠体内自然杀伤细胞的活性和促进淋巴细胞转化，表明马齿苋多糖的抗肿瘤作用与提高机体免疫力有关[39]。马齿苋多糖可有效地抑制宫颈癌裸鼠肿瘤的生长，提高裸鼠免疫力，同时促进移植瘤细胞凋亡。研究发现，其抑制增殖细胞核抗原（PCNA）、Eag1 蛋白表达，从而抑制肿瘤的生长[40]。马齿苋能抑制裸鼠肝癌的肺转移发生率，其可能通过调节血液氨基酸代谢、脂肪代谢、脂质代谢而发挥抗肿瘤作用[41]。

体外研究发现，马齿苋多糖能够有效抑制胃癌细胞的生长，可抑制胃癌 SGC7901 细胞增殖能力，并促进其细胞凋亡[42]。马齿苋的醇提取物能够有效抑制结肠癌，可以通过下调 Notch-1、Notch-2、β-catenin 蛋白的表达抑制结肠癌细胞及其干细胞的增殖[43]。马齿苋总黄酮对人肺癌 A549 细胞生长的抑制作用具有浓度效应关系，浓度为 420μg/mL 时对细胞 A549 增殖的抑制率达 74.62%，且与 5-氟尿嘧啶的效果相似[44]。马齿苋多糖可抑制人肝癌 HepG 2 细胞生长，其作用机制可能与 POP-A 调节细胞的免疫反应和调控细胞内 $p53$、Bax 和 Bcl-2 等基因与蛋白质的表达有关[45]。马齿苋种子油对人类肝癌和人类肺癌细胞株的生长具有显著的细胞毒性和抑制作用[46]。

12. 抗氧化

马齿苋多糖具有良好的抗氧化活性，其质量浓度为 5mg/mL 时，DPPH 自由基的清除率为 58.92%[47]。马齿苋黄酮有显著的抗衰老作用，马齿苋黄酮对 DPPH 自由基和羟基自由基均具有较强的清除作用[48]。采用 FRAP 法测定马齿苋提取物的总抗氧化能力时，70%丙酮提取物的抗坏血酸当量可达到 137.405mg/g，且 Fe^{2+} 还原量最多，总抗氧化能力也较强[49]。

13. 抗疲劳

马齿苋多糖具有明显的抗疲劳效果，通过降低血乳酸和血清尿素氮水平，增加肝脏和肌糖原含量，延长小鼠力竭游泳时间[50]。

【毒性作用】

马齿苋一般没有毒性，适当食用通常不会对机体造成危害。但长期大量食用，可能会出现腹痛、腹泻等胃肠道不适症状。

【临床应用】

1. 治疗消化系统疾病

马石仙方（马齿苋、石榴皮、仙鹤草、广木香、陈皮、猪苓、乌梅）治疗慢性肠炎，随症加减治疗 30 天，共收治患者 68 例，治愈 48 例，好转 16 例，中断治疗 2 例，无效 2 例[51]。马齿苋合剂治疗急性肠炎 276 例，其中 213 治愈，54 例有效，9 例无效。马齿苋注射剂每日 2 次，每次 2mL，肌内注射，治疗 46 例小儿肠炎有效率 100%[52]。鲜马齿苋 50g（或干品 10g）水煎，每次服半剂，降黄疸、降转氨酶效果尤为显著，治疗病毒性肝炎 95 例[53]。

2. 治疗呼吸系统疾病

以马齿苋为主药，配以百部、石膏、浙贝母、侧柏叶、九节茶、肺筋草等煎成浓煎剂，加少许蜂蜜调匀服用。治疗百日咳患者 120 例，结果痊愈 98 例，显效 18 例，有效 4 例。

3. 治疗内分泌系统疾病

用鲜马齿苋、芒硝（朴硝），将马齿苋洗净，捣取汁液调匀芒硝（朴硝），涂匀在纱布上，外敷患处，治疗乳腺炎患者 21 例，全部获愈。

4. 治疗免疫系统疾病

马齿苋为主药，配用紫草、苦参、地肤子、防风、蜈蚣加水浓煎，早晚各服 200mL，同时用前方加雷公藤 15g，煎水擦洗患处，治疗银屑病患者 31 例，结果痊愈 21 例，显效 7 例，无效 3 例，总有效率 90.3%。新鲜马齿苋糖块治疗小儿细菌性疾病 42 例，有效 95.2%，显效 2.4%，无效 2.4%[54]。

5. 治疗生殖系统疾病

应用马齿苋配合生化汤（当归、川芎、桃仁、炮干姜、炙甘草）治疗药物流产不全 82 例，总有效率为 89.00%[55]。马齿苋内服外敷治疗早期乳痈，观察 25 例，其中痊愈 17 例，显效 7 例，无效 1 例，有效率 96%，效果显著[56]。

6. 治疗泌尿系统疾病

单味马齿苋 250g，白糖 15g，治疗尿路感染，收治患者 56 例，其中急性尿路感染 15 例，膀胱炎、尿道炎 31 例，肾炎 10 例，均全部获愈。

7. 治疗其他疾病

鲜品马齿苋 50g，捣烂调蜜外敷，治疗鼻疗，治疗 1 个疗程后判定疗效。本组 50 例中治愈 35 例，占 70%；好转 11 例，占 22%；无效 4 例，占 8%；总有效率 92%[57]。复方马齿苋软膏对于扁平疣的治疗效果确切，配合维 A 酸、胸腺肽口服，对扁平疣的疗效十分显著，联合用药疗效确切，有效率达 88.46%[58]。将 40 例急性湿疹患者随机分为治疗组和对照组各 20 例，分别给予新鲜马齿苋榨汁液和 3% 硼酸洗液湿敷，均治疗 7 天，结果表明治疗组有效率 85%，对照组有效率 60%，说明马齿苋鲜草湿敷治疗急性湿疹具有良好疗效[59]。

【食疗方法】

马齿苋粥：马齿苋 50g，红米 100g，食盐各适量。将马齿苋洗净、切碎水煎取汁，与红米同煮粥，调入适量食盐，可用于赤白痢疾及产后气血不调之积结等。

鲜马齿苋白蜜汁：鲜马齿苋 1000g，白蜜 30mL。将鲜马齿苋用温开水洗净榨汁，加入白蜜调匀。可用于湿热或热毒痢疾、下痢赤白、里急后重、肛门灼热、小便短赤等症。

鲜马齿苋凉菜：鲜马齿苋 60g，大蒜泥 10g，酱油、醋、盐各适量。将鲜马齿苋洗净，以沸水煮熟，凉后调入大蒜泥、酱油、醋、盐拌匀，佐餐食用。可用于疟腮、腮部赤热肿痛、大便干结、小便短赤等症。

【参考文献】

[1] 南京中医药大学. 中药大辞典[M]. 上海: 上海科学技术出版社, 2006: 398.

[2] 康洁. 马齿苋多糖对小鼠大脑神经细胞代谢损伤修复机制的研究[J]. 湖北农业科学, 2011, 50(2): 353-357.

[3] Han Tao, Dan-Lei Ye, Yu-Lan Wu, et al. The protective effect of polysaccharide extracted from Portulaca L. against Pb-induced learning and memory impairments in rats[J]. International Journal of Biological Macromolecules, 2018(119): 617-623.

[4] 谷伟, 冯英慧, 杨继雷. 马齿苋总黄酮调控 LncRNA TTTY15 减轻 MPP+诱导的 SK-N-SH 细胞损伤[J]. 中国老年学杂志, 2023, 43(19): 4832-4837.

[5] 勾洵, 黄思莹, 姚雪梅, 等. 马齿苋总黄酮对 Aβ25-35 阿尔茨海默病小鼠学习记忆功能的影响[J]. 天然产物研究与开发, 2017, 29(11): 1846-1850, 1927.

[6] Peipei Wang, Hongxiang Sun, Dianyu Liu, et al. Protective effect of a phenolic extract containing indoline amides from Portulaca oleracea against cognitive impairment in senescent mice induced by large dose of D-galactose /NaNO₂[J]. Journal of Ethnopharmacology, 2017(203): 252-259.

[7] Hussein Rasha M, Youssef Ahmed M, Magharbeh Mousa K, et al. Protective Effect of Portulaca oleracea Extract Against Lipopolysaccharide-Induced Neuroinflammation, Memory Decline, and Oxidative Stress in Mice: Potential Role of miR-146a and miR-let 7[J]. Journal of Medicinal Food, 2022, 25(8): 807-817.

[8] 王辉敏, 李冠文, 杨金梅, 等. 马齿苋多不饱和脂肪酸对高脂血症大鼠的降脂作用[J]. 中国粮油学报, 2023, 38(3): 144-150.

[9] 谭丽萍, 韩凤珍, 胥明霞. 马齿苋多糖调节 PPARγ/NF-κB 通路对大鼠动脉粥样硬化斑块形成的影响[J]. 河

北医药, 2023, 45(3): 330-334.

[10] 王成祥, 刘玉霞, 常绍鸿, 等. 马齿苋多糖对幼年糖尿病大鼠糖脂代谢、肾功能的影响及其作用机制[J].
中国医科大学学报, 2021, 50(1): 46-50, 56.

[11] 葛翔. 马齿苋提取物调节胆固醇逆转运抗动脉粥样硬化机制研究及其生物学活性测定[D]. 南京: 南京中
医药大学, 2021.

[12] Sutjiatmo A B, Vikasari S N, Bintussolihah F. Antihypertensive effects of Purslane(Portulaca oleracea) Extract
in Animal Model of hypertension[J]. IOP Conf Ser: Earth Environ Sci, 2021, DOI: 10.1088/1755-1315/
755/1/012011.

[13] 黄小强, 丁辉, 刘顺和, 等. 马齿苋多糖对四氯化碳诱导的小鼠急性肝损伤的保护作用[J]. 食品工业科技,
2020, 41(23): 315-319, 324.

[14] 李小花, 曹性玲, 刘四君, 等. 马齿苋多糖抗 CCl₄ 诱导的小鼠慢性肝纤维化作用[J]. 赣南医学院学报,
2023, 43(4): 365-370.

[15] 陈昶洲, 李莉, 张雯, 等. 马齿苋多糖对反流性食管炎大鼠的作用及相关机制实验研究[J]. 陕西医学杂志,
2023, 52(6): 651-654.

[16] 乔靖怡, 李汉伟, 胡锴, 等. 马齿苋总黄酮对四氯化碳致大鼠急性肝损伤的保护作用[J]. 中药药理与临床,
2020, 36(5): 91-95.

[17] 周璐, 宋新龙, 吕军苹, 等. 马齿苋对四氯化碳诱导小鼠急性肝损伤的保护作用[J]. 中国实验方剂学杂志,
2020, 26(10): 35-43.

[18] 付敏, 程弘夏, 桑筱筱. 马齿苋总黄酮通过调控 TRB3 表达对支气管上皮细胞缺氧/复氧损伤的影响[J]. 沈
阳药科大学学报, 2022, 39(12): 1501-1508.

[19] 杨二兰. 马齿苋中儿茶酚型四氢异喹啉类生物碱的合成及其抗哮喘和抗炎活性研究[D]. 济南: 山东大学,
2020.

[20] 王国玉, 王璐, 李伟, 等. 马齿苋水提取物的平喘作用研究[J]. 中国中医基础医学杂志, 2014, 20(11):
1556-1557.

[21] 王国玉, 王浩宇, 孙嘉楠, 等. 马齿苋水提取物对咳嗽小鼠模型的镇咳祛痰作用[J]. 中国老年学杂志,
2015, 35(8): 2180-2181.

[22] Yu Bai, Xueli Zang, Jinshu Ma, et al. Anti-Diabetic effect of *Portulaca oleracea* L. polysaccharideandits
mechanism in diabetic rats[J]. Ijms, 2016, 17(8): 1201.

[23] Qingjuan Hu, Qingchuan Niu, Hao Song, et al. Polysaccharides from *Portulaca oleracea* L. regulated insulin
secretion in INS-1 cells through voltage-gated Na⁺ channel[J]. Biomedicine & Pharmacotherapy, 2019(109):
876-885.

[24] 沈岚, 陆付耳. 马齿苋对 2 型糖尿病大鼠胰岛素抵抗的影响[C]. 第二届全国老年医药学学术会议论文集,
2005.

[25] 孟祥乐, 薛磊, 张振巍, 等. 马齿苋多糖对环磷酰胺模型小鼠免疫功能的影响[J]. 中国新药杂志, 2017,
26(11): 1296-1300.

[26] 李涛. 马齿苋多糖脂质体制备工艺优化及其免疫增强活性初步评价[D]. 大庆: 黑龙江八一农垦大学,
2023.

[27] Elena S Catap, Markyn Jared L Kho, Maria Rexie R Jimenez. In vivo nonspecific immunomodulatory and
antispasmodic effects of common purslane (*Portulaca oleracea* Linn.) leaf extracts in ICR mice[J]. Journal of
Ethnopharmacology, 2018(215): 191-198.

[28] Saleh Samar R, Manaa Ashraf, Sheta Eman, et al. The Synergetic effect of egyptian *Portulaca oleracea* L.
(Purslane) and *Cichorium intybus* L. (Chicory) extracts against glucocorticoid-induced testicular toxicity in rats

through attenuation of oxidative reactions and autophagy[J]. Antioxidants, 2022, 11(7): 1272.

[29] Khanam Benazir, Begum Wajeeha, Tipo Fateh Ali, et al. Effect of Tukhme Khurfa (Purslane seeds) in abnormal uterine bleeding: A prospective study[J]. Advances in Integrative Medicine, 2020, 8(3): 193-198.

[30] 吕有为, 潘昱辰, 孙铭键, 等. 马齿苋降尿酸及肾脏保护作用的研究[J]. 食品工业科技, 2022, 43(2): 354-359.

[31] 杨阳. 马齿苋多糖改善溃疡性结肠炎小鼠的作用及相关机制研究[D]. 大庆: 黑龙江八一农垦大学, 2022.

[32] Vafa Baradaran Rahimi, Hassan Rakhshandeh, Federica Raucci, et al. Anti-Inflammatory and Anti-Oxidant Activity of Portulaca oleracea Extract on LPS-Induced Rat Lung Injury[J]. Molecules, 2019, 24(1): 139.

[33] 程凤霞, 苗莉, 孟宪忠. 马齿苋提取物对急性湿疹模型大鼠皮肤屏障功能及炎症因子和免疫因子表达的影响[J]. 临床和实验医学杂志, 2021, 20(20): 2149-2152.

[34] Stanton Alice V, James Kirstyn, Brennan Margaret M, et al. Omega-3 index and blood pressure responses to eating foods naturally enriched with omega-3 polyunsaturated fatty acids: a randomized controlled trial[J]. Scientific Reports, 2020, 10(1): 15444.

[35] 陈国妮, 孙飞龙, 闫亚茹. 马齿苋类黄酮提取工艺及抑菌效果的研究[J]. 包装与食品机械, 2016, 34(1): 6-10.

[36] 张伊娜, 刘英超. 凤仙花和马齿苋水提取物对常见皮肤癣菌的体外抑菌试验[J]. 中外医学研究, 2018, 16(9): 8-9.

[37] 金星文. 马齿苋提取物对大肠杆菌的体外抑菌作用探究[J]. 南方农业, 2020, 14(15): 148-150.

[38] 马啸宇, 刘学, 杨成. 马齿苋中抑制马拉色菌活性成分的提取工艺研究[J]. 日用化学工业, 2018, 48(1): 37-41.

[39] 牛广财, 李世燕, 朱丹, 等. 马齿苋多糖 POPⅡ和 POPⅢ的抗肿瘤及提高免疫力作用[J]. 食品科学, 2017, 38(3): 201-205.

[40] 郭君超, 王颖梅. 马齿苋多糖对荷宫颈癌裸鼠肿瘤生长的影响[J]. 中国临床药理学杂志, 2020, 36(20): 3295-3297, 3309.

[41] 林玩福, 张夏炎, 吕狄亚, 等. 马齿苋调节人肝癌细胞肺转移裸鼠的血液代谢组学分析[J]. 中医肿瘤学杂志, 2020, 2(1): 62-69.

[42] 欧海玲, 张秀玲, 孙平良, 等. 马齿苋多糖对胃癌 SGC7901 细胞增殖和凋亡的影响[J]. 中国癌症防治杂志, 2020, 12(4): 431-434.

[43] 熊祎虹, 邓超, 白文, 等. 马齿苋醇提取物对结肠癌细胞及其干细胞体外增殖作用的机理研究[J]. 北京中医药大学学报, 2018, 41(1): 39-44.

[44] 梁艳妮, 唐志书, 张晓群, 等. 马齿苋总黄酮的超声波辅助提取工艺优化及其抗氧化、抗肿瘤活性研究[J]. 中国农学通报, 2019, 35(4): 130-135.

[45] 陈美琴. 马齿苋多糖的结构解析及抗肿瘤活性研究[D]. 南昌: 江西科技师范大学, 2016.

[46] Al-Sheddi Ebtesam Saad, Farshori Nida Nayyar, Al-Oqail Mai Mohammad, et al. Portulaca oleracea seed oil exerts cytotoxic effects on human liver cancer (HepG2) and human lung cancer (A-549) cell lines.[J]. Asian Pacific Journal of Cancer Prevention : Apjcp, 2015, 16(8): 3383-3387.

[47] 叶丹蕾, 韩苗苗, 吴玉兰, 等. 马齿苋多糖理化性质及其抗氧化活性研究[J]. 合肥工业大学学报(自然科学版), 2019, 42(10): 1415-1418.

[48] 王杰, 王瑞芳, 王园, 等. 响应面优化马齿苋黄酮水提工艺及其抗氧化活性评价[J]. 食品与发酵工业, 2020, 46(19): 197-204.

[49] 林宝妹, 张帅, 洪佳敏, 等. 马齿苋不同溶剂提取物的抗氧化活性[J]. 食品工业, 2020, 41(3): 141-145.

[50] Xu Zhongxin, Shan Ying. Anti-fatigue effects of polysaccharides extracted from *Portulaca oleracea* L. in

mice[J]. Indian Journal of Biochemistry & Biophysics, 2014, 51(4): 321-325.

[51] 杨小秋, 龙运光. 侗医应用马齿苋临床经验与现代药理研究概况[J]. 中国民族医药杂志, 2015, 21(6): 31-32.

[52] 陈为团, 徐国雄. 马齿苋合剂治疗急性肠炎 276 例临床观察[J]. 浙江中医杂志, 1996 (10): 438.

[53] 朱玉玲. 马齿苋的药理活性及开发利用价值[J]. 开封医专学报, 1999 (1): 47-50.

[54] 刘淑清, 宋其桂, 王彩凤, 等. 新鲜单味马齿苋糖块治疗小儿细菌性痢疾 42 例临床观察[J]. 中国中西医结合杂志, 1995, 15(4): 246.

[55] 刘胜霞, 吴林鹏. 马齿苋配合生化汤治疗药物流产不全 82 例[J]. 河北中医, 2004, 26(8): 596.

[56] 彭菲, 刘继志, 左永昌. 马齿苋内服外敷治疗早期乳痈 25 例疗效观察[J]. 北方药学, 2012, 9(12): 21.

[57] 林瑞莲. 马齿苋治疗鼻疔 50 例[J]. 中国实用乡村医生杂志, 2005, 12(9): 7.

[58] 施新华, 刘勤. 复方马齿苋软膏的研制及临床应用[J]. 海峡药学, 2016, 28(6): 15-17.

[59] 胡一梅, 艾儒棣, 朱晓燕, 等. 鲜马齿苋治疗急性湿疹 40 例[J]. 中医杂志, 2012, 53(18): 1592-1593.

火麻仁

【来源】桑科植物大麻 *Cannabis sativa* L.的干燥成熟果实[1]。分布于我国黑龙江、安徽、河南、山东等省。黑龙江省大面积种植于兰西、呼兰、五常、齐齐哈尔等地，黑龙江所产的瑷珲麻、五常麻已成为我国大麻栽培的主要品种之一[2]。

【性味与归经】甘，平。归脾、胃、大肠经。

【功能与主治】润肠通便。用于血虚津亏，肠燥便秘。

【药理作用】

1. 对神经系统的作用

大麻二醇（CBD）可通过调控神经细胞的凋亡，调控星形胶质细胞功能障碍，降低神经性炎症，增加脑源性神经营养因子（BDNF）水平等机制恢复或部分恢复缺氧缺糖所导致的脑受损功能[3]。火麻仁提取液可改善 D-半乳糖诱导的衰老模型小鼠的认知学习能力，其机制与抑制 NF-κB 通路、减轻神经炎症反应有关[4]。芦荟粉、火麻仁油及二者配伍能改善小鼠便秘症状，可通过调节血清 5-HT、P 物质、血管活性肠多肽（VIP）等神经递质的分泌，增加肠道动力和调节水液代谢而发挥作用[5]。

2. 对心血管系统的作用

火麻仁α-亚麻酸对高血压胰岛素抵抗大鼠血管内皮依赖的舒张功能具有明显改善作用，还可以增强内皮对胰岛素的敏感性，可能与胰岛素介导的 IRS-1/Akt 信号转导通路有关[6]。火麻仁中 3 种多不饱和脂肪酸（PUFA）和蛋白水解物具有降低血压的作用，可能与抑制血管紧张素转化酶（ACE）有关[7]。纯火麻仁汁可降低高脂血症大鼠血清中 TC、TG 水平，提高 HDL-C 含量，具有降脂作用，其作用机制可能与抑制高脂模型大鼠体内炎症和氧化应激反应，下调肝组织中 SREBP-1 和 HMGCR 蛋白，进而抑制体内脂质的产生和积累有关[8]。火麻仁油能够显著降低高脂血症模型大鼠血清中总胆固醇、三酰甘油以及动脉硬化指数，其机制可能与改善大鼠体内脂肪代谢相关[9]。将火麻仁乳剂给药于麻醉猫的十二指肠内，血压出现缓慢下降现象；将火麻仁乳剂给大鼠灌胃，大鼠血压也会降低[10]。食用火麻仁在缺血后再灌注期间具有显著的心脏保护作用[11]。

3. 对消化系统的作用

纯火麻仁汁可降低高脂血症大鼠血清中 TC、TG 水平，提高 HDL-C 含量，并能改善肝脏病理形态，降低血清中 ALT、AST 含量，具有降脂和保肝作用[8]。对小鼠进行高、中、低不同剂量的火麻仁油给药，火麻仁油可显著改善模型动物的结肠病理变化，不同浓度的火麻仁油均可优化 D-半乳糖致衰老小鼠模型的肠道菌群结构，改善肠道微生态环境[12]。火麻仁和脱脂火麻仁均能够增加高脂饮食大鼠盲肠短链脂肪酸的浓度、改善大鼠的抗氧化状态；食用脱脂火麻仁可减少肝脏三酰甘油的积累，降低血浆胆固醇浓度，增加了过氧化物酶体增殖物激活受体（PPARs）在肝脏中的表达[13]。火麻仁油对右旋葡聚糖硫酸钠（DSS）诱导的溃疡性结肠炎（UC）大鼠症状具有改善作用，通过调节肠道菌群多样性，增加有益菌和减少有害菌来改善右旋葡聚糖硫酸钠（DSS）诱导的溃疡性结肠炎（UC）模型大鼠症状[14]。提前灌胃火麻仁多糖对环磷酰胺致小鼠肠道黏膜氧化损伤具有一定的保护作用，可能与激活 Nrf2-Keap1 信号通路有关[15]。火麻仁水煎液对兔离体肠管的收缩具有抑制作用，且呈现浓度依赖关系，其作用机制可能与竞争性拮抗胆碱能 M 受体，调节平滑肌细胞内钙离子浓度有关[16]。

4. 对内分泌系统的作用

火麻仁 α-亚麻酸对果糖诱导的高血压胰岛素抵抗模型大鼠具有保护作用，可以减轻胰岛素抵抗，降低血压，增强机体对胰岛素的敏感性和抗氧化能力，改善代谢紊乱[6]。火麻仁油对大鼠代谢综合征（MS）具有较好的治疗作用，其作用机制可能与抑制 MCP-1、CCR2 表达、NF-κB 活化及促炎因子的生成相关[17]。火麻仁中多不饱和脂肪酸，可以通过诱导肝脏和骨骼肌中的脂肪酸氧化和抑制肝脏脂质合成来改善脂质代谢[18]。

5. 对免疫系统的作用

荷瘤小鼠给予火麻仁蛋白干预后，脾脏系数并无明显不同，但能够改善荷瘤小鼠免疫功能受抑制的状态，上调免疫细胞 CD_4^+，下调 T 淋巴细胞 CD_8^+，CD_4^+/CD_8^+ 比值上升，可直接或间接诱导 T 细胞活化，促进 T 细胞增殖，从而增强免疫作用[19]。火麻仁蛋白能明显提高小鼠刀豆蛋白（Con）A 诱导的脾淋巴细胞的转化和迟发型变态反应，增强巨噬细胞的吞噬能力，进而增强小鼠抗疲劳和免疫能力[20]。

6. 抗炎作用

火麻仁中木脂素酰胺类克罗酰胺具有抗炎作用，能显著抑制脂多糖（LPS）诱导的 Tolllike 受体 4（TLR4）和髓样分化因子 88 的表达，抑制 IL-6 和 TNF-α 的分泌，降低 LPS 介导的 IL-6 和肿瘤坏死因子的 mRNA 水平[21]。火麻仁苯丙酰胺类总提取物能够改善脂多糖神经炎症模型小鼠的学习记忆损伤，且抗炎活性较好，可能通过促进小鼠 BV_2 细胞产生炎症因子及 mRNA 表达，降低 ROS 的水平发挥作用[22]。给予 AD 样神经炎症小鼠火麻仁苯丙酰胺类提取物后，小鼠的行为学表现，记忆力、学习力均有改善，可能与降低脑组织中 IL-6 等炎症因子的表达有关[23]。火麻仁油可以缓解便秘状态并减轻肠道炎性损伤，其作用可能与调节 TLRs 信号通路有关[24]。火麻仁油藻油组合物与丹参山楂三七组合物通过抑制 NLRP3 炎症小体的激活，增强 Nrf2 信号通路，调控氧化应激反应，从而改善高脂饮食诱导的小鼠代谢相关脂肪性肝病（MAFLD）中肝脏脂质沉积和炎症浸润[25]。

7. 抗氧化作用

火麻仁多糖 HSP0.2 可以上调细胞内转录因子 Nrf2 的表达水平，抑制 Kelch 样环氧氯丙烷相关蛋白-1（Keap1）的表达水平，HSP0.2 对 IPEC-1 细胞具有抗双氧水诱导的氧化应激的保护作用[26]。火麻仁蛋白和火麻仁多肽在降低自发性高血压大鼠（SHR）的氧化应激性方面具有很高的潜力。其作用机制可能与过氧化氢酶、超氧化物歧化酶、血浆总抗氧化能力等抗氧化酶诱导的防御系统上调有关[27]。火麻仁蛋白酶解产物具有很强的 DPPH 自由基清除活性，并能够抵御对 PC12 细胞的氧化损伤[28]。火麻仁油、火麻仁蛋白粉与火麻仁木脂素酰胺类提取物，能显著提高衰老小鼠体内的 SOD 与谷胱甘肽过氧化物酶（GSH-Px）活力，消除过氧化脂质（LPO）等老化代谢产物，增加皮肤中羟脯氨酸的含量，进而发挥抗氧化、抗衰老的作用[29]。火麻仁油可以提高大鼠血清抗氧化能力，其作用机制可能与上调血清中 SOD、GSH-Px 酶活性，下调 MDA 含量有关[30]。火麻仁油比普通大豆油和玉米油具有更高的抗氧化活性，这与火麻仁油中含有丰富的不饱和脂肪酸以及少量酚类物质密切相关[31]。

8. 抗衰老作用

火麻仁油干预小鼠亚急性衰老模型后，能显著提高皮肤 SOD 活性，促进小鼠表皮毛发生长，改善皮肤形态功能，具有良好的抗衰老效果[32]。火麻仁油在家蚕试验中也表现出良好的延长家蚕幼虫生存期的作用，同时对于 5 龄期家蚕耐饥饿时间也有显著延长[33]。火麻仁油能显著提高 D-半乳糖诱导的急性衰老模型小鼠血清和脑组织抗氧化酶（SOD 和 GSH-Px）活力，降低 NO 含量和 MDA 含量，可能通过提高机体抗氧化能力以及改善机体免疫系统达到抗衰老的效果[34]。火麻仁油干预复方地芬诺酯致便秘模型小鼠后，火麻仁油中、高剂量试验组小鼠胸腺厚度以及皮质淋巴细胞数量显著提高，同时显著降低血清和脑组织中的 NO 含量，从而起到延缓衰老的作用[35]。

9. 其他

火麻仁亚麻酸成分对幽门螺杆菌有抑制、杀灭作用，可降低体内幽门螺杆菌的数量，减少相关消化性疾病的发生[36]。火麻仁甾醇成分能够促进肠道内双歧杆菌等益生菌的繁殖，抑制腐败菌的生长，优化肠道菌群结构[37]。火麻仁中的蛋白成分也具有均衡肠道菌群结构的作用[38]。

【毒性作用】

火麻仁含有毒蕈碱和胆碱等，大量服用（60~120g）可致中毒。多在食后 1~2h 发病，中毒程度与进食量的多少成正比。在消化系统有恶心、呕吐、腹泻等症状为初期表现，神经系统一般可出现四肢麻木、烦躁不安，重者可发生精神错乱、手舞足蹈、血压下降、昏睡以至昏迷、抽搐等[39]。

【临床应用】

1. 治疗心血管系统疾病

通过对比复脉汤或加减复脉汤（火麻仁配伍麦冬、生地黄、阿胶、甘草、白芍）合并西药治疗和单纯用西药治疗病毒性心肌炎、心律失常两种治疗方式的临床效果，发现火麻仁配伍其他中药与西药结合的治疗方式可以取得更加显著的临床治疗效果[40]。

2. 治疗内分泌系统疾病

火麻仁与其他具有降糖作用的中药配伍使用，在治疗消渴、改善糖尿病症状方面具有显著效果。火麻仁配伍白术、黄芪、枳壳等中药用于继发类固醇性糖尿病的治疗，给药一段时间后，患者停用胰岛素，血糖正常，血总蛋白、白蛋白也恢复正常[38]。

用麻子仁丸加味（火麻仁配伍枳实、熟地黄、杏仁、白芍、山药）治疗 2 型糖尿病，症状显著改善。以 74 例 2 型糖尿病患者为研究对象，通过对比常规西医治疗和麻子仁丸加味治疗 2 种方式的效果，发现麻子仁丸加味治疗 2 型糖尿病有良好的效果[41]。

3. 治疗消化系统疾病

火麻仁配伍太子参、黄芪、五指毛桃治疗便秘型肠易激综合征，通过对 108 例患者用药特点研究发现：火麻仁与治疗肠易激综合征的药对相关度较高，特别是便秘型的肠易激综合征，常用的药对有火麻仁、白术，火麻仁、姜厚朴，火麻仁、白术、姜厚朴[42]。1 名患有阿尔茨海默病和慢性便秘的 88 岁男性患者，在使用含有氧化镁和番泻叶提取物的泻药无效之后，使用了火麻仁丸，解决了便秘问题[43]。

4. 治疗其他疾病

常用百合汤加减治疗儿童难治性癫痫之脾阴不足证，火麻仁20g配伍百合、麦冬、山药等以甘淡养阴[44]。

【食疗方法】

火麻油：火麻仁含油量近50%。在所有植物油中不饱和脂肪酸含量最高，高达近90%，其中两种多不饱和必需脂肪酸——亚油酸和α-亚麻酸（ALA），比例接近人体所需比例3∶1，含量高于大多数植物油[45]。同时含有大量延缓衰老的维生素E、硒、锌、锰、锗[46]，并且安全无毒，是一种具有很高利用价值的功能性油脂[47]。火麻油可直接口服，早上空腹两勺（约10mL），补充全天维生素，润肠通便，有效调理人体新陈代谢。

火麻酒：火麻仁除杂脱壳，低温烘干后粉碎，再进行挤压膨化、碾磨，之后在其中添加2～4倍的纯净水浸泡1～1.5d，然后再添加0.2～0.5g/L的干酵母发酵3～5d，过滤后即得火麻保健白酒。

火麻仁豆腐：将脱壳及浸泡的大豆和脱壳的火麻仁磨成细料，分别将其装入包袱加温水搅拌挤浆，然后按照大豆与火麻仁质量比（75～90）∶（10～25）的比例混合煮熟，倒入陶缸中，加入凝固剂石屏酸水点成水豆腐，再将水豆腐加入模具，挤出部分水分并撒上适量的食盐即得。

火麻仁腐竹：采用质量比（65～90）∶（10～35）脱壳大豆与脱壳火麻仁按照火麻仁豆腐的做法挤浆、混合，然后将混合生浆送至不锈钢锅熬煮揭皮、晾晒，卷或折成矩形即得。

火麻酥糖：以火麻仁作为配料，与苹果粉搭配制作酥糖，充分利用火麻仁营养成分的同时保留苹果的天然营养风味，口感酥松，营养全面。

火麻固体汤料：以火麻仁为原料，采用湿磨法磨浆、过滤、干燥、粉碎制得火麻粉，之后按照100g火麻粉、18g食盐、4g鸡精为原辅料，制作火麻固体汤料。

【不良反应】

服用火麻仁出现恶心、呕吐、腹泻、四肢麻木、哭闹、失去定向力者报道8例，呕吐频繁、昏睡半昏迷者5例，抽搐、昏迷、瞳孔散大者1例[48]。

【参考文献】

[1] 南京中医药大学. 中药大辞典[M]. 上海: 上海科学技术出版社, 2006: 2526.

[2] 张喜武, 李梦聪, 窦金金, 等. 黑龙江省"龙九味"产地考证、种植现状和发展策略[J]. 中医药学报, 2021, 49(10): 1-5.

[3] MORI M A, MEYER E, SOARES L M, et al. Cannabidiol reduces neuroinflammation and promotes neuroplasticity and functional recovery after brain ischemia[J]. Progress in Neuro-Psychopharmacology and Biological Psychiatry, 2017(75): 94-105.

[4] 黄浩. 火麻仁提取液对 D-半乳糖致衰老大鼠神经炎症反应的影响及其机制研究[D]. 南宁: 广西医科大学, 2018.

[5] 王梦瑶, 张建军, 汤如莹, 等. 芦荟粉配伍火麻仁油对便秘小鼠胃肠动力和水液代谢的实验研究[J]. 世界中医药, 2022, 17(20): 2842-2846.

[6] 石苗茜. α-亚麻酸改善高血压胰岛素抵抗大鼠血管内皮细胞损伤的作用和机制研究[D]. 西安: 第四军医大学, 2014.

[7] 陈成. 火麻仁抑制血管紧张素转化酶和抗氧化活性的研究[D]. 重庆: 重庆大学, 2015.

[8] 段素素. 纯火麻仁汁对高脂血症大鼠的降脂作用及机制研究[D]. 云南: 云南中医药大学, 2022.

[9] 张丹丹, 但汉雄, 黄慧辉, 等. 火麻仁油对高脂血症大鼠血脂代谢及保肝作用研究[J]. 中国药师, 2015, 18(4): 571-573.

[10] 梅全喜. 简明实用中药药理手册 2009[M]. 北京: 人民卫生出版社, 2010: 195.

[11] Opyd P M, Jurgoński A, Fotschki B, et al. Dietary hemp seeds more effectively attenuate disorders in genetically obese rats than their lipid fraction. J Nutr, 2020, 150(6): 1425-1433.

[12] 李根林, 曹亚蕊, 吴宿慧, 等. 火麻仁油对衰老模型小鼠血脂水平及炎症、抗氧化相关指标的影响[J]. 中药药理与临床, 2015, 31(1): 109-111.

[13] Jurgoński A, Opyd P M, Fotschki B. Effects of native or partially defatted hemp seeds on hindgut function, antioxidant status and lipid metabolism in diet-induced obese rats. J Funct Foods, 2020(72): 104071.

[14] 龚梦鹏, 高心悦, 简晓敏, 等. 火麻仁油改善 UC 模型大鼠的症状及对肠道菌群的影响[J]. 中国药房, 2023, 34(6): 693-698.

[15] 薛然. 火麻仁多糖对环磷酰胺致小鼠肠道黏膜损伤的保护作用研究[D]. 舟山: 浙江海洋大学, 2020.

[16] 黄崇生, 吴辉雨, 李阳友, 等. 火麻仁水煎液对兔离体小肠平滑肌收缩活动的影响及机制探究[J]. 中医药临床杂志, 2019, 31(7): 1312-1316.

[17] 张继红, 丁永红, 石孟琼, 等. 火麻仁油对代谢综合征大鼠 NF-κB/MCP-1/CCR2 信号通路及促炎因子表达影响[J]. 中药药理与临床, 2018, 34(4): 117-122.

[18] Clarke S D. Polyunsaturated fatty acid regulation of gene transcription: a molecular mechanism to improve the metabolic syndrome. J Nutr, 2001, 131(4): 1129-1132.

[19] 沈峰, 尤华智, 聂国荣. 火麻仁蛋白对荷瘤小鼠免疫调节功能的影响[J]. 广州医药, 2013, 44(6): 41-42.

[20] 李永进, 杨睿悦, 扈学俸, 等. 火麻仁蛋白对小鼠抗疲劳和免疫调节功能的初步研究[J]. 卫生研究, 2008, 37(2): 175-178.

[21] Luo Q, Yan X, Bobrovskaya L, et al. Anti-neuroinflammatory effects of grossamide from hemp seed via suppression of TLR-4-mediated NF-κB signaling pathways in lipopolysaccharide-stimulated BV$_2$ microglia cells. Mol Cell Biochem, 2017, 428(1-2): 129-137.

[22] 王珊珊. 火麻仁苯丙酰胺类化合物抗炎活性研究及吸收代谢特征初探[D]. 淄博: 齐鲁医学院, 2019.

[23] 周悦芳. 火麻仁化学成分定性定量及其抗 AD 活性研究[D]. 济南: 山东大学, 2018.

[24] 李寒冰, 吴宿慧, 李根林, 等. 火麻仁油对便秘大鼠肠道炎性反应的改善作用[J]. 中华中医药杂志, 2018, 33(8): 3599-3602.

[25] 沈淇, 裴超颖, 刘莹, 等. 火麻仁油藻油组合物与丹参山楂三七组合物联用对代谢相关脂肪性肝病模型小鼠的改善作用及机制探讨[J]. 中药新药与临床药理, 2023, 34(2): 163-175.

[26] Wen Z S, Xue R, Du M, et al. Hemp seed polysaccharides protect intestinal epithelial cells from hydrogen peroxide-induced oxidative stress. Int J Biol Macromol, 2019(135): 203-211.

[27] Girgih A T, Alashi, et al. A novel hemp seed meal protein hydrolysate reduces oxidative stress factors in spontaneously hypertensive rats. Nutrients, 2014, 6(12): 5652-5666.

[28] 林金莹, 安琪, 曾庆祝. 麻仁粕酶解产物的抗氧化活性研究[J]. 食品与机械, 2011, 27(3): 49-51, 146.

[29] 蔡霜, 付珣, 邓安刚, 等. 巴马火麻仁油、蛋白粉和木脂素酰胺类提取物对老年小鼠的抗衰老作用研究[J]. 中南药学, 2010, 8(3): 165-170.

[30] 扈学俸, 李永进, 王军波, 等. 火麻仁油安全性评价及血清抗氧化功能初步研究[J]. 中国食品卫生杂志, 2008, 20 (5) :388-392.

[31] PARKER T D, ADAMS D A, ZHOU Ke, et al. Fatty acid composition and oxidative stability of cold-pressed edible seed oils[J]. Journal of Food Science, 2003, 68 (4) :1240-1243.

[32] 李寒冰, 马永洁, 苗静静, 等. 火麻仁油对衰老模型小鼠皮肤相关指标的影响[J]. 中国实验方剂学杂志, 2012, 18(9): 201-205.

[33] Kozlowska M, Gruczynska E, Scibisz I, et al. Fatty acids and sterols composition, and antioxidant activity of oils extracted from plant seeds[J]. Food Chemistry, 2016(213): 450-456.

[34] 曹俊岭, 李祖伦, 陈建武, 等. 火麻仁油对 D-半乳糖致亚急性衰老 NO、SOD、GSH-Px、MDA 的影响[J]. 四川中医, 2005, 23(3): 29-30.

[35] 曹俊岭, 陈刚正, 任汉阳, 等. 火麻仁油对复方地芬诺酯致便秘模型鼠血清及脑 NO 及胸腺组织学的影响[J]. 河南中医学院学报, 2004, 19(1) :25-26.

[36] 周岐江, 王露瑶, 黄衍强, 等. 广西巴马火麻仁及其成分亚麻酸对幽门螺杆菌的抑制作用研究[J]. 右江民族医学院学报, 2017, 39(6): 429-431.

[37] 李根林, 吕宁, 吴宿慧, 等. 火麻仁植物甾醇含量测定及肠道菌培养对甾醇干预的剂量响应[J]. 天然产物研究与开发, 2018, 30(2): 191-198.

[38] 张乔会, 殷红清, 问小龙, 等. 火麻仁研究概述[J]. 湖北农业科学, 2019, 58(21): 10-14.

[39] 陈奇. 中成药名方药理与临床. 北京: 人民卫生出版社, 1998: 293.

[40] 赵金忠, 赵明阳. 中西医结合治疗病毒性心肌炎心律失常 45 例[J]. 山东中医杂志, 2003, 22(3): 165-166.

[41] 徐泽鹤, 易佳佳. 麻子仁丸加味治疗 2 型糖尿病的临床疗效[J]. 当代医药论丛, 2014, 12(3): 274-275.

[42] 林瑞达. 周福生教授辨治肠易激综合征组方规律及用药特点探讨[D]. 广州: 广州中医药大学, 2014.

[43] Iwasaki K, Takayama S. Hemp seed pill may improve chronic constipation of the elderly and reduce the burden of helpers. Journal of family medicine and primary care, 2019, 8(6): 2150.

[44] 陈汉江, 张喜莲, 戎萍, 等. 马融运用甘淡养阴法治疗儿童难治性癫痫经验[J]. 中医杂志, 2016, 57(2): 108-110.

[45] Bertrand M, Ludger B. Virgin hemp seed oil: An interesting niche product[J]. European Journal of Lipid Science and Technology, 2008, 110(7): 655-661.

[46] Etienne P M. The inheritance of chemical phenotype in Cannabis sativa L. [J]. Genetics, 2003, 16(1): 335-346.

[47] 杜军强, 何锦凤, 蒲彪, 等. 汉麻籽营养成分及其在食品工业中的营养[J]. 食品工业科技, 2011, 32(11): 522-4.

[48] 金兆玉. 火麻仁中毒 14 例报告[J]. 中华内科杂志, 1964, 12(12): 1147.

玉竹

【来源】百合科植物玉竹 *Polygonatum odoratum*（Mill.）Druce 的干燥根茎[1]。主要分布于我国东北、华北、华东及陕西、甘肃、青海等地[2]。

【性味与归经】 甘，微寒。归肺、胃经。

【功能与主治】 养阴润燥，生津止渴。用于肺胃阴伤，燥热咳嗽，咽干口渴，内热消渴。

【药理作用】

1. 对心血管系统的作用

玉竹总苷（RPOS）对麻醉大鼠有降低收缩压（SAP）和舒张压（DAP）的作用（以 DAP 降低明显），对麻醉大鼠心肌具有正性肌力作用，并且呈一定的剂量依赖关系，其降血压作用可能与降低外周血管阻力有关[3]。玉竹水提物治疗大鼠动-静脉旁路血栓形成模型后，可明显抑制大鼠血栓形成，其作用机制可能与降低血浆中血栓烷 B_2 的含量和增加血浆中 6-酮-前列腺素 $F_1\alpha$ 的含量有关[4]。玉竹提取物可改善大鼠心肌缺血再灌注损伤，减少心肌细胞凋亡，其机制可能与保护线粒体，增强心肌细胞线粒体能量代谢有关[5]。

2. 对内分泌系统的作用

玉竹总黄酮能够明显降低链脲佐菌素（STZ）及四氧嘧啶糖尿病大鼠的血糖[6]。玉竹化合物 YZ-2 可显著降低空腹血糖（Glc）、血清 TC、TG、LDL-C 浓度以及空腹胰岛素水平，提高 2 型糖尿病（T2DM）小鼠的血糖耐受能力，此外，YZ-2 还可以通过增加 T2DM 小鼠肝脏中的超氧化物歧化酶和过氧化氢酶活性以及谷胱甘肽含量来保护肝脏和胰腺[7]。玉竹多糖可显著降低糖尿病大鼠空腹血糖，增加 HuTu-80 细胞内 cAMP、GLP-1、Ca^{2+} 水平，增强甜味受体 T1R2、T1R3 mRNA 表达，促进 GLP-1 分泌，说明玉竹多糖通过上调甜味受体信号分子表达，从而发挥降血糖作用[8]。玉竹中提取的 9 种化合物具有 α-葡萄糖苷酶抑制活性。其中，化合物 2 和 4 表现出更强的抑制活性，IC_{50} 值分别为 2.3μmol/L 和 2.7μmol/L[9]。玉竹乙醇提取物可通过激活 Nrf2-ARE 信号通路来抑制高葡萄糖诱导的肾小管上皮细胞凋亡并减少氧化应激[10]。玉竹正丁醇和乙醚提取物均可以改善糖尿病大鼠模型的葡萄糖摄取，且表现出 α-糖苷酶抑制活性[11]。玉竹提取物能明显降低链脲佐菌素（STZ）诱导的 1 型糖尿病小鼠的血糖，其降糖机制可能与抑制 1 型糖尿病小鼠 Th1 细胞的极化程度，减轻细胞免疫功能对胰岛 B 细胞的破坏有关[12]。

3. 对免疫系统的作用

玉竹多糖具有增强细胞免疫功能的作用，1000μg/mL 时可明显促进小鼠脾 $\alpha\beta$T 细胞增殖，同时可降低 CD_4^+ $\alpha\beta$T 与 CD_8^+ $\alpha\beta$T 细胞比值，提高 CD_8^+ $\alpha\beta$T 细胞数量；还能有效刺激细胞因子 IFN-γ 的释放，但对 IL-4 的产生没有明显的影响[13]。玉竹多糖一定剂量时，能够增强流感病毒裂解疫苗诱导的免疫应答，显示出黏膜佐剂效应[14]。玉竹多糖对鸡胚成纤维细胞的安全浓度为 1250.0mg/L，且无论是单独使用还是协同 PHA 刺激外周血 T 淋巴细胞，玉竹多糖均能够不同程度地表现出增强 T 淋巴细胞活性的作用[15]。玉竹提取物 A（EA-PAOA）能通过抑制小鼠 MΦ 产生的 IL-1 和 TNF-α 来发挥其免疫抑制作用[16]。玉竹提取物 A（EA-PAOA）对刀豆蛋白 A（ConA）诱导的小鼠免疫性肝损伤具有明显的改善作用，可能是通过抑制 T 淋巴细胞的转化增殖，抑制其活性，调节 Th1 和 Th2 的数量及比例，降低血清中 IFN-γ、TNF-α 水平，提高 IL-10 水平以此发挥其治疗免疫性肝损伤的功能[17]。玉竹纤维素辅酶提取的多糖（CPP）和热水提取的多糖（HPP）均能显著促进 RAW264.7 巨噬细胞在体外的增殖和中性红色吞噬作用，且表现出抗氧化活[8]。玉竹水提部位能预防 D-半乳糖所致亚急性衰老小鼠胸腺和脾脏的萎缩，改善小鼠胸腺及脾脏病理结构，其作用机制可能与预防免疫器官萎缩、提高免疫功能有关[18]。给皮肤烧伤小鼠灌服玉竹的 85% 乙醇提取物 10.4g/kg，6d，可明显提高小鼠血清溶血素的水平，增强腹腔巨噬细胞的吞噬功能，改善脾淋巴细胞 ConA 的增殖反应[19]。玉竹醇提取物腹腔注射后，小鼠血清集落刺激因子（CSF）水平明显提高，有明显的量效关系，在诱生 CSF 的同时也诱生集落抑制因子（CIF）[20]。

4. 抗菌作用

玉竹可溶性多糖的还原力、对 DPPH 自由基的清除率、对羟基自由基的清除率和对多不饱和脂肪酸（PUFA）过氧化的抑制率分别为 9.81%、52.84%、19.22%和 19.42%，还显示出对致病细菌金黄色葡萄球菌、铜绿假单胞菌、枯草芽孢杆菌和大肠杆菌的抗菌活性[21]。玉竹不同部分萃取物对植物病菌有不同程度的抑制作用，分离出的单体化合物对多种植物病菌具有抑制作用[22]。

5. 对恶性肿瘤的作用

玉竹高异黄酮-1 通过调节线粒体-半胱天冬酶依赖性和 ER 应激途径诱导 A549 细胞凋亡，并可通过激活 p38/p53 信号通路导致 G_2/M 停滞，从而抑制肿瘤细胞生长并诱导 A549 非小细胞肺癌（NSCLC）细胞凋亡[23]。同时，玉竹高异黄酮能够显著促进凋亡蛋白 caspase-3 和 Bak 表达，抑制 Bcl-2 表达，显著促进细胞周期蛋白 p-Cdc2 和 p38 表达，抑制 Cdc2 表达，表明其作用机制可能与线粒体介导的细胞凋亡和 p38 MARK 通路相关[24]。玉竹甾体皂苷类化合物对人肝癌细胞系 HepG2 细胞具有抗增殖活性，IC_{50} 为 3.2μmol/L[25]。玉竹凝集素（POL）具有诱导黑色素瘤细胞凋亡和自噬的作用，通过抑制 miR1290（micro-RNA 1290）的水平来促进人苄氯素 1（BECN1）表达，上调 BECN1 可抑制黑色素瘤细胞增殖并诱导自噬[26]。玉竹凝集素（POL）可以诱导人乳腺癌细胞 MCF-7 的凋亡和自噬，通过激活靶向表皮生长因子受体（EGFR）介导的 Ras-Raf-MEK-ERK 信号通路发挥作用[27]；且 POL 还可以诱导人非小细胞肺癌 A549 细胞的凋亡和自噬[28]。

玉竹根茎中提取的一种异黄酮类化合物 8-甲基二氢苯并吡酮，可诱导 Bcl-2 磷酸化，从而导致乳腺癌细胞有丝分裂停滞，进而达到诱导乳腺癌细胞凋亡和 G_2/M

细胞周期停滞[29]。玉竹提取物 B（EB-PAOA）可促进荷瘤鼠脾细胞分泌 IL-2 和腹腔巨噬细胞分泌 IL-1 和 TNF-α，能抑制 CL187 细胞的增殖，可直接诱导肿瘤细胞凋亡，以此来发挥其抗肿瘤作用[30]。玉竹提取物 B（EB-PAOA）能够显著抑制人类白血病细胞株（CEM）的增殖，提高分化程度，且明显抑制 S180 小鼠的移植瘤，延长荷瘤小鼠的存活期，其作用机制可能是通过促进荷瘤鼠脾细胞分泌 IL-2 以及腹腔巨噬细胞分泌 IL-1 和 TNF-α 增强细胞免疫功能并诱导肿瘤细胞凋亡而实现[31]。玉竹提取物 B（EB-PAOA）通过干扰人食管癌细胞 Eca-109 的有丝分裂，抑制其增殖率，增加凋亡率，从而发挥抗肿瘤作用[32]。玉竹醇提物 B（EB-PAOA）通过调控免疫代谢，达到减少肿瘤细胞的数量和控制肿瘤异常增生，对小鼠结直肠恶性肿瘤（CRC）模型具有改善作用[33]。

6. 抗氧化作用

玉竹多糖清除羟基自由基、DPPH 自由基以及偶合金属离子的能力随着浓度的增加而增强，其中清除羟基自由基和 DPPH 自由基的能力表现突出[34]。玉竹总黄酮体外可明显抑制 DPPH 自由基活性，体内可明显增强衰老模型小鼠血液中 SOD 活性，降低肝组织中 MDA 含量，具有较强的抗氧化能力[35]。玉竹糖蛋白具有一定的还原能力，对羟基自由基和 1,1-二苯基-2-三硝基苯肼自由基具有较强的清除作用，对脂质过氧化具有抑制作用，且在一定浓度范围内存在剂量关系，其抗氧化能力随着玉竹糖蛋白质量浓度的增加而增强[36]。玉竹水提液体外具有与维生素 C 和芦丁相似的抗氧化能力，玉竹水提液通过提高衰老小鼠血浆 SOD 活力及降低肝脏组织中 MDA 含量来实现抗氧化作用[37]。

7. 其他作用

玉竹多糖能够明显延长小鼠的负重游泳时间，提高血清血糖、肌糖原、超氧化物歧化酶、过氧化氢酶和谷胱甘肽的含量，降低乳酸脱氢酶、乳酸、磷酸肌酸激酶、血尿素氮以及丙二醛的含量[38]。玉竹的石油醚提取物具有明显的利尿效果，并能调节 Na^+、K^+、Cl^- 的水平，抑制肌氨酸酐的升高[39]。玉竹百合蛤蜊汤能够呈剂量依赖性显著延长小鼠负重游泳时间，并能显著降低肌酸激酶、乳酸脱氢酶的活力，提高超氧化物歧化酶的活力[40]。

【临床应用】

1. 治疗心血管系统疾病

76 岁男性患者，病史及脉症：心肌缺血，高血压，房颤，经大剂量硝酸甘油输液，输氧，两周后，患者体质衰弱，神志昏迷，血压（90～160）/（100～150）mmHg，心率 120～140 次/min，脉象沉细弱，结代数，舌胖苔厚。服用方药（太子参 15g，西洋参 5g，麦冬 20g，玉竹 20g，川芎 19g，丹参 20g，胆南星 10g，菖蒲 10g，炙甘草 10g）。服两剂后，神志清醒，体力增强，接着服用 10 余剂后出院[42]。29 岁女性患者原有心悸气短，因生气后突觉心悸，气短加重，伴胁痛、头晕，服用方药（柴胡 10g，半夏 10g，黄芩 10g，麦冬 15g，合欢皮 15g，丹参 15g，玉竹 10g，郁金 10g，甘草 6g，党参 10g）4 剂后，诸症好转，心率 56 次/min，后服补气活血药心率正常[41]。

2. 治疗内分泌系统疾病

沙参玉竹汤（沙参 30g，麦冬 15g，玉竹 15g，半夏 10g，生姜 10g，石斛 12g，生谷芽 30g，甘草 3g）可有效治疗糖尿病并预防血糖升高。114 例 2 型糖尿病患者随机分为观察组和对照组，在基础治疗上辅用沙参玉竹汤，结果观察组临床治疗总有效率为 92.98%，而对照组临床治疗总有效率为 68.42%[42]。随机选取 120 例病情得到控制的 T2DM 患者作为给药对象，每人每次 1 袋人参玉竹丸，1 日 2 次。结果表明，在服用人参玉竹丸后，患者的血糖得到有效控制[43]。将 60 例临床患者分两组给药，发现 T2DM 患者在服用玉竹提取物胶囊，用餐后血糖浓度有明显降低，且不影响健康受试者服药后的血糖浓度[44]。65 例 2 型糖尿病合并高脂血症患者，随机分成两组：研究组 33 例患者应用益元清肝健运汤（茵陈 10g，玉竹 10g，枸杞子 10g，荷叶 10g，决明子 10g，虎杖 10g，黄精 10g，葛根 15g，黄芪 15g，丹参 15g，山楂 6g，黄连 6g，三七粉 3g，怀山药 12g，茯苓 20g）治疗，对照组 32 例患者行西医综合方案治疗。治疗后，相比于对照组，研究组患者临床效果更好、症状改善更明显[45]。

3. 治疗支气管系统疾病

隐源性机化性肺炎（COP）患者 15 例，中医辨证均为气阴两虚、痰瘀阻络证，治疗均为益气养阴通络方（生黄芪 15～100g，西洋参 15g，山药 20g，全蝎 5g，莪术 15g，黄精 15g，麦冬 15g，玉竹 15g，川贝母 6g，茯苓 15g，生甘草 9g）联合醋酸泼尼松片。综合疗效：15 例患者中临床控制 8 例，显效 3 例，有效 3 例，无效 1 例，总有效率达 93.3%[46]。

4. 治疗其他疾病

62 例干性肤质女性受试者给予中药玉竹面膜外敷，使用后综合疗效为 93.55%，对照组为 83.87%，有显著差别，且无不良反应[47]。60 例手足皲裂症患者，用玉竹苦参汤泡患处 10min，再涂以白及膏按摩，3 个疗程后患者可治愈[48]。随机选取就诊的 60 例慢性咳嗽患者服用沙参玉竹汤加减和复方甲氧那明胶囊，发现患者慢性咳嗽有明显好转，且基本无不良反应[49]。

【食疗方法】

玉竹八宝粥：采用莲子、百合、山药、玉竹、茯苓及薏苡仁等随意调配煮成八宝粥、药膳饭或熬成汤水连渣吃，有助起到滋养脾胃的作用。

玉竹煲豆腐：玉竹洗净，剁成小颗粒状；瘦猪肉洗净，先切丝，后剁成小颗粒状；豆腐洗净，切成颗粒状；姜切丝，葱切花，蒜去皮切片。锅置武火上，加入素油，烧六成熟时，放入蒜片、葱花、姜丝爆香，加入瘦猪肉粒，炒至变色，放入玉竹粒、豆腐、盐，加上汤 200mL，用文火煲 25min 即成。每日 1 次，佐餐食用。可用于清热解毒，降脂降压。适宜高血压肾阴虚损患者食用。

玉竹瘦肉汤：将玉竹 37.5g、猪瘦肉 250g 加清水 4 碗，煎至 2 碗，用食盐调味即成。养阴，润肺，止咳。每日 2 次食用。适用于肺胃阴液不足出现口干咽燥，干咳无痰者。

【参考文献】

[1] 南京中医药大学. 中药大辞典[M]. 上海：上海科学技术出版社，2006: 2526.

[2] 陈研，丁勇，黄荣，等. 基于 4 种序列的玉竹 DNA 条形码分子鉴定探究[J/OL]. 分子植物育种: 1-18[2024-03-06].

[3] 杨立平. 玉竹总苷对大鼠血流动力学的影响[J]. 湖南中医药导报，2004(4): 68-69.

[4] 邓藻铺，程全芬. 玉竹水提物对大鼠血栓形成的影响[J]. 实用心脑肺血管病杂志，2012, 20(7): 1131-1132.

[5] 杨禹晗，陈超英，袁占鹏. 玉竹提取物对心肌缺血再灌注损伤大鼠心肌细胞线粒体损伤及凋亡的保护作用[J]. 中国实验方剂学杂志，2018, 24(16): 136-140.

[6] Shu X S, Lv J H, Tao J, et al. Antihyperglycemic effects of total flavonoids from *Polygonatum odoratum* in STZ and alloxan-induced diabetic rats[J]. J Ethnopharmacol, 2009, 124(3): 539-543.

[7] Jiang H Y, Xu Y, Sun C Y, et al. Physicochemical properties and antidiabetic effects of a polysaccharide obtained from *Polygonatum odoratum* [J]. Int J Food Sci Technol, 2018, 53(12): 2810-2822.

[8] 杨华生，龚芬芳，柳婷，等. 基于甜味受体信号通路探讨玉竹多糖的降血糖作用[J]. 中成药，2023, 45(12): 3921-3929.

[9] Zhou X L, Liang J S, Zhang Y, et al. Separation and purification of alpha-glucosidase inhibitors from *Polygonatum odoratum* by stepwise high-speed counter-current chromatography combined with Sephadex LH-20 chromatography target-guided by ultrafiltration-HPLC screening [J]. Chromatogr B, 2015(985): 149-154.

[10] Ma H Y, Bai L. Effect of *Polygonatum odoratum* ethanol extract on high glucose-induced tubular epithelial cell apoptosis and oxidative stress [J]. Pak J Pharm Sci, 2021, 34(3): 1203-1209.

[11] DENG Y F, HE K, YE X L, et al. Saponin rich fractions from *Polygonatum odoratum* (Mill.) Druce with more potential hypoglycemic effects [J]. J Ethnopharmacol, 2012, 141(1): 228-233.

[12] 张立新，庞维，付京晶，等. 玉竹对 STZ 诱导的 1 型糖尿病小鼠的降糖作用[J]. 中药药理与临床，2012, 28(2): 107-110.

[13] 郭秀珍，潘兴瑜. 玉竹生物活性成分 C 对小鼠免疫功能的影响[J]. 微生物学杂志，2012, 32(3): 61-65.

[14] 张亚楠，黄生波，李小曼，等. 玉竹多糖对流感病毒裂解疫苗的黏膜佐剂效应[J]. 激光生物学报，2017, 26(1): 68-72, 90.

[15] 蒋春茂，陈晓兰，陆广富，等. 不同中药多糖体外对鸡外周血和脾脏淋巴细胞增殖能力的比较[J]. 江苏农业学报，2015, 31(1): 106-111.

[16] 关玲敏，潘兴瑜. 玉竹提取物 A 对小鼠 MΦIL-1 和 TNF-α 产生的影响[J]. 中国医疗前沿，2010, 5(4): 7-13.

[17] 赵良中，时文艳，鞠晓红，等. 玉竹提取物 A 对小鼠免疫性肝损伤治疗作用的研究[J]. 中国畜牧兽医，2010, 37(3): 160-163.

[18] 李盛青，林辉，许晓峰，等. 玉竹提取物对衰老小鼠脾脏和胸腺的影响研究[J]. 中国药房，2008(21): 1616-1617.

[19] 肖锦松, 崔风军, 宁廷选, 等. 玉竹、菟丝子醇提物对烧伤小鼠免疫功能的影响[J]. 中国中药杂志, 1990(9): 45-47, 66.

[20] 肖锦松, 崔风军, 赵文仲, 等. 玉竹、菟丝子提取物对小鼠血清集落刺激因子的影响[J]. 中医研究, 1992(2): 12-15, 1.

[21] Chen Y, Yin L, Zhang X, et al. Optimization of alkaline extraction and bioactivities of polysaccharides from rhizome of *Polygonatum odoratum*. BioMed Res Int, 2014, 2014: 504896.

[22] 王冬梅. 秦岭地区黄精属两种植物化学成分及其生物活性研究[D]. 咸阳: 西北农林科技大学, 2008.

[23] Ning D L, Jin M, Xv T, et al. Homoisoflavanone-1 isolated from *Polygonatum odoratum* arrests the cell cycle and induces apoptosis in A549 cells [J]. Oncol Lett, 2018, 16(3): 3545-3554.

[24] 宁德利, 刘军, 李敏, 等. 玉竹高异黄酮抑制人肺癌细胞A549增殖的作用及机制[J]. 中国实验方剂学杂志, 2017, 23(19): 174-179.

[25] Liu Q, Li W, Nagata K, et al. Isolation, structural elucidation, and liquid chromatography-mass spectrometry analysis of steroidal glycosides from *Polygonatum odoratum*. J Agr Food Chem, 2018, 66(2): 521-531.

[26] Luan W, Qian Y, Ni X, et al. *Polygonatum odoratum* lectin promotes BECN1 expression and induces autophagy in malignant melanoma by regulation of miR1290. Onco Targets Ther, 2017(10): 4569-4577.

[27] Ouyang L, Chen Y, Wang X Y, et al. *Polygonatum odoratum* lectin induces apoptosis and autophagy via targeting EGFR-mediated Ras-Raf-MEK-ERK pathway in human MCF-7 breast cancer cells. Phytomedicine, 2014, 21(12): 1658-1665.

[28] Li C, Chen J, Lu B, et al. Molecular switch role of Akt in *Polygonatum odoratum* lectin-induced apoptosis and autophagy in human non-small cell lung cancer A549 cells. Phytomedicine, 2014, 21(12): 1658-1665.

[29] Rafi M M, Vastano B C. Identification of a structure specific Bcl-2 phosphorylating homoisoflavone molecule from Vietnamese coriander (*Polygonatum odoratum*) that induces apoptosis and G2/M cell cycle arrest in breast cancer cell lines [J]. Food Chem, 2007, 104(1): 332-340.

[30] 李尘远, 刘玲, 潘兴瑜. 玉竹提取物B对Hela细胞凋亡的影响[J]. 锦州医学院学报, 2003, 24(6): 14-16.

[31] 李尘远, 潘兴瑜, 张明策, 等. 玉竹提取物B抗肿瘤机制的初步研究[J]. 中国免疫学杂志, 2003, 19(4): 253-254.

[32] 张岚, 杜亚明, 王中彬. 玉竹提取物B对人食管癌细胞Eca-109增殖与凋亡的影响[J]. 山东医药, 2010, 50(18): 3-4.

[33] 赵守彰, 马强, 权冬梅. 玉竹醇提取物B调控免疫代谢抗结直肠癌的药理机制研究[J]. 实用医学志, 2022, 38(15): 1908-1912.

[34] 李耀光, 曹珂, 罗灿选. 玉竹多糖的组成及其体外抗氧化活性研究[J]. 食品工业, 2018, 39(5): 184-186.

[35] 陈地灵, 徐大量, 林辉. 玉竹总黄酮体内外抗氧化作用的实验研究[J]. 今日药学, 2008, 18(6): 13-14.

[36] 王艳, 胡一鸿, 陈秋志, 等. 玉竹糖蛋白分离纯化及其体外抗氧化能力[J]. 食品科学, 2015, 36(2): 52-56.

[37] 徐大量, 林辉, 李盛青, 等. 玉竹水提液体内外抗氧化的实验研究[J]. 中药材, 2008, 31(5): 729-731.

[38] 牛友芽. 玉竹多糖对小鼠的抗疲劳作用[J]. 天然产物研究与开发, 2018, 30(7): 1202-1207.

[39] Kim J H, Yang, K S. Effects of Polygonatum odoratum on mercuric chloride induced renal failure rats[J]. Saengyak Hakhoechi, 2002, 33 (3): 200-206.

[40] 程颖, 王欣之, 刘睿, 等. 玉竹百合蛤蜊汤煎煮工艺及抗疲劳作用的研究[J]. 南京中医药大学学报, 2016, 32(2): 186-190.

[41] 刘晓红. 中药玉竹减慢心率的临床观察[J]. 职业与健康, 2002, 18(5): 139-140.

[42] 王麒乂. 沙参玉竹汤辅助治疗2型糖尿病效果分析[J]. 江西中医药, 2017, 48(5): 50-51.

[43] 高慧艳, 王燕, 李江敏, 等. 人参玉竹丸降血糖的临床疗效[J]. 中成药, 2016, 38(10): 2128-2131.

[44] 梁凡. 玉竹提取物胶囊对餐后血糖影响的临床研究[D]. 北京: 北京中医药大学, 2008.

[45] 邓怀道. 观察益元清肝健运汤治疗 2 型糖尿病合并高脂血症的临床疗效[J]. 中医临床研究, 2018, 10(5): 54-55.

[46] 易敏. 益气养阴通络方联合糖皮质激素辨治隐源性机化性肺炎临床观察[D]. 北京: 北京中医药大学, 2018.

[47] 刘艳华. 玉竹面膜干预女性干性肤质面部皮肤含水量的临床观察[D]. 成都: 成都中医药大学, 2010.

[48] 赵莉, 孙文现, 闫慧军. 玉竹苦参汤、白及膏治疗手足皲裂症 60 例[J]. 中国社区医师, 2009, 25(8): 40.

[49] 易科成, 郑远方. 沙参玉竹汤加减治疗慢性咳嗽的临床效果[J]. 中国当代医药, 2020, 27(12): 16-19.

西洋参

【来源】五加科人参属植物西洋参 *Panax quinqufolium* L.的根[1]。主要分布于我国东北、华北、华中各省市，东北主要分布在吉林、黑龙江、辽宁位于北纬 40°～45°，海拔 200～800m 的地方，黑龙江省的主要产区为宁安、五常、尚志、穆棱等。

【性味与归经】味甘、辛，性凉，无毒。归心、肺、肾经。

【功能与主治】补气养阴，清热生津。主治气虚阴亏火旺，咳喘痰血，虚热烦倦，内热消渴，口燥咽干。

【药理作用】

1. 对神经系统的作用

西洋参对治疗阿尔茨海默病、改善记忆力、保护神经元等方面具有积极的作用。西洋参可以改善阿尔茨海默病小鼠的状态[2]，在阿尔茨海默病中，β-淀粉样蛋白（Aβ）促进突触前胆碱能神经系统损伤，并降低乙酰胆碱转移酶（ChAT）的活性。但经西洋参提取物治疗后，观察显示小鼠脑中乙酰胆碱转移酶上调，导致乙酰胆碱（AChE）产生增加，学习和记忆功能得到了改善[3]。西洋参中的皂苷类成分能够作用于中枢神经系统。人参皂苷 Rg_1 主要起到兴奋神经中枢的作用，同时也有缓解疲劳、改善记忆力、延缓衰老的作用；人参皂苷 Rb_1 则能够增强乙酰胆碱的合成及释放，具有改善记忆力的作用[4]。人参皂苷 Rb_1 还能对 Aβ25-35 诱导痴呆大鼠的海马神经元凋亡起保护作用，发现人参皂苷 Rb_1 通过降低 Fas、FasL 和 Bax 蛋白的表达水平，增强 Bcl-2、Survivin 和 p53 蛋白的阳性表达，来降低海马神经元的损伤和凋亡，从而对 Aβ25-35 诱导痴呆大鼠的记忆力及认知力起到保护作用[5]。

2. 对心血管系统的作用

西洋参中的皂苷类成分对心血管系统有积极的保护作用。人参皂苷 Rb_1 可以抑制 H_2O_2 引起的细胞内钙离子的升高，从而减轻心肌缺血再灌注损伤[6]。人参皂苷 Rh_3 能够促进氧自由基减少，上调心肌细胞相关凋亡蛋白 Bcl-2 以及抑制 Bax 蛋白的表达，从而对心肌缺血再灌注大鼠的心肌损伤起到明显的保护作用[7]。西洋参皂苷能明显减少冠脉结扎犬心肌缺血程度和范围，缩小心肌梗死面积，降低血清中游离脂肪酸（FFA）和丙二醛（MDA）含量，同时还降低急性心肌缺血大鼠血清中乳酸脱氢酶（LDH）、肌酸激酶（CK）、天冬氨酸转氨酶（AST）含量，提高超氧化物歧化酶（SOD）活性，从而起到抗心肌缺血，保护受损心肌作用[8]。西洋参果总皂苷对急性心肌缺血时心电图 S-T 段的异常改变有明显改善作用，通过增加冠脉血流量，改善心肌供血供氧，缩小急性心肌梗死后梗死心肌面积从而起到抗心肌缺血、保护受损心肌作用[9]。西洋参总皂苷往往通过抑制胰脂肪酶的活性来起到降血脂的作用[10]。通过对高血脂大鼠使用西洋参总皂苷前后的高密度脂蛋白胆固醇、三酰甘油以及胆固醇三项参数进行实验观察，得出西洋参总皂苷能够有效降低实验性大鼠高血脂的结论[11]。

3. 对消化系统的作用

西洋参对肝、回肠具有明显的保护作用。西洋参茎叶皂苷可借降低血清中谷丙转氨酶的活性和丙二醛（MDA）含量下降，增加肝糖原含量和谷胱甘肽过氧化酶的活性，以减轻四氯化碳引起的大鼠肝损伤[12]。西洋参果提取物和有效成分人参皂苷Re 对于化学疗法诱发的恶心和呕吐有潜在的治疗作用[13]。西洋参皂苷对乙酰胆碱或钾去极化后钙离子所引起的家兔离体回肠收缩，按剂量依赖性态势予以明显抑制，它对氯化钙的量效曲线呈非竞争性对抗，对乙酰胆碱引起的离体回肠细胞内和细胞外钙离子依赖性收缩，具有明显的抑制作用，提示西洋参皂苷具有钙通道阻滞作用[14]。

4. 对内分泌系统的作用

西洋参可增加脂肪细胞对葡萄糖摄取和胰岛素敏感性，进而可能产生降糖作用。采用西洋参煎煮液治疗 db/db 糖尿病小鼠 30 天，其肝糖原和血浆胰岛素水平显著升高，而血糖则降低[15]，与未处理西洋参相比，煎煮过的西洋参制剂中阿魏酸和肉桂酸含量增加，且具有更高的抗氧化活性，并提高肝脏的过氧化物歧化酶（SOD）和谷胱甘肽过氧化物酶（GSH-Px）水平[3]。在 MIN-6 胰腺 B 细胞系中，西洋参浆果提取物中人参皂苷 Re 可减少由过氧化氢引起的急性或慢性氧化损伤[16]。表明西洋参煎煮液的抗糖尿病作用可能归因于其抗氧化特性，而人参皂苷 Re 起到重要作用[3]。观察西洋参总皂苷对四氧嘧啶高血糖大鼠血糖、血脂和血清胰岛素水平的影响，发现西洋参总皂苷能明显降低高血糖大鼠血糖、血清总胆固醇（TC）和三酰甘油（TG）水平，且提高血清高密度脂蛋白（HDL-C）和胰岛素含量[17]。西洋参茎叶总皂苷对体重影响不大，但可明显降低子宫周围脂肪组织重量，发挥有效的抗肥胖作用[12]。

5. 对免疫系统的作用

西洋参根多糖对环磷酰胺所致免疫功能低下小鼠不仅能防止其外周白细胞减少

与胸腺、脾重减轻，还能增强正常和免疫功能低下小鼠网状内皮系统的吞噬作用，同时它能改善淋巴细胞转化，但对免疫低下小鼠白介素-2（IL-2）的活性却无明显影响[18]。西洋参花多糖可通过上调限制酶 iNOS 的表达来促进 NO 分泌，增强巨噬细胞杀死病原微生物的能力，通过增强巨噬细胞吞噬能力、杀死病原微生物的能力和释放免疫因子三方面增强巨噬细胞免疫活性，西洋参花多糖具有较好的活化巨噬细胞的活性[19]。西洋参茎叶皂苷能促进 T 细胞分泌细胞因子 IL-2 和促进 IFNγ mRNA 表达，西洋参茎叶皂苷能提高慢性肺源性心脏病（CPHD）患者机体细胞的免疫功能[20]。

6. 对生殖系统的作用

人参皂苷 Rg_1 也能使雄性小鼠精囊明显增重，但去睾丸后 Rg_1 不再具有促精囊增重的作用[21]。说明 Rg_1 没有雄激素样作用，其促副性腺增重需要睾丸存在[22]，且人参皂苷 Rg_1 可刺激体外培养的大鼠垂体分泌促性腺激素[23]。

7. 抗炎镇痛作用

西洋参具有强大的抗炎作用。它的抗炎作用是通过减少细胞因子分泌一氧化氮（NO）、TNF-α 和 IL-10 等[24]。西洋参叶 20S-原人参三醇组皂苷可能通过抑制炎症因子的产生，起到对大鼠脑缺血再灌注损伤的保护作用[25]。给予大鼠西洋参茎叶皂苷后建立了大鼠脑缺血再灌注模型，检测了西洋参茎叶皂苷对 TNF-α 和 IL-10 炎性细胞因子的影响，推断西洋参茎叶皂苷可减缓炎症反应，从而有效减弱脑缺血再灌注导致的损伤[26]。

8. 对恶性肿瘤的作用

从西洋参中提取出的人参皂苷 Rg_3 是公认的抗癌化合物，具有较强的抗增殖活性[24]，西洋参中的人参皂苷 Rb_1 是成分提取物中含量最丰富的人参皂苷，其肠道代谢物人参皂苷 Rh_2 已被证明在体外具有强大的抗癌活性[27]。热处理的西洋参中人参皂苷 Rg_3 的含量明显提高，随之，西洋参的抗增殖活性也明显增强[28]。人参皂苷 Rg_3 可通过诱导细胞凋亡和抑制细胞增殖、抑制上皮间质转化、抑制肿瘤细胞的干性、激活内质网应激以及刺激 DNA 损伤修复等几大机制来达到临床抗肿瘤的作用[29]。人参皂苷 Rh_2 对小鼠肺癌细胞、B16 黑色素瘤细胞，大鼠 Morris 肝癌细胞具有明显的抑瘤作用，并抑制小鼠肉瘤 S-180 和小鼠 EAC 诱导再分化[22]，其机制为：通过调节细胞周期以及细胞增殖信号通路来抑制癌细胞增殖；通过抑制端粒酶活性、调节细胞传导途径来诱导肝癌细胞分化；通过引发细胞周期阻滞、调控细胞信号通路、诱导凋亡基因表达等来诱导肝癌细胞凋亡[30]。

9. 抗氧化作用

西洋参加热后，产生的酚类化合物麦芽糖醇能有效清除自由基，且活性最强，表现出较强的抗氧化能力。这是因为热处理破坏了细胞壁和解放了西洋参不溶性部分的抗氧化成分。西洋参中的总酚成分与其抗氧化能力之间存在高度相关性[31]。西洋参果提取物具有清除心肌细胞氧自由基的功能。果提取物比根提取物能够产生更多的保护作用，这种保护作用被氧自由基清除功能所调节[32]。人参皂苷 Re 有抗心肌细胞氧化作用，这种保护作用主要来自对 H_2O_2 和 •OH 的清除功能[32]。研究西洋参茎叶皂苷对 PC12 细胞在氧糖剥夺损伤的作用，发现其保护作用与抗氧化损伤及清除自由基的作用有关[33]。研究西洋参茎叶皂苷对实验性糖尿病大鼠氧化损伤及其对血管内皮功能的保护作用，发现西洋参茎叶皂苷能通过提高机体抗氧化功能来改善糖尿病大鼠血管内皮依赖性舒张功能，从而干预糖尿病血管并发症的发生和发展[34]。

10. 其他作用

西洋参增加人胚成纤维细胞增殖期的群体倍增水准，延长传代天数，延缓衰老细胞的群体死亡，从而延长细胞的寿命，也可以说西洋参具有一定的抗衰老作用[12]。

【毒性作用】

毒性小鼠腹腔注射西洋参总苷 450mg/kg，连续观察 7d，未见明显的毒性反应和动物死亡。西洋参水提取液对小鼠经口急性毒性 $LD_{50}>12.5g/kg$。致突变试验中 Ames 试验显示了西洋参液无致基因突变作用，微核试验和精子致畸试验都证实了西洋参液对小鼠体细胞染色体无损伤作用，也无致小鼠生殖细胞畸变作用。

【临床应用】

1. 治疗心血管系统疾病

对 137 例青中年稳定型心绞痛伴自述失眠患者进行治疗，随机数字表法分为对照组（68 例）和观察组（69 例），其中对照组男 43 例，女 25 例。在治疗第 1 天及最后 1 天，所有患者空腹 12h 后清晨采集肘静脉血，检测心型脂肪酸结合蛋白（H-FABP）、脑钠肽（BNP）、脂蛋白相关磷脂酶 A2（Lp-PLA2）水平。治疗后 2 组患者 PSQI 评分均有所下降，以观察组更明显，并且自述失眠总有效率更高，表明西洋参茎叶总皂苷可改善睡眠质量，提高临床疗效，可能与其减少儿茶酚胺分泌、改善自主神经系统功能紊乱等机制相关[35]。

13 例病毒性心肌炎患者，男 6 例，女 7 例；年龄 23～52 岁，平均 32 岁。发病前有病毒感染的全身表现，如发热、体乏、身酸、咽痛、咳嗽、腹泻等，感染后 1～4 周内有心悸、胸痛、胸闷气短等症状。查体可见，心界正常或中度增大，心尖部第一心音多减弱。心电图检查：ST 段或 T 波平坦或倒置。实验室检查：白细胞计数中度增高，血沉加快，血清中的病毒抗体滴定度升高等。取西洋参根粉 40mg，用温水冲服，或放在稀饭、奶液中，每日 3 次口服；也可将西洋参粉装在空心胶囊中，每日 3 次，每次 1 粒口服。13 例患者使用上述方法治疗 1 个月，配合卧床休息及心理疏导，有 6 例临床症状体征消失，心电图检查 ST 段和 T 波恢复正常，实验室检查各种化验值恢复。3 例治疗一个半月，恢复正常。4 例临床症状、体征减轻，心功能改善。应用上述方法继续巩固治疗 3～6 个月，可稳定治疗效果，逐步改善心功能[36]。

2. 治疗消化系统疾病

自拟方（西洋参、田七、丹参、鳖甲、鸡内金、土鳖虫、紫河车、红参、灵芝各 100g）治疗肝硬化，患者服药 2 个月，B 超检查：肝脏已有明显改善，脾不大。结果表明西洋参配土鳖虫、紫河车、三七、丹参、鳖甲、鸡内金、郁金，用于治疗早期肝硬化、肝脾肿大、肝功能及血清蛋白改变者，坚持服药，效果较好[37]。

3. 治疗呼吸系统疾病

西洋参五味子汤（茯苓，白术，炙甘草，五味子，乌梅，麦冬，鱼腥草，百部，西洋参）治疗肺脾气阴两虚所致咳嗽，予患者上方 4 剂，开水冲服，日一剂，分两次服，上方服 4 剂后，痊愈。

4. 治疗内分泌系统疾病

自拟方（黄芪 15g，西洋参 15g，山药 15g，知母 10g，生地黄 15g，天花粉 10g，白芍 15g，葛根 10g，女贞子 15g，五味子 6g，墨旱莲 15g，淫羊藿 10g，甘草 10g）治疗糖尿病所致口干、口渴等症状，患者服用 7 剂后，口渴、口干减轻，乏力改善，胃中偶感胀满，纳食欠佳。上方加鸡内金 10g，陈皮 10g，又取 7 剂，诸症减轻，上方又取 14 剂。上述症状全无，经适当调整西药，血糖控制良好。

5. 治疗癌症

100 例接受胸部放疗治疗的肺癌患者，将 100 例患者平均分为两组。对照组：女性 18 例，男性 32 例，年龄范围 42～69 岁，治疗组：女性 17 例，男性 33 例，年龄范围 41～70 岁。对照组：患者均接受放疗治疗，采用 6MV 直线加速器常规照射原发灶以及淋巴结引流区，每天治疗 1 次，每次 1.8～2.0Gy，每周治疗 5 次，总剂量为 60～66Gy。治疗组：患者接受放疗治疗，方法同对照组，并结合加味西洋参百合麦冬汤治疗。每日治疗 1 次，每次服药 1 剂，以温开水送服。加味西洋参百合麦冬汤可较好预防肺癌放疗治疗患者发生放射性肺炎，一定程度提升放疗效果，改善患者症状及肺功能、生活质量，值得应用[38]。

6. 治疗其他疾病

由于工作压力巨大，经常加班熬夜，患者出现了疲劳、失眠、记忆力下降等症状，服用自拟方（西洋参，干龙眼肉，枸杞子、蜂蜜）后，口干舌燥、失眠乏力等症状得到缓解。

【食疗方法】

洋参补心酒：西洋参、生地黄各 20g，柏子仁、白茯苓、当归、龙眼肉各 15g，麦冬 30g，白酒 2000mL。各药洗净用温水浸软切成碎末装入绢袋，放入酒坛，加白酒密封置阴凉处，浸泡 7 日即可饮用。每日 2 次，每次 10mL。滋阴益气、养血安神，适用于阴血亏虚见心悸失眠、多梦健忘、心烦燥热、盗汗等的调理，健康人群饮用可增强记忆力。

西洋参淮山炖鸭：鸭肉250g，西洋参12g，淮山药30g，红枣5枚，生姜2片。将鸭肉洗净，斩成碎块。将西洋参洗净，切成薄片。将淮山药、红枣洗净，与鸭肉块、西洋参片、生姜片一起放入炖盅内加适量的开水用小火隔水炖2个小时即成，可随意服用。此方具有益气养阴、健脾养胃的功效，适合有形体消瘦、体倦乏力、食欲不振、舌质淡、苔薄白、脉弦细等脾胃气虚症状的肝癌患者服用。但感冒发热者不宜服用此方[39]。

口干方：西洋参、芦根、浮萍、梨、山楂、山药、木瓜、竹叶等。西洋参应后下，干燥症饮食应避免油煎等辛温食品，少食盐、糖等物。西洋参补气养阴、清热生津，用于气阴两伤、口干舌燥症，每日3～6g。梨，性凉，生津润燥、清热化痰，入肺、胃经[40]。

西洋参麦冬饮：将适量西洋参片和麦冬一起加水煮开后，转小火慢炖一个小时即可饮用。具有滋阴润肺、生津止渴功效。

西洋参枸杞炖甲鱼：将处理好的甲鱼，洗干净的西洋参、枸杞子、红枣、生姜一起放入炖锅中，加清水，隔水炖两个小时即可调味食用。功效：滋阴补气，生津除烦。

西洋参胡桃汤：将西洋参研成粗粉，胡桃仁捣成碎末，一起放入锅中加水煎水服用。具有补益肺肾、平喘止咳功效。

西洋参美人汤：将西洋参、枸杞子、红枣、莲子、芡实和鸡肉一起，加水、酒、姜片用小火慢炖半个小时即可。具有滋阴养胃功效。

【不良反应】

食用西洋参可以充分刺激人体的中枢神经系统，若长期食用过多，容易导致患者出现过度兴奋、失眠、烦躁等不良反应，尤其是失眠患者，应注意慎用西洋参。若长期过量食用西洋参，胃肠道无法完全消化吸收，可能会加重肠胃负担，从而引起胃肠道损伤，出现食欲不振、腹泻等胃肠道不适症状。

【参考文献】

[1] 南京中医药大学. 中药大辞典[M]. 上海：上海科学技术出版社, 2006: 2526.

[2] Shin K, Guo H, Cha Y, et al. Cereboost™, an American ginseng extract, improves cognitive function via up-regulation of choline acetyltransferase expression and neuroprotection[J]. Regul Toxicol Pharmacol, 2016, 78(78): 53-58.

[3] 谢佳明, 阚玉娜, 刘笑男, 等. 西洋参中人参皂苷结构多样性及药理活性研究进展[J]. 辽宁中医药大学学报, 2022, 24(1): 75-80.

[4] 杨雄, 楚世峰. 人参皂苷 Rg_1 和 Rb_1 在神经退行性疾病治疗中的作用[J]. 神经药理学报, 2018, 8(6): 56-57.

[5] 曹梦园, 赵月鸣, 张晶, 等. 人参皂苷 Rb₁ 对 Aβ25-35 诱导痴呆大鼠海马神经元凋亡的影响[J]. 中国现代医学杂志, 2015, 25(35): 33-36.

[6] 许浩, 葛亚坤, 邓同乐, 等. 人参皂苷Rb₁对H₂O₂诱导新生大鼠心肌细胞凋亡的保护作用[J]. 中国药理学通报, 2005, 21(7): 803-806.

[7] 王俊东, 崔勇, 王建国, 等. 人参皂苷 Rh₃ 预处理对大鼠心肌缺血再灌注损伤的保护作用研究[J]. 中华中医药学刊, 2017, 35(11): 2783-2786.

[8] 丁涛, 徐慧波, 孙晓波, 等. 西洋参茎叶总皂苷对心肌缺血的保护作用[J]. 中药药理与临床, 2002, 18(4): 14-15.

[9] 卢爱萍, 刘金平, 卢丹, 等. 西洋参过总皂苷对冠状动脉结扎犬血流动力学及心肌缺血的影响[J]. 吉林大学学报: 医学版, 2006, 32(3): 383-386.

[10] 贾桂燕, 张晶, 韩立坤, 等. 人参皂苷降脂作用的研究[J]. 天然产物研究与开发, 2005, 17(2): 160-162.

[11] 王晶, 张天英, 胡洋, 等. 西洋参皂苷对大鼠实验性高血脂的影响分析[J]. 黑龙江医药科学, 2015, 38(6): 125, 127.

[12] 马宝兰, 秦绪花, 史载祥, 等. 西洋参临床药理研究进展(2004—2010)[J]. 江西中医学院学报, 2011, 23(5): 88-92.

[13] Mehendale S R, Wang C Z, Shao Z H, et al. Chronic pretreatment withAmerican ginseng berry and its polyphenolic constituents attenuateoxidant stress in cardiomyocytes[J]. Eur J Pharmacol, 2006, 553(1-3): 209-214.

[14] 关利新, 衣欣, 冯芹喜, 等. 西洋参茎叶皂苷对兔主动脉条收缩反应的影响[J]. 中国中药杂志, 1996, 21(7): 431-434, 449.

[15] Yoo K M, Lee C, Lo Y M, et al. The hypoglycemic effects of American red ginseng(*Panax quinquefoliusm* L.) on a diabetic mouse model[J]. Journal of Food Science, 2012, 77(7-9): H147-H152.

[16] Lin E, Wang Y, Mehendale S, et al. Antioxidant protection by American ginseng in pancreatic-cells[J]. The American Journal of Chinese Medicine, 2012, 36(5): 981-988.

[17] 殷惠军, 张颖, 蒋跃绒, 等. 西洋参叶总皂苷对四氧嘧啶性高血糖大鼠血糖及血清胰岛素水平的影响[J]. 天津中医药, 2004, 21(5): 365-367.

[18] 李岩, 马秀俐, 曲绍春, 等. 西洋参根粗多糖对免疫功能低下小鼠免疫功能的影响[J]. 白求恩医科大学学报, 1996,22(2): 137-139.

[19] 刘雪莹, 赵雨, 刘莉, 等. 西洋参花多糖的提取和体外免疫调节作用的研究[J]. 食品工业, 2018, 39(1): 23-25.

[20] 许力军, 段秀梅, 钱东华, 等. 西洋参茎叶皂苷对 CPHD 患者细胞免疫功能的影响[J]. 中国药理学通报, 2004, 20(8): 901-903.

[21] 王巍, 杜松洁, 王乃功. 人参皂苷 Rb₁ 和 Rg₁ 对幼小鼠性腺和副性腺的影响[J]. 中药药理与临床, 1999, 15(1): 11-12.

[22] 王筱默. 西洋参药理作用研究的最新进展[J]. 人参研究, 2001, 13(4): 2-6.

[23] 李新民, 刘树铮, 马兴元, 等. 人参皂苷对大鼠离体腺垂体细胞促性腺激素分泌功能影响的研究[J]. 白求恩医科大学学报, 1988(4): 293-295.

[24] 刘笑男, 历凯, 盛波, 等. 西洋参药理学研究进展[J]. 辽宁中医药大学学报, 2019, 21(11): 112-115.

[25] 赵莹, 宋岐, 金芳, 等. 西洋参叶 20*S*-原人参三醇组皂苷对大鼠脑缺血再灌注损伤炎症反应的影响[J]. 中国医师, 2018, 21(1): 28-32.

[26] 刘松, 金梅香, 谭兴文, 等. 西洋参茎叶皂苷保护大鼠脑缺血再灌注损伤的作用[J]. 中成药, 2016, 38(2): 418-421.

[27] Helmes S. Cancer prevention and therapeutics: *Panax ginseng*[J]. Alternative Medicine Review, 2004, 9(3): 259-274.

[28] Hui H, Jing T X, Tong C H, et al. Chemopreventive effects of hear-processed *Panax quinquefolius* root on human breast cancer cells[J]. Anticancer Research, 2008, 28(5A): 2545-2552.

[29] 乔雪涵, 岳丽玲, 朱文斌. 人参皂苷 Rg$_3$ 的抗肿瘤作用研究现状[J]. 中国临床药理学杂志, 2021, 37(10): 1272-1276.

[30] 郑雪莹, 曹宁宁, 裴帅, 等. 人参皂苷 Rh₂ 抗肝癌作用机制的研究进展[J]. 中国实验方剂学杂志, 2019, 25(20): 208-213.

[31] Kang K S, Kim H Y, Pyo J S, et al. Increase in the free radical scavenging activity of ginseng by heat-processing[J]. Biological and Pharmaceutical Bulletin, 2006, 29(4): 750-754.

[32] Shao Z H, Xie J T, Vanden Hoek T L, et al. Antioxidant effects of American ginseng berry extract in cardiomyocytes exposed to acute oxidant stress[J]. Biochim Biophys Acta, 2004, 1670(3): 165-171.

[33] 张婷婷, 任鹏宇, 刘嘉祺, 等. 西洋参茎叶皂苷对 PC12 细胞氧糖剥夺损伤的保护作用[J]. 牡丹江医学院学报, 2017, 38(1): 28-30, 80.

[34] 李吉萍, 袁野, 张文友. 西洋参茎叶皂苷对糖尿病大鼠氧化损伤和血管内皮功能的影响[J]. 中国药理学通报, 2017, 33(12): 1698-1702.

[35] 王会军, 刘慧敏, 池伟伟, 等. 西洋参茎叶总皂苷联合西药对青中年稳定型心绞痛伴自述失眠患者的临床疗效[J]. 中成药, 2021, 43(5): 1386-1389.

[36] 林艳, 滕青, 邢丽君. 西洋参粉治疗病毒性心肌炎 13 例[J]. 护理研究, 2004, 18(213): 296.

[37] 张文涛, 郑邦本. 郑邦本运用虫类药经验[J]. 中国民间疗法, 2010, 18(5): 6-8.

[38] 李霞, 潘定满, 贺青飞, 等. 加味西洋参百合麦冬汤对放射性肺炎的预防效果及对患者肺功能、血清指标的改善作用研究[J/OL]. 辽宁中医杂志: 1-9 [2024-04-08].

[39] 常越. 这 5 种食疗方可治疗肝癌[J]. 求医问药, 2013(5): 20-21.

[40] 李佩文. 煲汤食疗助康复[J]. 抗癌之窗, 2013(2): 51.

百合

【来源】 本品为百合科植物卷丹 *Lilium lancifolium* Thunb.百合 *Lilium brownii* F. E. Brown var. *viridulum* Baker 或细叶百合 *Lilium pumilum* DC.的干燥肉质鳞叶[1]。主产于我国湖南、浙江、江苏、陕西、四川、安徽、河南、黑龙江等省。

【性味与归经】 甘，寒。归心、肺经。

【功能与主治】 养阴润肺，清心安神。用于阴虚燥咳，劳嗽咯血，虚烦惊悸，失眠多梦，精神恍惚。

【药理作用】

1. 对消化系统的作用

百合总皂苷可以降低血清脑啡肽（ENK）、P 物质（SP）的含量，升高 5-HT、血管活性肠肽（VIP）水平，从而改善失眠症大鼠的胃肠功能[2]。

卷丹百合醇提物矢车菊素对 CCl₄ 诱导的小鼠急性肝损伤具有保护作用，其机制可能是通过 Nrf2/OH-1/NQO1 信号通路介导氧化应激反应，清除自由基，减轻脂质过氧化，保护肝细胞膜结构和功能[3]。

细叶百合水提物和甲醇提取物均可刺激胆汁流量，从而发挥利胆作用[4]。

2. 对呼吸系统的作用

百合多糖能抑制纤维化模型肺组织 MMP-9 与 TIMP-2 蛋白的表达，改善二者失衡，减少胶原沉积，从而延缓肺纤维化[5]。

给"二氧化硫引咳法"引起的小鼠咳嗽模型灌胃给予百合水提液后，能够使引咳的潜伏期明显延长，减少小鼠咳嗽的次数，增加其肺活量，这可能与增加小鼠的气管分泌物酚红含量有关[6]。

3. 对内分泌系统的作用

百合多糖作用于 1 型糖尿病大鼠，可以增加己糖激酶含量，促进葡萄糖的吸收和利用，增加琥珀酸脱氢酶和总超氧化物歧化酶活性、减少丙二醛含量，提高机体氧化能力，抑制氧自由基对胰岛 B 细胞的损伤，增加胰岛素分泌进而调节 1 型糖尿病大鼠的空腹血糖水平[7]。

四氧嘧啶引起的急性高血糖小白鼠给予百合多糖灌胃后，其体内血糖明显下降，其降血糖的作用可能与环磷酰胺修复小鼠胰岛 B 细胞、增强体内胰岛素分泌功能有关[8]。

口服百合多糖可显著降低 STZ（链脲佐菌素）诱导的糖尿病小鼠血糖水平。当作用于四氧嘧啶损伤的胰岛 B 细胞时，细胞活力增加，胞内 ATP 水平恢复，细胞葡萄糖促进胰岛素释放，从而发挥抗血糖作用[9]。

4. 对免疫系统的作用

纯化百合多糖（LP-1）可以显著增加小鼠的巨噬细胞数量、胸腺和小鼠脾脏的重量，能够显著地提高小鼠腹腔内巨噬细胞的吞噬指数及血清溶血素的含量[10]。百合多糖能通过 TLR4 介导的 NF-κB 信号通路诱导巨噬细胞活化，启动多种细胞因子和 NO 等反应性分子的基因表达，进而促进调节巨噬细胞免疫活性的反应性分子释放[11]。百合鳞茎中的多糖组分可刺激巨噬细胞增殖，并呈剂量依赖性增加巨噬细胞的吞噬活性以及 NO 的生成[12]。百合糖蛋白纯化组分能显著促进 RAW264.7 细胞增殖，还能够激活该巨噬细胞的免疫功能[13]。百合硒基化可明显增强百合多糖的免疫活性，提高免疫器官指数，增加血清中干扰素-γ、IL-6、免疫球蛋白 IgG and IgM 的含量，从而促进淋巴细胞增殖，其作为免疫刺激剂辅助抗体产生，提高巨噬细胞的吞噬作用从而调节免疫力[14]。

5. 抗炎镇痛作用

百合酚酸甘油类和黄酮类均能够抑制细胞内炎症因子白介素-6（IL-6）、白介素

1β（IL-1β）、肿瘤坏死因子-α（TNF-α）的释放，其机制可能与影响花生四烯酸代谢、抑制 NF-κB 信号通路的活性有关[15]。百合鳞茎乙醇提取物通过 MyD88 依赖途径和 TRIF 依赖途径，从而发挥对脂多糖诱导的 RAW264.7 细胞的抗炎作用[16]。百合提取物能够显著降低暴露于香烟烟雾中的小鼠的炎症细胞的数量、促炎细胞因子（IL-6、IL-1β、TNF-α）及单核细胞趋化蛋白-1 的表达水平；它还能减小暴露香烟小鼠模型中的空域扩大[17]。百合甲醇提取物能呈剂量依赖性地减轻小鼠后足的肿胀，其抗炎作用与百合总皂苷及薯蓣皂苷含量有关[18]。

6. 抗菌作用

百合甾体糖苷生物碱和呋喃甾醇皂苷对灰霉病菌均有一定的抑制作用，通过抑制灰霉病菌对甾体糖苷生物碱和呋喃甾醇皂苷的代谢速率，从而达到抗真菌作用[19]。百合多糖对金黄色葡萄球菌具有抑菌作用。以抑菌圈大小与抑菌最小浓度（MIC）为考察指标，百合多糖对此球菌的 MIC 为 25pg/mL[20]。

7. 对恶性肿瘤的作用

C-27 位上含有 3-羟基-3-甲基戊二酸基结构的百合皂苷甲酯衍生物能够抑制 TPA 刺激的宫颈癌细胞增殖，且对人多种恶性肿瘤细胞增殖均显示出抑制作用，如胰腺癌、胃癌、骨肉瘤、嗜铬细胞瘤等[21]。百合总皂苷可以抑制人前列腺癌 LNCaP 细胞的增殖，同时减弱细胞侵袭能力，诱导细胞周期停滞及 LNCaP 细胞凋亡，且存在剂量依赖，其作用机制可能与抑制 VEGF/Akt 信号通路有关[22]。

百合多糖（LP-1）抑制 H22 肝癌皮下移植瘤的生长，是通过下调肿瘤组织中 Bcl-2 蛋白的表达，上调 Bax 蛋白的表达，激活 caspase-3 和 caspase-9，来发挥抗肿瘤作用[23]。小鼠腹腔注射百合多糖，当其含量达到 50～200mg/kg 时可显著抑制 Lewis 肺癌细胞的生长，提高小鼠血清中 TNF-α、IL-2、IL-6、IL-12 的含量，该百合多糖的抗肿瘤活性可能是通过改善免疫系统的功能实现的[24]。百合纯多糖 LBP-1 对 Lewis 肺癌小鼠不仅剂量依赖性地抑制 Lewis 肺癌的生长，而且还增加小鼠血清细胞因子水平、巨噬细胞吞噬和脾细胞增殖。百合秋水仙碱能抑制肿瘤细胞的增殖，其作用机制为破坏微管蛋白，抑制肿瘤细胞的有丝分裂[24]。百合中性多糖（A4 糖）作用于经 5-氟尿嘧啶（5-Fu）化疗所致白细胞水平降低的 S180 荷瘤模型小鼠，结果小鼠白细胞水平明显升高，对化疗所致脾脏及胸腺指数下降有明显改善，可通过提高机体免疫能力，从而增强化疗药的抑瘤效果，同时减轻化疗所致的毒性和不良反应[25]。

8. 抗氧化作用

半乳糖致衰老模型小鼠经灌胃给予百合多糖 200mg/kg、400mg/kg，结果衰老小鼠血清过氧化氢酶（CAT）、SOD 及 GSH-Px 活力明显升高，血浆、肝匀浆及脑匀浆中过氧化脂质（LPO）含量降低，发挥抗氧化作用[26]。百合总皂苷提取物能够清除羟基自由基，且其作用比人参皂苷强。此外，百合多糖也显示出较好的抗氧化活性，能够提高超氧化物歧化酶及谷胱甘肽过氧化物酶的活力，阻断活性氧和自由基的生成，且呈剂量依赖性[27]。细叶百合多酚提取物对三种自由基·DPPH、$O_2^{-\cdot}$ 和·OH 均具有较好的清除能力，并且在测试浓度范围之间，细叶百合的抗氧化活性始终强于常见的抗氧化剂芦丁[28]。

9. 其他作用

百合总皂苷能改善抑郁小鼠饮用糖水后丧失愉悦感的症状，减轻游泳小鼠产生的行为绝望感。百合皂苷还能提高血及组织中脑肠肽的含量，并增强 5-羟色氨酸引起的小鼠甩头行为[29]。酸枣仁百合混悬液能明显改善慢性抑郁症模型大鼠的抑郁症状，其作用机制可能与 5-HT 和 5-羟基吲哚乙酸（5-HIAA）的含量升高有关[30]。

百合皂苷能够缩短失眠小鼠入睡时间，延长正常大鼠睡眠时间，其作用机制可能与影响 5-羟色胺（5-HT）的表达有关[31]。百合皂苷可明显减少模型小鼠的自主活动次数并延长戊巴比妥钠引起的小鼠睡眠时间[32]。

卷丹百合能明显延长小鼠的常压耐缺氧时间、亚硝酸钠中毒存活时间和急性脑缺血性缺氧小鼠的耐缺氧时间，而普通百合只能明显延长小鼠的亚硝酸钠中毒存活时间[33]。

【毒性作用】

百合又称菜百合，含有蛋白质、脂肪、淀粉、钙、磷、铁及维生素 B_1、维生素 B_2、维生素 C、β-胡萝卜素等营养物质，既可食用，又可药用。但百合也含有秋水仙碱等多种生物碱，具有一定的毒性，直接接触生鲜球茎可能会引起皮肤瘙痒；食用可引起恶心、呕吐、腹泻、腹痛、胃肠反应等不良反应，还可引起血尿、少尿，以及粒细胞缺乏、再生障碍性贫血等[34]。

【临床应用】

1. 治疗消化系统疾病

改良肝胃百合汤（百合 15g，柴胡 10g，郁金 10g，丹参 10g，黄芩 10g，佛手 10g，乌药 10g，黄连 10g，甘草 6g，桂枝 5g）治疗慢性非萎缩性胃炎。68 例慢性非萎缩性胃炎患者，采用改良肝胃百合汤干预治疗，6 周后，68 例患者临床症状明显改善，总有效率为 95.6%；患者单项症状（食欲不振、嘈杂、反酸、胃灼热、嗳气）明显改善，总显效率达 95.0%以上；治疗 6 周内，未发生药物不良反应[35]。

肝胃百合汤（百合 15g，柴胡 9g，黄芩 9g，丹参 9g，乌药 9g，川楝子 9g，郁金 9g，甘草 6g）加减治疗消化性溃疡。68 例患者，分为治疗组和对照组，对照组给予泮托拉唑钠肠溶胶囊，治疗组予以肝胃百合汤加减内服。结果治疗组胃镜总有效率及证候总有效率分别为 80.0%和 82.9%，对照组分别为 57.6%和 60.6%，治疗组均明显优于对照组。出院后随访半年，治疗组复发率为 6.3%，对照组复发率为 28.6%，治疗组复发率明显低于对照组[36]。

2. 治疗呼吸系统疾病

百合固金汤（百合 12g，麦冬 12g，贝母 12g，玄参 10g，桔梗 10g，熟地黄 15g，当归 15g，生地黄 15g，白芍 6g，甘草 6g）联合抗结核药物治疗肺结核。将 51 例肺结核患者分为两组，对照组（26 例）采用常规抗结核药物治疗，研究组（25 例）采用百合固金汤联合抗结核药物治疗。治疗 3 个月后，研究组患者治疗总有效率较对照组高，百合固金汤联合抗结核药物可有效改善 T 淋巴细胞亚群水平，纠正营养不良状态，治疗效果较理想[37]。

百合固金汤加减治疗肺肾阴虚型鼻槁。60 例肺肾阴虚型鼻槁患者随机分为两组，治疗组 30 例，对照组 30 例。全蝎软膏外用涂鼻，一日三次，在此基础上，治疗组给予中药百合固金汤加减，中药每次 150mL，一日两次；对照组维生素 C 片 0.2g，维生素 B$_2$ 片 0.1g，一日三次，口服。结果治疗组总有效率 90.0%，对照组总有效率 66.7%，治疗组临床疗效优于对照组[38]。

3. 治疗内分泌系统疾病

二仙百合乌药汤治疗围绝经期轻中度焦虑障碍。70 例围绝经期轻中度焦虑障碍患者，分为对照组（35 例，给予氟哌噻吨美利曲辛片治疗）和研究组（35 例，在对照组的基础上联合二仙百合乌药汤治疗），治疗 2 个月。治疗后研究组患者临床总有效率高于对照组，二仙百合乌药汤可明显提升临床治疗效果，减轻临床症状，改善性激素水平，缓解焦虑情绪，同时还可提高患者生活质量[39]。

百合地黄汤加味（百合 60g，生地黄 60g，黄芪 60g，知母 20g）治疗气阴两虚型 2 型糖尿病。70 例气阴两虚型 2 型糖尿病患者随机分为两组，各 35 例，两组患者均给予糖尿病饮食运动疗法，在此基础上，治疗组加用百合地黄汤加味。对照组加用二甲双胍片，两组分别治疗 12 周后，治疗组总有效率为 88.2%，优于对照组（63.6%）[40]。

百合安神汤［百合、合欢花、首乌藤（夜交藤）、丹参各 30g，炒酸枣仁、佛手各 20g，石菖蒲、郁金、玫瑰花各 10g，甘草 6g，当归 15～30g］治疗 2 型糖尿病合并抑郁症。80 例 2 型糖尿病合并抑郁症患者，随机分为治疗组和对照组，各 40 例。对照组常规西药治疗，治疗组实施百合安神汤治疗。结果治疗组总有效率为 95%，对照组总有效率为 82.5%。治疗组治疗期间无不良反应，对照组出现 2 例心悸，3 例恶心乏力，病症轻微，均可耐受[41]。

4. 治疗恶性肿瘤疾病

百合固金汤联合发酵虫草菌粉治疗肺肾阴虚型肺癌。60 例肺肾阴虚型肺癌患者，分为对照组和观察组，对照组（30 例）采用西医常规治疗，观察组（30 例）在对照组基础上服用百合固金汤联合发酵虫草菌粉。结果观察组、对照组总有效率分别为 96.7%、83.3%，观察组免疫指标水平改善均优于对照组[42]。

5. 治疗其他疾病

百合地黄汤（百合 30g，生地黄 15g）联合团体认知行为疗法（G-CBT-I）治疗老年失眠。老年失眠患者 120 例，随机分为中药组、联合组，各 60 例，中药组给予百合地黄汤加味治疗，联合组给予百合地黄汤加味联合 G-CBT-I 治疗，均连续治疗 8 周，治疗结束后联合组总有效率为 91.67%，高于中药组[43]。

百合润睛汤联合人工泪液治疗肺阴不足证干眼。40 例（80 眼）患者，随机分为治疗组、对照组，每组各 20 例（40 眼）。治疗组予以百合润睛汤联合人工泪液（聚乙烯醇滴眼液）治疗；对照组予以人工泪液（聚乙烯醇滴眼液）治疗。均治疗 4 周，治疗组的总有效率为 95%，对照组的总有效率为 70%，治疗组优于对照组[44]。

百合地黄汤加减（百合 15g，地黄 15g，蜜远志 15g，女贞子 15g，墨旱莲 15g，煅龙齿 10g，煅珍珠母 30g）联合穴位针刺治疗尿毒症血液透析睡眠障碍。60 例患者分成两组，各 30 例。对照组接受艾司唑仑治疗，观察组在对照组基础上接受百合地黄汤加减联合穴位针刺治疗。治疗后观察组临床总有效率（93.33%）高于对照组（73.33%），百合地黄汤加减联合穴位针刺治疗尿毒症血液透析睡眠障碍疗效显著，可有效改善睡眠质量和焦虑症状，且不会影响血液透析效果[45]。

【食疗方法】

百合汁：新鲜百合 250g，冰糖少量。百合用冷水泡发，加冰糖少量，用小火煎煮 1～2h 即成，稍加温后饮用，每天 1～2 次。润肺止咳。适用于体质虚弱、老年人慢性支气管炎、劳嗽咯血等。

百合粥：百合 50g，粳米 60g，冰糖少量。将百合、粳米加水煮至米烂成粥，加适量的冰糖即成。有润肺止咳、补中益气、清心安神的作用。适用于中老年人及病后身体虚弱且低热易怒、心烦失眠者，粥内若加些银耳效果更好。

百合杏仁粥：百合 30g，去皮杏仁 9g，粳米 100g。将百合、去皮杏仁、粳米同置入锅加水煮粥食用即可。适用于肺阴亏虚之久咳不愈、干咳无痰、气喘虚烦，失眠者。

百合雪梨饮：百合 10g，大雪梨 1 个，冰糖 10g。将雪梨去皮、核，切成小块，置于锅内，加百合、冰糖、水，煮开即可。具有养阴润肺、清心安神、止咳祛痰之功效。饮汤同时食百合、梨，用于心肺阴虚所致心烦失眠、咽干口燥、干咳少痰等。

百合款冬花饮：百合 30～60g，款冬花 10～15g，冰糖适量。将上料同置砂锅中煮成糖水。适用于慢性支气管炎、支气管哮喘（缓解期）、秋冬咳嗽、咽喉干痛、久咳不愈者。

【不良反应】

61 岁女性患者，2 天前因清洗百合后出现全身红色米粒状皮疹伴瘙痒、皮肤充血，30min 后自行缓解；后食用百合粥再次出现上述症状，并伴全身发冷、心悸，继而出现腹部疼痛、恶心、呕吐、烦躁不安，口唇及四肢末梢发绀，意识不清，大小便失禁，血压 90/60mmHg[35]。

【参考文献】

[1] 南京中医药大学. 中药大辞典[M]. 上海：上海科学技术出版社, 2006: 2526.

[2] 张维西, 朱峰, 胡瑞. 百合总皂苷对失眠症胃肠运动功能障碍大鼠血清脑肠肽水平的影响[J]. 河北北方学院学报：自然科学版, 2017, 33(12): 25-26, 29.

[3] 肖静, 彭安林. 卷丹百合矢车菊素对 CCl₄ 所致小鼠急性肝损伤的保护作用[J]. 现代食品科技, 2018, 34(11): 15-20.

[4] Obmann A, Tsenadayush D, Thalhammer T, et al. Extracts from the Mongolian traditional medicinal plants *Dianthus versicolor* Fisch. and *Lilium pumilum* Delile stimulate bile flow in an isolated perfused rat liver model[J]. J Ethnopharmacol, 2010, 131(3): 555-561.

[5] 骆亚莉, 程小丽, 王雅莉, 等. 百合多糖抑制博来霉素致肺纤维化小鼠肺组织 MMP-9 及 TIMP-2 的表达[J]. 基础医学与临床, 2013, 33(3): 363.

[6] 马国平, 杨晨, 王广基, 等. 9 种润肺化痰中药祛痰作用的比较[J]. 中国医药导报, 2017, 14(7): 16-19.

[7] 肖遐, 吴雄, 何纯莲. 百合多糖对 1 型糖尿病大鼠的降血糖作用[J]. 食品科学, 2014, 35(01): 209-213.

[8] 刘成梅, 付桂明, 涂宗财, 等. 百合多糖降血糖功能研究[J]. 食品科学, 2002, 23(6): 113-114.

[9] Li Y P, Yao L H, Xiong X Y, et al. Protective effect of Lily polysaccharide against alloxan-induced pancreatic β-cell damage[J]. Latin Am J Pharm, 2013, 32(6): 880.

[10] 李汾, 袁秉祥, 弥曼, 等. 纯化百合多糖抗肿瘤作用和对荷瘤小鼠免疫功能的影响[J]. 现代肿瘤医学, 2008, 16(2): 188.

[11] Pan G F, Xie Z W, Huang S X, et al. Immune-enhancing effects of polysaccharides extracted from *Lilium lancifolium* Thunb[J]. Int Immunopharmacol, 2017(52): 119-126.

[12] Chen Z G, Zhang D N, Zhu Q, et al. Purification,preliminary characterization and in vitro immunomodulatory activity of tiger lily polysaccharide[J]. Carbohydr Polym, 2014(106): 217-222.

[13] 王铖博. 兰州百合糖蛋白（LGP）的结构表征与免疫调节活性研究[D]. 兰州：西北师范大学, 2019.

[14] Li S X, Bao F Y, Cui Y. Immunoregulatory activities of the selenylated polysaccharides of *Lilium davidii* var. *unicolor* Salisb in vitro and in vivo[J]. Int Immunopharmacol, 2021(94): 107445.

[15] 李晴, 石雨荷, 朱珏, 等. 药食同源百合的资源分布与现代研究进展[J]. 中国野生植物资源, 2023, 42(3): 87-95.

[16] Sim W S, Choi S I, Jung T D, et al. Antioxidant and anti-inflammatory effects of *Lilium lancifolium* bulbs extract[J]. J Food Biochem, 2020, 44(5): e13176-e13192.

[17] Lee E, Yun N, Jang Y P, et al. *Lilium lancifolium* Thunb. extract attenuates pulmonary inflammation and air space enlargement in a cigarette smoke-exposed mouse model[J]. J Ethnopharmacol, 2013, 149(1): 148-156.

[18] Wang T, Huang H, Zhang Y, et al. Role of effective composition on antioxidant, anti-inflammatory, sedative-hypnotic capacities of 6 common edible Lilium varieties[J]. J Food Sci, 2015, 80(4): 857-868.

[19] Munafo J P, Gianfagna T J. Antifungal activity and fungal metabolism of steroidal glycosides of Easter lily (*Lilium longiflorum* Thunb.) by the plant pathogenic fungus,botrytis cinerea[J]. J Agric Food Chem, 2011, 59(11): 5945-5954.

[20] 唐明. 百合多糖的提取、纯化及抑菌活性研究[D]. 长沙：湖南农业大学, 2010.

[21] Mimaki Y, Sashida Y, Kuroda M, et al. Inhibitory effects of steroidal saponins on 12-*O*-tetradecanoylphorbol-13-acetate(TPA)-enhanced ^{32}P-incorporation into phospholipids of HeLa cells and proliferation of human malignant tumor cells[J]. Chem Pharm Bull, 1995, 18(3): 467-469.

[22] 林星长, 刘晟, 张海涛. 百合总皂苷经 VEGF/Akt 信号通路调节人前列腺癌 LNCaP 细胞增殖及侵袭的机制研究[J]. 中国药师, 2020, 23(6): 1048-1052.

[23] 何洪. 百合多糖诱导肿瘤细胞凋亡作用机制的研究[D]. 延边: 延边大学, 2013.

[24] Sun X, Gao R L, Xiong Y K, et al. Antitumor and immunomodulatory effects of a water-soluble polysaccharide from Lilii Bulbus in mice[J]. Carbohydr Polym, 2014(102): 543-549.

[25] 杨颖, 李汾. 百合中性多糖对 5-FU 增效减毒作用及其对体外对肿瘤细胞的抑制作用[J]. 延安大学学报(医学科学版), 2013, 11(2): 8-11.

[26] 苗明三. 百合多糖抗氧化作用研究[J]. 中药药理与临床, 2001, 17(2): 12-13.

[27] Hui H P, Li X Z, Jin H, et al. Structural characterization, antioxidant and antibacterial activities of two heteropolysaccharides purified from the bulbs of *Lilium davidii* var. *unicolor* Cotton[J]. Int J Biol Macromol, 2019(133): 306-315.

[28] 靳磊, 刘师源, 张萍. 细叶百合鳞茎多酚类物质组成及其抗氧化活性[J]. 湖北农业科学, 2015, 54(20): 5103-5107.

[29] 黄江剑. 百合抗抑郁有效部位质量标准及药理作用研究[D]. 广州: 广州中医药大学, 2011.

[30] Wang Y, Huang M, Lu X, et al. Ziziphi spinosae lily powder suspension in the treatment of depression-like behaviors in rats[J]. BMC Complement Altern Med, 2017, 17(1): 238-247.

[31] Si Y, Wang L, Lan J, et al. *Lilium davidii* extract alleviates pchlorophenylalanine-induced insomnia in rats through modification of the hypothalamic-related neurotransmitters, melatonin and homeostasis of the hypothalamic-pituitary-adrenal axis[J]. Pharm Biol, 2020, 58(1): 915-924.

[32] 李海龙, 高淑怡, 高英, 等. 百合知母总皂苷镇静催眠的药效学研究[J]. 北方药学, 2012, 9(10): 34-35, 28.

[33] 邵晓慧, 卢连华, 许东升, 等. 两种百合耐缺氧作用的比较研究[J]. 山东中医药大学学报, 2000, (5): 387-388.

[34] 贾秀丽, 肖文, 王玉梅, 等. 食用百合致过敏性休克 1 例[J]. 人民军医, 2012, 55(8): 703.

[35] 于从从, 李苏梅, 朱惠征, 等. 改良肝胃百合汤治疗慢性非萎缩性胃炎临床观察[J]. 山西中医, 2022, 38(12):36-37.

[36] 颜蔓仪, 杨坤. 肝胃百合汤加减治疗消化性溃疡 68 例临床观察[J]. 中医药导报, 2013, 19(4): 45-47.

[37] 谢飞龙, 黄伟道, 蒙晓彦, 等. 百合固金汤配合抗结核药物对肺结核患者的临床疗效及 T 淋巴细胞亚群的影响[J]. 现代医学与健康研究电子杂志, 2023, 7(16): 89-92.

[38] 王伟鑫. 百合固金汤加减治疗肺肾阴虚型鼻槁的临床观察[D]. 哈尔滨: 黑龙江中医药大学, 2023.

[39] 邓玲, 袁成业. 二仙百合乌药汤治疗围绝经期轻中度焦虑障碍患者的临床观察[J]. 现代医学与健康研究电子杂志, 2023, 7(12): 101-103.

[40] 闫彤. 百合地黄汤加味治疗气阴两虚型 2 型糖尿病的临床观察[D]. 张家口: 河北北方学院, 2023.

[41] 魏贻强. 2 型糖尿病合并抑郁症患者采用百合安神汤治疗的临床报道[J]. 医药与保健, 2014, 22(3): 49.

[42] 肖威, 詹涛, 易琰斐, 等. 百合固金汤联合发酵虫草菌粉治疗肺肾阴虚型肺癌临床观察[J]. 中国中医药现代远程教育, 2023, 21(17): 87-89.

[43] 孙旭海, 曹峰祥, 赵峥峥, 等. 百合地黄汤加味联合团体认知行为疗法治疗老年失眠的临床研究[J]. 中国中医基础医学杂志, 2023, 29(6): 972-975.

[44] 郭芮含. 百合润睛汤联合人工泪液治疗肺阴不足证干眼的临床疗效观察[D]. 长沙: 湖南中医药大学, 2023.

[45] 杨巍, 陈芳, 程丽, 等. 百合地黄汤加减联合穴位针刺治疗尿毒症血液透析睡眠障碍的临床疗效[J]. 内蒙古中医药, 2023, 42(8): 44-45.

赤小豆

【来源】豆科植物赤小豆 *Vigna umbellata*（Thunb.）Ohwi et Ohashi 或赤豆 *V. angularis* Ohwi et Ohashi 的成熟种子。分布于我国河北、吉林、江苏、安徽等省[1]。黑龙江省种植于哈尔滨、鹤岗、黑河、齐齐哈尔等地。

【性味与归经】甘、酸，平。归心、小肠经。

【功能与主治】利水消肿，清热解毒，退黄，消痈。主治水肿，脚气，黄疸，淋病，便血，肿毒痈疮，癣疹。

【药理作用】

1. 对心血管系统的作用

赤小豆营养价值高，自古就被认为是贵重的补养品，李时珍称它为"心之谷"，赤小豆含蛋白质、糖、胡萝卜素、烟酸（尼克酸）、钙、铁、硒、钾、维生素 B_2（核黄素）等营养素，每百克赤豆含纤维素 17.8g，有通大便、排胆固醇的作用，镁的含量高达 138mg，有降低血清胆固醇等作用[2]。茵陈赤小豆汤可能通过 AGE-RAGE 信号通路、IL-17 信号通路、TNF 信号通路、HIF-1 信号通路、C 型凝集素受体信号通路、松弛素信号通路作用于深静脉血栓，茵陈赤小豆汤可能是通过抑制血小板聚集，降低炎症反应，舒张血管来发挥治疗深静脉血栓形成作用[3]。

2. 对消化系统的作用

麻黄连翘赤小豆汤是治疗黄疸的有效方剂[4]。赤小豆当归散保留灌肠用于混合痔术后可以改善术后肛门疼痛、肛门坠胀、出血，并降低术后并发肛乳头肥大的发生率[5]。

麻黄连翘赤小豆汤能有效减少炎症介质表达，逆转肝脏毒性，发挥抗炎保肝的作用[6]。麻黄连翘赤小豆汤药液灌胃，对皮下注射 20%四氯化碳（CCl_4）油剂 0.1mL/10g，24h 形成中毒性肝损伤模型小鼠，血清谷丙转氨酶活性及总胆红素含量均能显著降低，并使得肝细胞病理改变普遍减轻，肝糖原和肝细胞内的嗜哌郎宁颗粒有部分基本恢复正常[7]。麻黄连翘赤小豆汤对 α-萘异硫氰酸酯（ANIT）诱导的大鼠胆汁淤积性肝损伤有一定的防护作用，作用机制可能与抑制 NF-κB/COX2 信号通路有关[8]。麻黄连翘赤小豆汤三方对体外肝细胞损伤均有直接保护作用，该作用可能与其抗氧化作用有关[9]。

3. 对呼吸系统的作用

麻黄连翘赤小豆汤结合针灸能有效控制中-重度持续性变应性鼻炎（AR）患者的临床症状，提高患者生活质量，其作用机制可能通过调节 Th1/Th2 细胞因子，降低血清 IgE 水平来实现的[10]。麻黄连翘赤豆汤加减治疗湿热咳嗽有显著的临床疗效，可改善患者咳嗽症状及生活质量[11]。

4. 对免疫系统的作用

采用麻黄连翘赤小豆汤随症加减治疗湿热型支气管哮喘急性发作能够有效缓解患者临床症状，有利于改善患者肺功能，缓解机体免疫失衡，且不增加患者不良反应发生率，安全性良好[12]。麻黄连翘赤小豆汤能够明显降低 IgA 肾病大鼠的蛋白尿以及血清肌酐和尿素氮，保护肾功能，其机制与降低 IgA 肾病大鼠血清 IL-21 的水平，调控 IL-21 参与的免疫反应有关[13]。麻黄连翘赤小豆汤对小鼠流感病毒性肺炎有一定的保护作用，可降低死亡率，提高增重率，具有一定抗炎、免疫调节和抗流感病毒作用[14]。

5. 对生殖系统的作用

从中药赤小豆中提纯的胰蛋白酶抑制剂，剂量在 400μg/0.2mL 以上，在体外能全部抑制人体精子[15]。麻黄连翘赤小豆汤内科主治以肾系病证为主，其次是气血津液病证，外科以皮肤疾病和泌尿男性生殖系疾病为主[16]。

6. 对泌尿系统的作用

麻黄连翘赤小豆汤加减联合福辛普利治疗小儿紫癜性肾炎效果较好[17]。通过低温吹风、注射抗原等方法制作大鼠外感风寒急性肾小球肾炎动物模型，麻黄连翘赤小豆汤预防组大鼠血清和肾皮质中白介素（IL-6、IL-8）及一氧化氮（NO）指标与模型组比较有所降低，麻黄连翘赤小豆汤加减方在预防模型大鼠急性肾小球肾炎过程中对保护肾脏、减少免疫性损伤可能起到积极的作用[18]。麻黄连翘赤小豆汤具有直接抑制体外培养大鼠肾小球系膜细胞（HBZY-I）增殖、诱导 HBzY-1 细胞凋亡的效应，其效应随药物剂量增加而增强，临床疗效发现，在西医常规治疗的基础上配合使用该方，能减少尿蛋白，提高血浆白蛋白，提高患者 IgG、IgA 及补体 C_3 的水平[19]。Nephrin 和 CD2AP 的表达异常是阿霉素肾病大鼠病情进展的重要分子机制，鲤鱼赤小豆汤能提高阿霉素肾病大鼠血浆白蛋白和总蛋白，并可通过上调其肾小球足细胞 Nephrin 和 CD2AP 的表达起到保护肾小球滤过屏障的作用[20]。赤小豆三氯甲烷及正丁醇萃取部位具有显著的利尿作用，可能是赤小豆利尿作用的主要有效部位[21]。

7. 抗炎镇痛、抗病原微生物作用

麻黄连翘赤小豆汤可有效改善特应性皮炎（AD）模型小鼠皮肤屏障功能，以亚急性期治疗效果最佳[22]。麻黄连翘赤小豆汤改善 AD 皮损、减轻皮肤瘙痒，与下调

PAR-2、TRPA1 的表达，进而调控非组胺依赖性神经信号转导有关[23]。

8. 对恶性肿瘤的作用

半夏当归赤小豆汤通过调节肿瘤低氧微环境，改善缺氧所致的炎症微环境，解除高凝状态，抑制上皮间质转化（EMT），有效地改善了小鼠的生存状态，抑制了癌症的进程[24]。赤小豆当归散能通过改变癌细胞形态、促进细胞自噬、抑制细胞增殖与迁移等降低细胞恶性、祛除毒源，同时通过调节细胞线粒体功能、调节细胞信号转导和机体免疫等增加机体排异能力，维持皮肤细胞稳态，从而防治皮肤癌[25]。当归赤小豆汤对乌拉坦诱导的小鼠肺癌模型具有预防作用[26]。

9. 抗氧化作用

赤小豆的豆皮的抗氧化能力显著高于胚和茎，分别为胚和茎的 1.92 倍和 2.29 倍，总酚酸和总黄酮的含量与其抗氧化活性之间有显著相关性[27]。

10. 其他作用

麻黄连翘赤小豆汤在对右旋糖酐致小鼠全身瘙痒、小鼠耳异种被动皮肤过敏反应实验及致敏大鼠颅骨骨膜肥大细胞脱颗粒的影响实验中，能抵抗组胺引起的瘙痒、抑制 IgE 抗体的产生、抑制肥大细胞脱颗粒，从而达到抗 I 型变态反应的效果，且全方组在这 3 个方面均不同程度地优于各拆方组[28]。在 5-HT 瘙痒模型中，麻黄连翘赤豆汤可能是通过抑制 5-HT1A-GRPR 的协同作用，减少细胞内钙离子浓度，从而达到止痒效果[29,30]。以含药血清体外作用于大鼠腹腔肥大细胞引起脱颗粒及组胺释放为指标，观察麻黄连翘赤小豆汤对 I 型变态反应的影响，该方大鼠血清可明显减少肥大细胞脱颗粒，减少组胺释放，从而产生抗 I 型变态反应的作用，且随用药剂量的增加，抑制和释放功能加强[31]。麻黄连翘赤小豆汤对组胺诱导豚鼠皮肤局部瘙痒及右旋糖酐诱导小鼠全身瘙痒模型均有显著的止痒作用[32]。

【毒性作用】

阴阳毒为热证在血分之证，阳毒为热毒初入血分而偏在营分，治宜发汗祛邪解毒，阴毒为热毒深入血分而偏在血分，治宜清热解毒活血祛瘀，赤小豆当归散则为热蕴血瘀化脓之证，治宜活血利湿排脓解毒[33]。

【临床应用】

1. 治疗呼吸系统疾病

将 136 例湿热咳嗽患者按照随机数字表法分为对照组和观察组，每组各 68 例，对照组给予常规治疗，观察组在对照组治疗的基础上加用麻黄连翘赤小豆汤加减，观察组有效率为 95.59%，对照组有效率为 83.82%[34]。将湿热咳嗽患者 96 例随机分为观察组和对照组，每组 48 例，对照组予以常规西医治疗，观察组在对照组基础上予以麻黄连翘赤豆汤加减治疗，观察组的治疗总有效率 95.83%高于对照组治疗总有效率 83.33%[35]。

将 141 例支气管哮喘患者随机分为对照组 70 例和研究组 71 例，均予以常规西药治疗，研究组另以麻黄连翘赤小豆汤加减治疗，连续治疗 1 个月，研究组中医临床疗效总有效率 91.55%，高于对照组的 78.57%[36]。将 76 例轻中度湿热型支气管哮喘急性发作患者按随机数字表法分为 2 组，每组 38 例，对照组给予临床常规治疗，观察组在常规治疗基础上联合应用麻黄连翘赤小豆汤加减治疗，2 组疗程均为 2 周，治疗后，观察组总有效率为 97.4%，对照组为 84.2%，观察组总有效率显著高于对照组[37]。将 60 例湿热夹风型咳嗽变异性哮喘（CVA）患者随机分为两组，治疗组 30 例，口服加味麻黄连翘赤小豆汤，对照组 30 例，予沙美特罗替卡松吸入剂，2 周后观察两组疗效、症状，治疗组的总有效率为 90.00%，对照组的总有效率为 86.67%[38]。

2. 治疗消化系统疾病

将 90 例慢性乙型肝炎合并免疫性肝炎患者随机分为治疗组 60 例，对照组 30 例，治疗组给予加味麻黄连翘赤小豆汤合用甘草酸二铵、左旋门冬酰胺钾镁、促肝细胞生长素，对照组给予甘草酸二铵、左旋门冬酰胺钾镁、促肝细胞生长素治疗，观察组治疗总有效率为 96.67%，对照组治疗总有效率为 80.00%[39]。将淤胆型肝炎患者 60 例，随机分为两组，均常规给予护肝药（谷胱甘肽、门冬氨酸钾镁等）综合治疗，观察组在张仲景内服汗法治疗黄疸的代表方——麻黄连翘赤小豆汤的基础上加味，采用汽疗仪进行皮肤透析，对照组加用 S-腺苷蛋氨酸，治疗组总有效率为 87.10%，对照组总有效率为 72.41%[40]。将 68 例小儿急性肾小球肾炎患儿随机分为观察组、对照组，每组 34 例，对照组给予常规西医治疗，观察组在此基础上给予麻黄连翘赤小豆汤，每天 1 剂，水煎，早晚分服，观察组总有效率为 91.18%，对照组总有效率为 64.71%[41]。将 88 例急性肾小球肾炎（AGN）患者给予随机分组试验，对照组 44 例予以西药治疗，研究组 44 例予以麻黄连翘赤小豆汤加减治疗，评估 2 组临床治疗效果，并予以比较分析，研究组的治愈率为 86.36%，明显高于对照组治愈率 59.09%[42]。以麻黄连翘赤小豆汤煎服，并随证加减治疗急性肾小球肾炎患者 38 例 12d，以水肿消失，小便正常，其他症状消失，尿蛋白（-），红细胞（-），无管型，血压正常，1 年以上无复发为治愈，治愈 35 例，总有效率 97.37%[43]。将 98 例肾病综合征伴胸腔积液患者分为治疗组 50 例和对照组 48 例，2 组均采用低盐饮食，肾功能正常者可食优质高蛋白饮食，口服保肾康、双嘧达莫，静滴丹参注射液，合并上呼吸道感染者给予静滴青霉素，治疗组加用麻黄连翘赤小豆汤，对照组加用呋塞米（速尿）和螺内酯，治疗组治愈 29 例，总有效率 88.00%，对照组治愈 20 例，总有效率 66.67%[44]。

将肾病综合征呈高度水肿，伴腹水、阴囊或外阴部水肿患儿 30 例，在采用激素治疗的同时，再以麻黄连翘赤小豆汤为主方，随证加减煎服，结果以服药 2 周，水肿全部消退，其他症状消失，实验室检查（尿蛋白定量、血浆白蛋白、胆固醇）明显改善为显效，本组显效 6 例 20%，有效 19 例 63.3%，好转 5 例 16.67%[45]。

3. 治疗其他疾病

治疗急性痛风性关节炎 28 例，用麻黄连翘赤小豆汤随证加减煎服，3 天内症状完全消失者 16 例，总有效率达 92.9%[46]。将结肠癌（CC）患者分为治疗组 31 例、对照组 30 例，两组予 mFOLFOX-6 方案化疗及保肝、止呕等辅助治疗，治疗组每天口服加味赤小豆当归散，治疗组的中医证候有效率（61.3%）高于对照组（33.3%）[47]。将慢性荨麻疹患者分为治疗组 60 例和对照组 30 例，治疗组用麻黄连翘赤小豆汤水煎，早、晚温服，并随证加减，对照组口服西替利嗪片，2 组均以 10 天为 1 个疗程，治疗组治愈 31 例，总有效率 91.66%，对照组治愈 9 例，总有效率 73.36%[48]。将 60 例亚急性湿疹患者随机分为对照组和治疗组，每组各 30 例，对照组以地氯雷他定治疗，治疗组予加味麻黄连翘赤小豆汤治疗，两组均治疗 2 周，治疗组治疗总有效率为 86.7%，对照组治疗总有效率为 76.7%[49]。将特发性水肿患者分为治疗组 50 例和对照组 48 例，对照组用双氢克尿噻或氨苯蝶啶治疗，治疗组用麻黄连翘赤小豆汤为主药随证加减煎服，7 天为 1 个疗程，治疗组痊愈 43 例，总有效率 96.0%，对照组痊愈 20 例，总有效率 66.6%[50]。将因氨苄西林（氨苄青霉素）、花粉、挥发性物质、磺胺类药、鱼虾类食物、昆虫叮咬过敏致血管神经性水肿患者 42 例，用麻黄连翘赤小豆汤为主方煎服，并随证加减，3 剂为 1 个疗程，本组痊愈 33 例，有效 6 例，无效 3 例[51]。将因感染因素引发的逆行射精患者 87 例，以麻黄连翘赤小豆汤加王不留行、露蜂房煎服，痊愈 56 例，总有效率为 93.1%[52]。将面部黄褐斑患者 23 例用麻黄连翘赤小豆汤合虫类药煎服，每日 1 剂，15 天 1 疗程，治疗黄褐斑 23 例，痊愈 7 例（30.43%），显效 9 例（39.13%），有效 6 例（26.09%），无效 1 例（4.35%），痊愈、显效率 69.57%，总有效率 95.65%[53]。

【食疗方法】

红豆花生玉米粥：将花生米、糯米、薏米、赤小豆洗净，沥干，微波炉调到最高火，依次放入赤小豆、花生米、糯米，加热 6 分钟，然后放入破壁机中粉碎，加入开水，即可食用。

赤小豆薏米汤：将赤小豆、薏米、百合、莲子洗净，加水浸泡一夜，沥干，锅中依次加入赤小豆、薏米、百合、莲子及适量水，加热，放入适量冰糖，至冰糖融化即可食用。

【参考文献】

[1] 南京中医药大学. 中药大辞典[M]. 上海: 上海科学技术出版社, 2006: 1442-1443.

[2] 周玲. 降脂赤豆"心之谷"[J]. 家庭医学, 2018(7): 38-39.

[3] 周苗苗. 基于网络药理学方法研究茵陈赤小豆汤治疗深静脉血栓的作用机制[D]. 济南: 山东中医药大学, 2022.

[4] 刘美娟, 杨晓丹, 吴中平. 麻黄连翘赤小豆汤证当属重症黄疸[J]. 时珍国医国药, 2018, 29(9): 2218-2219.

[5] 苏艳琳. 赤小豆当归散保留灌肠对湿热下注证混合痔术后的临床疗效观察[D]. 长沙: 湖南中医药大学, 2023.

[6] YI Y X, DING Y, ZHANG Y, et al. Yinchenhao decoction ameliorates alpha-naphthylisothiocyanate induced intrahepatic cholestasis in rats by regulating phase Ⅱ metabolic enzymes and transporters[J]. Front Pharmacol, 2018(9): 510.

[7] 虢周科, 杜雨茂, 李石蓝. 麻黄连轺赤小豆汤中用连翘根或连翘的探讨——麻黄连轺赤小豆汤对 CCl4 性肝损伤治疗作用的研究[J]. 西北药学杂志, 1986(2): 42-44.

[8] 刘翔, 廖雪梅, 张蓓. 麻黄连翘赤小豆汤对 α-萘异硫氰酸酯诱导大鼠胆汁淤积性肝损伤的防护作用[J]. 中国药业, 2020, 29(1): 32-36.

[9] 吴军, 周春祥, 赵凤鸣, 等. 麻黄连轺赤小豆汤三方对 H2O2 诱导损伤的 L-O2 人肝细胞的保护作用[J]. 中药新药与临床药理, 2013, 24(4): 367-370.

[10] 王波, 刘海涛. 麻黄连翘赤小豆汤结合针灸治疗变应性鼻炎 61 例临床观察[J]. 中国实验方剂学杂志, 2015, 21(16): 175-178.

[11] 石华丽. 麻黄连翘赤小豆汤加减治疗湿热咳嗽的经验总结[D]. 杭州: 浙江中医药大学, 2020.

[12] 赵成荣, 李成才. 麻黄连翘赤小豆汤随症加减对湿热型支气管哮喘急性发作患者肺功能与免疫调节的影响[J]. 现代医学与健康研究电子杂志, 2023, 7(13): 96-98.

[13] 杨雪军, 刘飞, 吴中平. 麻黄连翘赤小豆汤治疗 IgA 肾病大鼠的实验研究[J]. 上海中医药杂志, 2017, 51(3): 76-79.

[14] 王晓丽. 麻黄连翘赤小豆汤对流感病毒 PR8 株感染小鼠肺炎模型的保护作用研究[D]. 泰安: 山东农业大学, 2023.

[15] 杨同成, 李田土, 胡徐男. 赤小豆胰蛋白酶抑制剂对人体精子体外抑制作用及其作用机理的初步探讨[J]. 福建师范大学学报(自然科学版), 1989, 5(3): 76-79.

[16] 高丽萍. 柴瑞霁教授运用麻黄连翘赤小豆汤方证经验研究[D]. 晋中: 山西中医药大学, 2019.

[17] 赵梦娇. 麻黄连翘赤小豆汤加减联合福辛普利治疗小儿紫癜性肾炎临床观察[J]. 实用中医药杂志, 2021, 37(11): 1862-1863.

[18] 张智, 张雪亮, 闪增郁, 等. 解表利湿法预防大鼠急性肾小球肾炎作用机理的初步探讨[J]. 中国中医基础医学杂志, 2008, 14(7): 518-519.

[19] 强胜. 麻黄连轺赤小豆汤治疗慢性肾炎临床疗效及其对系膜细胞增殖的影响研究[D]. 南京: 南京中医药大学, 2011.

[20] 王鑫. 鲤鱼赤小豆汤对阿霉素肾病大鼠 Nephrin、CD2AP 表达的影响[D]. 青岛: 青岛大学, 2012.

[21] 闫婕, 卫莹芳, 钟熊, 等. 赤小豆对小鼠利尿作用有效部位的筛选[J]. 四川中医, 2010, 28(6): 53-55.

[22] 袁慧敏, 孙燕, 李彩艳, 等. 麻黄连轺赤小豆汤对特应性皮炎模型小鼠皮肤屏障功能的影响[J]. 中医学报, 2022, 37(4): 810-816.

[23] 李彩艳, 张玉鑫, 袁慧敏, 等. 麻黄连翘赤小豆汤对特应性皮炎小鼠皮肤组织 PAR-2、TRPA1 表达的影响[J]. 世界中医药, 2021, 16(4): 587-591, 596.

[24] 张群. 半夏当归赤小豆汤抗肿瘤作用及机制研究[D]. 郑州: 河南大学, 2020.

[25] 闫桂溪. 赤小豆当归散对皮肤癌的防治作用研究[D]. 郑州: 河南大学, 2021.

[26] 杜振华, 姚静静, 李自波, 等. 当归赤小豆汤对乌拉坦诱导小鼠肺癌的预防作用[J]. 河南大学学报(医学版), 2017, 36(3): 153-155.

[27] 张小慧, 李丽, 董银卯, 等. 赤小豆萌芽不同部位总酚酸和总黄酮含量分析及其抗氧化活性研究[J]. 食品工业, 2014, 35(10): 90-92.

[28] 陈建, 刘敏, 王梅, 等. 麻黄连轺赤小豆汤拆方抗过敏反应作用研究[J]. 吉林中医药, 2007, 27(11): 55-56.

[29] 肖珍妮. 基于 5-HT1A-GRPR 协同效应探讨麻黄连翘赤小豆汤对瘙痒模型大鼠脊髓背角神经元胞内 Ca^{2+} 影响的实验研究[D]. 长沙: 湖北中医药大学, 2020.

[30] 肖珍妮, 金路, 谭张奎, 等. 麻黄连翘赤小豆汤对 5-HT 所致瘙痒模型大鼠与不同细胞系中 5-HT1A 及 GRPR 表达的影响[J]. 世界科学技术-中医药现代化, 2020, 22(10): 3688-3695.

[31] 邱明义, 李小慧, 石拓, 等. 麻黄连翘赤小豆汤血清对肥大细胞脱颗粒、组胺生成的影响[J]. 中药药理与临床, 2003, 19(5): 3-4.

[32] 张焱, 韩兆丰, 朱丹, 等. 麻黄连翘赤小豆汤及其加减方止痒作用的实验研究[J]. 辽宁中医杂志, 1996, 23(1): 44-45.

[33] 武紫晖, 黎辉. 再议阴阳毒[J]. 国医论坛, 2016, 31(1): 4-5.

[34] 王颖. 麻黄连翘赤小豆汤加减治疗湿热咳嗽临床研究[J]. 河南中医, 2023, 43(12): 1804-1808.

[35] 蒋伟, 薛琴, 李洁, 等. 麻黄连翘赤豆汤加减治疗湿热咳嗽的临床效果[J]. 解放军医药杂志, 2019, 31(10): 85-88.

[36] 马云凤, 张元林, 左茹, 等. 麻黄连翘赤小豆汤加减治疗支气管哮喘疗效及对体液免疫和炎症因子水平的影响[J]. 山东医药, 2021, 61(5): 54-57.

[37] 左茹, 祖国友, 刘凤云, 等. 麻黄连翘赤小豆汤加减治疗湿热型支气管哮喘急性发作疗效及对炎症相关因子的影响[J]. 现代中西医结合杂志, 2021, 30(31): 3436-3439, 3446.

[38] 李少峰, 高洁, 李娅飞. 麻黄连翘赤小豆汤治疗咳嗽变异性哮喘 30 例[J]. 中国中医药现代远程教育, 2015, 13(18): 39-40.

[39] 卢秉久, 杨新莉, 王欣欣. 加味麻黄连翘赤小豆汤治疗慢性乙型肝炎合并免疫性肝炎临床观察[J]. 中华中医药学刊, 2007, 25(10): 2018-2019.

[40] 朱虹, 微娜, 张欣, 等. 中药皮肤透析改善淤胆型肝炎患者相关指标的护理研究[J]. 护士进修杂志, 2011, 26(10): 896-897.

[41] 安海英, 白永利. 麻黄连翘赤小豆汤治疗小儿急性肾小球肾炎 34 例[J]. 西部中医药, 2019, 32(10): 58-60.

[42] 伊凤城. 分析麻黄连翘赤小豆汤及其加减方治疗急性肾小球肾炎的临床疗效[J]. 世界最新医学信息文摘, 2019, 19(1): 167.

[43] 曾秀池. 麻黄连翘赤小豆汤加味治疗急性肾小球肾炎 38 例[J]. 中国中医急症, 2010, 19(9): 1599.

[44] 王颖, 童延清. 麻黄连翘赤小豆汤加减治疗肾病综合征伴胸腔积液 50 例[J]. 中国中医急症, 2007, 16(8): 1003-1004.

[45] 胡艳. 麻黄连翘赤小豆汤合五皮饮治疗小儿肾病水肿 30 例[J]. 北京中医, 2003, 22(5): 17-18.

[46] 喻峰. 加味麻黄连翘赤小豆汤治疗急性痛风性关节炎 28 例[J]. 湖南中医杂志, 1997, 23(6): 15.

[47] 赵玺程. 加味赤小豆当归散配合化疗对结肠癌术后证属湿热瘀毒型患者的临床观察研究[D]. 成都: 成都中医药大学, 2022.

[48] 王会丽, 吴积华. 麻黄连翘赤小豆汤治疗慢性荨麻疹疗效观察[J]. 陕西中医, 2010, 31(12): 1629.

[49] 许斌, 曾宪玉. 加味麻黄连翘赤小豆汤治疗湿热型亚急性湿疹 30 例临床观察[J]. 中医药导报, 2012, 18(9): 43-45.

[50] 陈德兴, 高衡. 麻黄连翘赤小豆汤加味治疗特发性水肿 50 例[J]. 福建中医药, 2002, 33(6): 34-35.

[51] 余景圣, 沈福道. 麻黄连翘赤小豆汤加减治疗血管神经性水肿[J]. 湖北中医杂志, 1997, 19(5): 36.

[52] 王忠民. 麻黄连翘赤小豆汤治疗逆行射精 87 例[J]. 新中医, 2001, 33(1): 55.

[53] 卫永琪. 麻黄连翘赤小豆汤加虫类药物治疗黄褐斑 23 例[J]. 中药药理与临床, 2006, 22(3): 178.

沙棘

【来源】胡颓子科沙棘属植物中国沙棘 *Hippophae rhamnoides* L. subsp. *Sinensis Rousi* 和云南沙棘 *H. rhamnoides* L. subsp. *Yunnanensis Rousi* 的果实[1]。主要分布在我国华北、西北、四川、东北等地。黑龙江省种植于牡丹江、鸡西、大兴安岭、佳木斯、穆棱市等地。

【性味与归经】酸、涩，温。归脾、胃、肺、心经。

【功能与主治】化痰止咳，健胃消食，活血化瘀。用于咳嗽痰多，肺脓肿，消化不良，食积腹痛，胃痛，肠炎，瘀血经闭，跌打瘀肿。

【药理作用】

1. 对神经系统的作用

沙棘中的多糖类成分对脑卒中及抑郁等神经系统类疾病有较为良好的保护作用。沙棘果实中的多糖成分通过抑制小鼠脑中 SOD、谷胱甘肽过氧化物酶和过氧化氢酶的减少，抑制脑中 MDA 和 NO 的增加，对小鼠大脑中动脉闭塞诱导的局灶性脑缺血模型发挥作用，这对右侧大脑中动脉闭塞小鼠的神经功能障碍有明显的改善。同时沙棘多糖通过抑制肌酸磷酸激酶、TG 和 MDA 以及乳酸脱氢酶水平的增加，抑制谷胱甘肽过氧化物酶、葡萄糖以及超氧化物歧化酶水平的下降，使得小鼠脑神经递质 5-羟色胺和多巴胺的水平上调，对小鼠慢性不可预见性模型 CUMS 模型发挥抗抑郁作用[2]。

2. 对心血管系统的作用

沙棘总黄酮对心血管系统有一定的保护作用，其通过调节血管内皮生长因子信号通路及钙离子信号通路等信号途径，进一步调节血小板聚集、脂质代谢炎症反应等过程，从而增强心脏的功能，保护血管内皮细胞，达到保护心血管系统的目的[3]。沙棘籽油具有减少高血压、血脂异常和心血管危险因素的相关功效，这可能是由于沙棘籽油中含有 ω-3、ω-6 和 ω-9 脂肪酸[4]。沙棘乙醇提取物对大鼠离体心脏缺血再灌注损伤有一定的保护作用。并揭示其作用机制可能与自噬相关[5]。沙棘叶提取物通过稳定还原型谷胱甘肽和抗氧化酶的水平降低大鼠低氧诱导的氧化应激，舒张肺动脉环血管，可以治疗高原反应相关疾病[6]。

3. 对消化系统的作用

沙棘总黄酮具有保护肝脏的作用，可明显降低损伤小鼠血清中的碱性磷酸酶（AKP）、MDA、谷丙转氨酶（GPT）和谷草转氨酶（GOT）的活性，增加肝脏过氧化酶（POD）、超氧化物歧化酶（SOD）的活性[7]。沙棘多糖对对乙酰氨基酚（APAP）

诱导的肝毒性的保护作用及机制是通过抑制 APAP 诱导的 JNK 磷酸化同时增加 Bcl-2/Bax 的比例，降低 Keap-1 的表达并增加 Nrf-2 的核表达，抑制 AST 和 ALT 的水平增加，抑制 TLR4 和 p-JNK 的表达[8]。沙棘籽油也有极好的护肝作用，可显著降低 CCl$_4$ 造模的肝纤维化大鼠血清中的 ALT、AST 水平[9]。沙棘果匀浆液可显著降低肝脏总胆固醇（TC）水平，增加高密度脂蛋白（HDL-C）水平，使肝脏组织总脂酶（LPS）、肝脂酶（HL）和脂蛋白脂酶（LPL）活性增强，减少 MDA 的水平，通过降低高脂膳食大鼠肝脏脂质水平，提高肝脏脂代谢酶活性，增强抗氧化能力，减缓肝细胞的脂质过氧化，达到对肝脏的保护作用[10]。沙棘熊果酸能够明显改善酒精诱导的肝脏损伤，其作用机制可能与上调肝法尼醇 X 受体（FXR）、抑制 CYP7A1 和 SREBP-1c 的蛋白表达，从而维持胆汁酸稳态、调节脂质代谢有关[11]。

4. 对内分泌系统的作用

沙棘果渣总黄酮可以显著降低 TC、TG 和 LDL-C 的含量，显著升高 HDL-C 的含量实现降血糖作用[12]。沙棘籽渣提取物中的原花青素具有体外降血脂、降血糖的作用，果渣提取物中的总多酚与降血脂能力显著相关[13]。沙棘叶乙酸乙酯萃取物对 2 型糖尿病大鼠有降血糖作用[14]。

5. 对免疫系统的作用

沙棘黄酮、多糖类组分均能增强特异性免疫和非特异性免疫。沙棘多糖对环磷酰胺诱导的免疫抑制小鼠有激活巨噬细胞和恢复机体状态的作用[15]。沙棘中提取的异鼠李素可通过下调 TNF-α、IL-6、IL-1β 和 IL-12 细胞因子的表达，抑制骨髓源性树突状细胞（DCS）表面共刺激分子 CD$_{40}$、CD$_{80}$、CD$_{86}$ 的表达，进而抑制树突状细胞的激活与转运，可用于预防或治疗移植物排斥反应、慢性疾病炎症和自身免疫性疾病[16]。五味沙棘散具有抗感染和免疫调节作用，五味沙棘散可抑制醋酸引起小鼠腹腔毛细血管通透性亢进，提高巨噬细胞吞噬百分率、吞噬指数及血清溶血素的形成[17]。

6. 抗炎镇痛作用

沙棘中的黄酮类、多糖类、脂肪油、鞣质等成分以及沙棘叶甲醇提取物具有显著抗炎活性。沙棘总黄酮抑制环氧化酶-2（COX-2）的表达，同时通过抑制脂多糖（LPS）诱导支气管上皮细胞（HBE16）中的白介素-1β（IL-1β）、白介素-6（IL-6）、黏蛋白 5AC（MUC5AC）和 CXC 趋化因子配体 1（CXCL1）的基因以及蛋白表达水平，抑制前列腺素（PGE$_2$）生成，达到抗炎的目的[18]。沙棘多糖通过抑制磷酸化的核转录因子 NF-κB 信号通路，降低 LPS 诱导的上皮细胞内髓样分化因子 88（MyD88）及 Toll 样受体 4（TLR4）的水平，实现抗炎作用[19]。此外，有研究指出沙棘中的沙棘果油可缓解结肠炎大鼠的临床症状，针对葡萄糖硫酸钠所诱导的大鼠溃烂性结肠炎组织损伤有显著的治疗和改善作用[20]。沙棘叶甲醇提取物对 LPS 诱导的巨噬细胞的抗炎作用，通过抑制 TNF-α、IL-6 和干扰素-γ（IFN-γ）的分泌，降低 COX-2 以及一氧化氮合酶（iNOS）的表达[21]。

7. 抗真菌作用

沙棘中黄酮类化合物有一定的抑菌作用。沙棘叶正丁醇萃取物对金黄色葡萄球菌、大肠杆菌、枯草芽孢杆菌三种细菌的确具有抑制效果[22]。沙棘叶甲醇和乙酸乙酯提取物能显著地抑制甲型、乙型流感病毒的活性，将其与阳性对照奥司他韦相比，其抗流感病毒的活性更强一些[23]。

8. 对恶性肿瘤的作用

沙棘是通过多成分、多靶点、多通路的共同作用来发挥其治疗癌症的作用的。沙棘总黄酮（HTF）显著影响膀胱癌细胞系 T24 增殖和凋亡，不同浓度 HTF 降低膀胱癌细胞系 T24 细胞的 A 值和 Bcl-2 表达，提高凋亡率和 Bax 表达，同时促进 miR-144 表达，HTF 通过上调 miR-144 阻滞膀胱癌细胞增殖，加剧细胞凋亡[24]。西藏沙棘总黄酮可明显抑制肺癌 A549 细胞的侵袭迁移能力，下调细胞中的 TGF-β，抑制 MMP9 表达并阻止肺癌 EMT，对肺癌 A549 增殖抑制作用具有明显的优势[25]。沙棘中的熊果酸可以提高血中 IL-12 等抗肿瘤活性细胞因子的浓度诱导细胞免疫，提高机体免疫力，抑制肝癌细胞外基质降解以及新生血管形成[26]。

9. 抗氧化

沙棘黄酮类成分具有抗氧化活性。新疆阿克苏地区自产的野生沙棘的黄酮提取物具有较强的 DPPH 自由基清除率、2,2′-联氮双（3-乙基苯并噻唑啉-6-磺酸）阳离子自由基清除率和还原能力，总黄酮苷元含量与 DPPH 自由基清除率、还原能力呈显著正相关[27]。沙棘果油可以抑制细胞内超氧化物阴离子水平，进一步修复对过氧化氢诱导的 RAW264.7 细胞氧化损伤模型，发挥抗氧化性损伤的功能[28]。沙棘叶多酚对 DPPH 自由基和羟自由基均有显著的清除能力[29]。

10. 抗衰老作用

沙棘黄酮可通过增强机体免疫力、清除氧自由基、减轻机体病症以及抑制细胞凋亡等起到抗衰老作用[30]。沙棘多糖通过增加肝、脑组织及血清中 SOD、GSH-Px 的活性，同时降低 MDA 含量，进而实现对 D-半乳糖致亚急性衰老模型小鼠的保护作用[31]。沙棘粗槲皮素能提高衰老模型小鼠抗氧化酶活性和还原性物质含量，降低脂质过氧化物含量，从而提高衰老模型小鼠的抗氧化能力，对衰老模型小鼠有较好的保护作用[32]。沙棘籽粕醇提物对 D-半乳糖诱导的致衰小鼠有一定的抗氧化功效，并在细胞水平上验证了沙棘籽粕醇提物具有抗衰老的作用以及清除自由基的能力[33]。

11. 其他作用

沙棘提取物（SBT）能延缓 DM 大鼠白内障的进展，这可能与 SBT 降血脂、降血糖及发挥抗氧化应激的作用有关[34]。沙棘甾醇能显著降低大鼠血清中 TNF-α 的水平，提高胃动素（MTL）的水平，进而不同程度地降低乙醇诱导的胃黏膜损伤，达到对胃黏膜的保护作用[35]。

【毒性作用】

在一定的实验条件和剂量下，沙棘果油未见遗传毒性及致畸作用。采用小鼠精原细胞染色体畸变实验、致畸实验对沙棘果油进行毒理学检测，当剂量为 2.5mL/kg、5mL/kg、10mL/kg 体重时，小鼠精原细胞染色体畸变实验中染色体结构畸变率不显示剂量与效应关系；致畸实验对孕鼠的体重增长、孕鼠的胚胎毒性及胎鼠生长发育、胎仔的内脏及骨骼均无明显异变[36]。沙棘籽原花青素提取物大鼠 28 天经口毒性试验中，在整个观察期间，各组动物一般情况良好，无死亡及其他异常表现，一般行为学和主要脏器病理学检查等均无变化；未观察到有害作用的剂量（NOAEL）为 3.51g/kg BW[37]。

急性经口毒性试验和 28 天经口毒性试验选用美国癌症研究所（ICR）小鼠，随机分为对照组和剂量组，剂量组将人体推荐摄入量 100 倍剂量的沙棘醋饮以 20mL/kg 分 2 次灌胃小鼠，间隔时间 6h；对照组给予等量蒸馏水灌胃，灌胃后观察 14 天，28 天经口毒性试验过程中，各组大鼠生长情况良好，其日常活动、自主活动及行为表现等未见异常，沙棘醋饮无急性及短期毒性效应和毒作用特征，初步验证沙棘醋饮安全无毒[38]。

【临床应用】

1. 治疗消化系统疾病

苦荞醋饮、沙棘醋饮组合可以有效改善代谢相关性脂肪肝患者的脂肪肝分级。醋饮联合饮用组 50 例，对照组 48 例；两组受试者各项指标变化：脂肪肝分级改善有效率，3 个月后，醋饮组有 26 例受试者脂肪肝分级降低或消失，脂肪肝分级改善有效率为 52%，对照组 11 例受试者脂肪肝分级降低或消失，脂肪肝分级改善有效率为 22.9%，两组患者脂肪肝分级改善有效率差异有统计学意义[39]。

沙棘干乳剂联合双歧杆菌四联活菌片治疗儿童功能性消化不良（FD）68 例，根据随机数字表法将其分为观察组、对照组各 34 例，对照组口服双歧杆菌四联活菌片治疗，观察组在对照组基础上联合沙棘干乳剂治疗，两组均持续治疗 2 周。观察组治疗总有效率为 94.12%，高于对照组的 73.53%，治疗后观察组消化不良、腹胀症状评分及血清降钙素基因相关肽（CGRP）、促肾上腺皮质激素释放因子（CRF）水平均低于对照组，胃窦收缩频率（ACF）、运动指数（MI）、胃窦收缩幅度（ACA）值均高于对照组[40]。

小儿推拿疗法联合沙棘干乳剂治疗儿童急性肠系膜淋巴结炎 47 例，对照组 24 例，观察组 23 例，对照组给予双歧杆菌三联活菌肠溶胶囊，观察组在对照组的基础上联合小儿推拿疗法及口服沙棘干乳剂治疗，对照组有效率为 83.3%，观察组有效率为 95.7%[41]。

重组人干扰素 α-1b 联合沙棘干乳剂治疗儿童病毒性腹泻 88 例，观察组和对照组各 44 例，2 组患儿均给予积极纠正酸中毒、静脉补液纠正脱水、无乳糖饮食、蒙脱石散、双歧杆菌四联活菌片等常规治疗措施，观察组患儿在常规治疗基础上给予重组人干扰素 α-1b 和沙棘干乳剂联合治疗。观察组和对照组患儿治疗总有效率分别为 95.45%、79.55%，观察组患儿治疗总有效率显著高于对照组，观察组和对照组患儿不良反应发生率分别为 6.82%、2.27%[42]。

沙棘干乳剂治疗儿童功能性便秘 80 例，对照组 40 例和治疗组 40 例，对照组单纯用基础治疗，治疗组在对照组的基础上给予沙棘干乳剂治疗，疗程均为 28 天。治疗组痊愈率 70%，总有效率 95%，对照组痊愈率 45%，总有效率 77.5%，治疗组疗效优于对照组[43]。

2. 治疗呼吸系统疾病

沙棘糖浆治疗小儿呼吸道感染 100 例，随机分为对照组及观察组，对照组采取头孢拉定等常规治疗，观察组在此基础上加入沙棘糖浆治疗，对照组临床总有效率为 80.0%，观察组为 98.0%，对照组不良反应发生率为 6.0%，观察组为 100%[44]。

蒙药沙棘-9 味配合小儿七雄丸治疗小儿急性支气管炎，将 120 例患者随机分为治疗组和对照组各 60 例，治疗组采用蒙药沙棘-9 味和小儿七雄丸口服治疗，对照组采用急支糖浆和小儿咳喘灵口服液联合治疗，疗程 7 天。治疗组治愈 34 例、好转 21 例、无效 5 例，总有效率为 91.7%，对照组治愈 28 例、好转 18 例、无效 14 例，总有效率为 76.7%[45]。

五味沙棘散联合阿奇霉素治疗小儿支原体肺炎痰热闭肺证 100 例，对照组 50 例予阿奇霉素治疗，治疗组 50 例在对照组治疗基础上予五味沙棘散治疗，2 组均治疗 10 天，治疗组总有效率 96.00%，对照组总有效率 84.00%，治疗组临床疗效优于对照组，治疗组发热、气喘、咳嗽、痰鸣消失时间均短于对照组[46]。

藏药十六味杜鹃丸及五味沙棘散治疗慢性阻塞性肺疾病（COPD）98 例，对照组 49 例实施常规西药治疗，实验组 49 例使用藏药十六味杜鹃丸联合五味沙棘散治疗，实验组的治疗总有效高于对照组，治疗后实验组的血清炎症因子指标优于对照组，治疗后实验组的 6MWT 大于对照组，CAT 评分低于对照组[47]。

3. 治疗生殖系统疾病

将 84 例人乳头瘤病毒（HPV）感染型宫颈炎患者分为实验组（43 例）与对照组（41 例），对照组采用微波治疗，实验组在对照组基础上采用复方沙棘籽油栓治疗，实验组的总有效率为 93.02%，显著高于对照组的 63.41%，实验组的阴道排液量、脱痂止血时间及创面愈合时间均优于对照组，实验组的 HPV 转阴率显著高于对照组[48]。

4. 治疗恶性肿瘤疾病

藏药 26 味破血散联合藏药十一味沙棘丸用于妇科肿瘤疾病患者 98 例,均为女性。平均分为两组,观察组治疗有效率为 95.92%,对照组治疗有效率为 83.67%,观察组高于对照组。不良反应发生率,观察组为 8.16%,对照组为 6.12%[49]。

5. 治疗其他疾病

烫伤患者 60 例敷上沙棘果汁,创面愈合效果明显。观察组 30 例,男 19 例,女 11 例,创面面积(2cm×3cm)~(12cm×20cm)。对照组 30 例,男 17 例,创面面积(3cm×4cm)~(14cm×19cm),观察组烫伤患者Ⅰ度 20 例,浅Ⅱ度 10 例,对照组烫伤患者Ⅰ度 19 例,浅Ⅱ度 11 例,观察 1~3 周,观察组患者的总有效率为 100.00%,高于对照组的 73.30%,观察组的创面愈合时间(7.6±1.2)天,明显快于对照组(8.7±1.9)天[50]。

沙棘柴术胶囊治疗单纯性肥胖症 120 例,试验组与对照组各 60 例,试验组服用沙棘柴术胶囊,对照组服用安慰剂,疗程 60 天,试验组患者试验前后体重、BMI、腰围、臀围、皮下脂肪厚度(B、C、D 点)、体脂含量等均低于试验前,且 T、LH/FSH 水平低于对照组[51]。

【食疗方法】

番茄沙棘汤:主要原料包括番茄片 250g,沙棘汁水 100g,槐花蜜 50g。锅中加入适量清水,下番茄片烧沸,放沙棘汁水、槐花蜜推匀,起锅即成。该汤具有清热止渴、健胃消食、降脂润肠等保健作用。

沙棘藕糊:主要原料包括沙棘 250g,藕粉 70g。沙棘果榨汁澄清,滤出清汁,下藕粉烫成糊,起锅即成。该药膳具有降脂消瘀、止血健胃、清热止咳等保健作用。

沙棘鸡蛋汤:主要原料包括沙棘 100g,鸡蛋 300g。加入适量的水,烧开后放入打匀的鸡蛋,待鸡蛋散开呈蛋花状时放入沙棘,煮 5 分钟后即可饮用,该药膳对过度疲劳、缺少活力等症状改善效果较佳。

沙棘银耳汤:主要原料包括沙棘汁水 150g,干银耳 20g,桂花蜜 80g。干银耳入净锅内炖烂,起锅入汤盆,加入沙棘汁、桂花蜜推匀即可食用。具有滋阴润肺、止咳化痰、降脂养胃、清热生津等保健作用。

【参考文献】

[1] 南京中医药大学. 中药大辞典[M]. 上海: 上海科学技术出版社, 2419: 2420.

[2] 王海亮. 沙棘多糖对神经系统相关疾病的药效学研究[D]. 长春: 吉林大学, 2019.

[3] 张祚, 冉丽霞, 万方琼, 等. 沙棘叶总黄酮的提取法与药理作用研究进展[J]. 中国临床药理学杂志, 2018, 34(9): 1122-1124.

[4] Vashishtha V, Barhwal K, Kumar A, et al. Effect of seabuckthorn seed oil in reducing cardiovascular risk factors: A longitudinal controlled trial on hypertensive subjects[J]. Clin Nutr, 2017, 36(5): 1231-1238.

[5] 吕恒慧. 沙棘果中活性物质的提取及其对心脏保护作用的研究[D]. 济南: 山东师范大学, 2017.

[6] Purushothaman J, Suryakumar G, Shukla D, et al. Modulation of hypoxia-induced pulmonary vascular leakage in rats by seabuckthorn (*Hippophae rhamnoides* L.)[J]. Evid Based Complement Alternat Med, 2011(2011): 574524.

[7] 李淑珍, 武飞, 杨宁, 等. 沙棘叶黄酮对小鼠急性肝损伤的保护作用[J]. 四川师范大学学报(自然科学版), 2016, 39(5): 765-769.

[8] 王昕旭, 王雪, 张晓慧, 等. 沙棘多糖对扑热息痛诱导的小鼠肝损伤保护作用的研究[J]. 中国免疫学杂志, 2018, 34(7): 972-975.

[9] 侯龙辉. 沙棘籽油对实验性大鼠肝纤维化肝脏中 TIMP-1 表达的影响[D]. 西宁: 青海大学, 2016.

[10] 杜鹃, 宋春梅, 李鹏, 等. 沙棘果对高脂膳食大鼠肝脏脂代谢的影响[J]. 中国兽医杂志, 2018, 54(2): 2, 91-93.

[11] 孙悦, 张文龙, 李楠, 等. 沙棘熊果酸对酒精性肝损伤大鼠肝 FXR 信号通路的影响[J]. 食品工业科技, 2023, 44(5): 363-370.

[12] 孙琛, 冯野, 谢培, 等. 沙棘果渣总黄酮的降血脂及降血糖作用[J]. 世界中医药, 2018, 13(1): 142-145.

[13] 王旭, 孔志强, 赵玉红. 溶剂极性对沙棘渣提取物组成及体外降血糖、降血脂活性的影响[J]. 精细化工, 2022, 39(10): 2060-2068.

[14] 杨阳, 武立腾, 刘禹颉. 沙棘叶乙酸乙酯萃取物对链脲佐菌素诱导的 2 型糖尿病小鼠的降血糖作用[J]. 生物化工, 2021, 7(5): 89-91.

[15] Wang H, Bi H, Gao T, et al. A homogalacturonan from *Hippophae rhamnoides* L. Berries enhance immunomodulatory activity through TLR4/MyD88 pathway mediated activation of macrophages[J]. Int J Biol Macromol, 2018, 107(Pt A): 1039-1045.

[16] Shi H, He J, Li X, et al. Isorhamnetin, the active constituent of a Chinese herb *Hippophae rhamnoides* L. is a potent suppressor of dendritic-cell maturation and trafficking[J]. Int Immunopharmacol, 2018(55): 216-222.

[17] 包桂兰, 白月辉, 汤文莉, 等. 五味沙棘散的抗感染及免疫调节作用[J]. 中国老年学杂志, 2017, 37(14): 3399-3400.

[18] 任青措. 藏药沙棘总黄酮对"罗乃提波"(慢性支气管炎)气道炎症及黏液分泌的调节机制研究[D]. 成都: 成都中医药大学, 2020.

[19] Zhao L, Li M, Sun K, et al. *Hippophae rhamnoides* polysaccharides protect IPEC-J2 cells from LPS-induced inflammation, apoptosis and barrier dysfunction in vitro via inhibiting TLR4/NF-κB signaling pathway[J]. Int J Biol Macromol, 2020(155): 1202-1215.

[20] 臧茜茜, 邓乾春, 从仁怀, 等. 沙棘油功效成分及药理功能研究进展[J]. 中国油脂, 2015, 40(5): 76-81.

[21] Tanwar H, Shweta, Singh D, et al. Anti-inflammatory activity of the functional groups present in *Hippophae rhamnoides* (Seabuckthorn) leaf extract[J]. Inflammopharmacology, 2018, 26(1): 291-301.

[22] 杨阳, 郎文凯, 杨茂, 等. 沙棘叶正丁醇萃取物的抑菌活性[J]. 粮食科技与经济, 2019, 44(12): 51-53, 80.

[23] Enkhtaivan G, Maria John K M, Pandurangan M, et al. Extreme effects of Seabuckthorn extracts on influenza viruses and human cancer cells and correlation between flavonol glycosides and biological activities of extracts[J]. Saudi J Biol Sci, 2017, 24(7): 1646-1656.

[24] 张培波, 李义. 沙棘总黄酮抑制膀胱癌细胞系 T24 增殖[J]. 基础医学与临床, 2023, 43(7): 1122-1126.

[25] 贾丛, 杜亚蓉, 孙坤. 沙棘总黄酮抑制肺癌 A549 增殖和迁移作用及机理[J]. 天然产物研究与开发, 2020, 32(6): 937-945, 952.

[26] 张男男, 侯瑞丽, 李可欣, 等. 沙棘熊果酸对 H22 荷瘤小鼠抑瘤活性及其机制的探讨[J]. 食品研究与开发, 2019, 40(10): 6-12.

[27] 李东香, 关荣发, 黄海智, 等. 3 种新疆沙棘黄酮的提取优化及抗氧化活性对比[J]. 中国食品学报, 2023,

23(4): 157-167.

[28] 郑鹏，王波，王前. 沙棘果油对过氧化氢诱导氧化损伤的保护作用[J]. 广西植物, 2020, 40(9): 1349-1356.

[29] 田建华. 沙棘叶多酚提取物及其抗氧化活性研究[J]. 食品工程, 2023(2): 48-50.

[30] 赵二劳，展俊岭，范建凤. 沙棘黄酮抗衰老作用研究进展[J]. 基因组学与应用生物学，2020, 39(10): 4882-4887.

[31] 包晓玮，李建瑛，任薇，等. 沙棘多糖对 D-半乳糖致衰老小鼠的抗氧化作用[J]. 食品工业科技, 2020, 41(4): 293-297, 306.

[32] 沈晓溪，张一鸣，赵梓伊，等. 沙棘粕槲皮素体外抗氧化及对衰老模型小鼠保护作用的研究[J]. 食品工业科技, 2021, 42(20): 348-354.

[33] 张佳婵，王昌涛，赵丹，等. 沙棘粕醇提物的定性定量分析及其对衰老小鼠肝脏抗氧化指标的影响[J]. 食品科学, 2019, 40(2): 229-238.

[34] 李晓，刘雪薇，林建伟，等. 沙棘提取物延缓糖尿病大鼠白内障进展作用的研究[J]. 西北国防医学杂志, 2021, 42(5): 302-307.

[35] 张晓凤，薛延团，张育浩，等. 沙棘甾醇对酒精性胃黏膜损伤的保护作用[J]. 华西药学杂志，2020, 35(1): 37-42.

[36] 袁江玲，徐晓辉，杜勇，等. 沙棘果油的遗传毒性及致畸作用动物实验研究[J]. 中国预防医学杂志，2020, 21(5): 540-543.

[37] 夏莹，曲敏. 沙棘籽原花青素提取物大鼠亚急性经口毒性研究[C]. 中国毒理学会. 中国毒理学会第十次全国毒理学大会论文集. 2023: 1.

[38] 王晨尧，张昕，司霞，等. 沙棘醋饮的安全性初步研究[J]. 护理研究, 2023, 37(2): 309-316.

[39] 刘梦玥. 苦荞醋饮、沙棘醋饮组合对代谢相关性脂肪肝患者的作用研究[D]. 太原：山西医科大学, 2022.

[40] 张丽，单秋歌，王敏丽. 沙棘干乳剂联合双歧杆菌四联活菌片治疗儿童功能性消化不良的效果[J]. 中国民康医学, 2023, 35(13): 113-115, 119.

[41] 陈虹余，李正琳. 小儿推拿疗法联合沙棘干乳剂治疗儿童急性肠系膜淋巴结炎 23 例[J]. 河南中医，2020, 40(8): 1285-1288.

[42] 郑速征，白红丽，单秋歌. 重组人干扰素 α-1b 联合沙棘干乳剂治疗儿童病毒性腹泻疗效观察[J]. 新乡医学院学报, 2022, 39(1): 76-80.

[43] 罗世杰，金瑄，郭亚雄，等. 沙棘干乳剂治疗儿童食积型功能性便秘临床研究[J]. 现代中医药, 2020, 40(4): 99-101.

[44] 史伟新. 沙棘糖浆治疗小儿呼吸道感染的作用浅析[J]. 世界最新医学信息文摘, 2019, 19(92): 229.

[45] 贡吉德玛，那音太. 蒙药沙棘-9 味散为主治疗小儿急性支气管炎疗效观察[J]. 中国民族医药杂志，2022, 28(2): 25-26.

[46] 丘婧，查青山，刘书平. 五味沙棘散联合阿奇霉素治疗小儿支原体肺炎痰热闭肺证临床疗效及对肺功能、血清嗜酸性细胞阳离子蛋白、巨噬细胞衍生趋化因子的影响[J]. 河北中医, 2023, 45(8): 1318-1322.

[47] 王慧，樊会英，孙亚茹. 藏药十六味杜鹃丸联合五味沙棘散治疗慢性阻塞性肺疾病的疗效[J]. 中国民族医药杂志, 2022, 28(2): 26-27, 41.

[48] 何宜静，刘珏，李婷，等. 复方沙棘籽油栓对 HPV 感染型宫颈炎患者症状及预后的影响[J]. 临床医学工程, 2019, 26(9): 1193-1194.

[49] 索朗华清，泽真卓玛. 藏药 26 味破血散联合藏药十一味沙棘丸在妇科肿瘤疾病患者治疗中的效果观察[J]. 实用妇科内分泌电子杂志, 2021, 8(15): 27-29.

[50] 方丽红，王益群，邹林菊. 沙棘果汁外敷对烫伤患者的疗效观察[J]. 中国中医药科技，2018, 25(6): 888-889.

[51] 徐虎军, 卫培峰, 高峰, 等. 沙棘柴术胶囊治疗单纯性肥胖的临床疗效及其对性激素 T、LH/FSH 的影响[J]. 西部中医药, 2020, 33(9): 81-84.

灵芝

【来源】 多孔菌科灵芝属真菌灵芝 *Ganoderma lucidum*（Leyss. ex Fr.）Karst.和紫芝 *G.sinense* Zhao, Xu et Zhang 等的干燥子实体[1]。主要产于华东、西南、吉林、河北等地[1]。黑龙江省种植于哈尔滨、齐齐哈尔、大庆、牡丹江、伊春市等地。

【性味与归经】 甘，平。归脾、肝、肺、心经。

【功能与主治】 养心安神，益气强壮。主治虚劳羸弱，食欲不振，心悸失眠，心神不宁，肺虚咳喘，亦用于肿瘤放化疗后体虚。

【药理作用】

1. 对神经系统的作用

灵芝多糖可以快速通过血脑屏障，对中枢神经系统起到保护作用。灵芝多糖通过抑制促炎细胞因子 IL-1β 和 TNF-α 的表达，增强抗炎细胞因子 IL-10 和脑源性神经营养因子的表达，减少强迫游泳实验和悬尾实验的治疗时间，对慢性社会挫败应激抑郁动物模型发挥快速而显著的抗抑郁作用，灵芝多糖还能显著抑制抑郁动物模型中小胶质细胞和星形胶质细胞的激活，起到抗抑郁作用[2]。灵芝子实体多糖能够上调小鼠脑内 γ-氨基丁酸（GABA）和 5-羟色胺（5-HT）的含量，增加非快速眼动睡眠期间 δ 波时长，起到改善睡眠的作用[3]。此外，从灵芝中提取出的薄芝糖肽对神经系统也有较为良好的改善作用，薄芝糖肽注射液能够增强利血平、氯丙嗪对中枢神经系统的镇静作用，拮抗苯丙胺的中枢兴奋作用，延长睡眠时间[4]。

2. 对心血管系统的作用

灵芝孢子油通过使射血分数标准化、减少左心室肥大，降低心力衰竭相关的基因表达，对横向主动脉缩窄模拟压力超负荷引起的心肌病小鼠模型发挥心脏保护作用[5]。灵芝三萜类化合物 GA 可消除注射了异丙肾上腺素（ISO）小鼠的心肌梗死和纤维化，预防小鼠的应激性心肌损伤[6]。灵芝中的腺苷可以使血液的黏稠度显著降低，抑制机体血小板聚集，提高血红蛋白水平，提高血液供氧能力，加快血液循环，起到对心脏的保护作用[7]。灵芝多糖对于疾病和药物等引起的心肌细胞损伤都具有良好的保护和治疗效果，黑灵芝多糖可减少 LDH 从心肌细胞中逃逸入血，通过上调核因子-E2 相关因子 2（Nrf2）信号通路，显著提高组织抗氧化酶活性，抑制 2 型糖尿病（T2DM）大鼠心肌氧化应激，通过抑制肠道菌群失调导致的脂多糖、氧化三甲胺分泌增多，增加肠道通透性，间接促进抗氧化 Nrf2 通路，抑制核苷酸结合寡聚化结构域样受体 3 炎性小体（NLRP3）/caspase-1/IL-1β 通路介导的炎症反应，改善 2 型糖尿病造成的心肌组织断裂和空泡化等损伤[8]。灵芝多糖通过调节 BCL-2 家族蛋白，抑制活化后的半胱氨酰天冬氨酸特异性蛋白酶 3（caspase-3）酶解，切割 DNA 修复酶（PARP），得到的切割 PARP 可以抑制蒽环类药物所致的心肌细胞凋亡，对心肌细胞起到保护作用[9]。灵芝多糖（GLP）通过缩小大鼠心肌梗死面积，降低血清 CK、肌钙蛋白（troponin）的含量对大鼠心肌缺血模型发挥作用[10]。灵芝中所提取出的薄芝糖肽对患有自发性高血压大鼠心血管系统也有较为良好的改善效果[4]。

3. 对消化系统的作用

灵芝总三萜 GT 及 GT$_2$ 能够明显降低小鼠血清中 ALT 及肝脏 TG 的含量，并可一定程度地恢复因不同原因引起的肝损伤[11]。灵芝多糖有较强的抗氧化活性，可减少酒精性肝病脂质堆积，抑制酒精诱导的脂肪性肝损伤[12]。灵芝多糖对酒精、药物等化学物质引起的肝肾脏损伤都具有良好的保肝活性，且副作用小，通过降低谷草转氨酶（AST）、谷丙转氨酶（ALT）、碱性磷酸酶（ALP）、三酰甘油（TG）、尿素氮（BUN）、肌酐（CR）等血清水平，降低细胞 MDA 含量，提高抗氧化酶 SOD、CAT、GPx 活力，降低促炎因子 IL-1B、IL-2、TNF-α，提高抗炎因子 IL-10 水平，缓解丙烯酰胺造成的大鼠肝肾功能异常[13]。

4. 对呼吸系统的作用

灵芝多糖与灵芝三萜对呼吸系统疾病的治疗有良好效果，灵芝在呼吸系统的主要作用依赖于灵芝所具备的止咳祛痰、解痉平喘作用，采取腹腔注射含灵芝多糖与三萜的混合液，观察用药后小鼠肺组织、血清中炎性物质含量变化，经用药后小鼠血清及肺组织炎性物质明显降低，对患急性肺损伤小鼠的干预效果良好[14]。

5. 对内分泌系统的作用

灵芝三萜有明显的降压效果[15]。灵芝多糖通过调节体内肠道菌群结构、参与体内代谢过程、细胞活动等，达到预防和改善血糖血脂异常、糖耐量下降、体重增加、肝脏脂质积聚等作用[16]。灵芝多糖通过改善高脂饮食小鼠的体重增加和肝脏脂肪积聚，改善血糖稳态失衡，调节血脂水平，恢复脂多糖含量[17]。

6. 对免疫系统的作用

灵芝所具备的调节机体免疫活性作用的发挥主要是依赖于灵芝多糖[18]。通过灵芝中的多糖可以起到如下免疫调节作用：直接或者间接地对 T 淋巴细胞、B 细胞、巨噬细胞等机体免疫细胞进行刺激，增加以上免疫活性细胞的含量，让未分化的脾细胞可以在体位进行增殖，这样可以显著提高机体体液免疫功能，且提高 DNA 聚合酶 A 的活性，促进白介素的表达与分泌，如此达到机体免疫调节的效果[19]。灵芝孢子粉免疫调节蛋白（FIP-glu）是具有潜在免疫调节功能的活性成分，rFIP-glu 可通过 PI3K/Akt 和 MAPK 途径介导，在巨噬细胞中显示出免疫调节活性[20]。GLP 可以作为膳食补充剂改善、增强淡水虾的免疫反应和抗病能力[21]。灵芝多糖水解产物之一 GLSP2 能够显著激活小鼠腹腔巨噬细胞的吞噬功能，并抑制 LPS 诱导的 PM 产生 NO 和 TNF-α，发挥免疫作用[22]。薄芝糖肽也可调节机体免疫功能，使得体液与细胞免疫作用得到正常发挥[4]。

7. 对生殖系统的作用

灵芝孢子粉对镉致雄性大鼠睾丸细胞 DNA 损伤有保护作用[23]。灵芝孢子粉能有效降低 MDA 对糖尿病大鼠生殖系统的毒性损害，增强 SOD、GSH-Px 活性[24]。

8. 抗炎镇痛作用

灵芝多糖可以通过直接调控体内炎症因子表达、调节体内微生物群、增强细胞免疫功能等方式达到抗炎目的[16]。高剂量的树舌灵芝多糖通过降低小鼠肠道中葡萄球菌的丰度、降解多糖，增加链脂肪酸产生相关细菌，恢复结肠组织损伤，逐渐降低死亡率，防止体重减轻，减轻结肠缩短的症状，降低疾病活动指数评分、组织学评分、环氧化酶-2（COX-2）和诱导型一氧化氮合酶活性，调节炎症酶，对结肠炎小鼠发挥保护肠屏障的作用[25]。灵芝多糖通过下调外周血组织中的炎症因子的表达，上调 T 淋巴细胞亚群中 CD_3^+ 含量，双向调节川崎病小鼠机体免疫反应，增加小鼠体重，抑制淋巴细胞的异常活化、增殖转化功能和亚群的分化[26]。从灵芝中提取出的以葡聚糖为主要成分的杂多糖通过抑制小鼠牙槽骨的吸收，调控牙周组织中促炎因子白介素-1β（IL-1β）、肿瘤坏死因子-α（TNF-α）、L-10 的表达，降低小鼠牙周炎炎症反应[27]。

9. 对恶性肿瘤的作用

灵芝抗肿瘤作用的发挥主要依赖灵芝多糖、三萜类成分与甾醇类成分[28]。灵芝总三萜可促进人乳腺癌细胞（MCF-7）凋亡，减少肿瘤数量并且延长肿瘤潜伏期[29]。灵芝孢子油（GISO）通过诱导细胞凋亡来抑制 MDA-MB-231 细胞中 Bax 和 caspase-3 的表达和体内肿瘤的生长[30]。灵芝多糖（GLP）和酶水解灵芝多糖（EGLP）均能延迟异种移植肿瘤的生长，且 EGLP 效果更优，还可以有效保护免疫器官[31]。此外，灵芝孢子油番茄红素复合物（LZFQ）在体内外均表现出一定的抗肿瘤活性[32]。Gc3 可通过抑制细胞自噬和脂滴分解而诱导 3D 培养的 HCT116 细胞凋亡，并通过抑制 ITGB1、CDH1、ABCB1、ABCC1 mRNA 的表达加强 5-氟尿嘧啶（5-FU）的抗肿瘤活性[33]。灵芝酸 A 及拼合物通过调控双微体 2/X 蛋白（MDM2/X）发挥抗肿瘤作用[34]。灵芝 β-葡聚糖磷酸化衍生物对人慢性髓原白血病细胞株 K562 和小鼠白血病细胞株 L1210 均有抑制作用，且抗肿瘤活性强弱与取代度大小相关，取代度越大抗肿瘤活性越强[35]。多糖成分是激活巨噬细胞起到抗肿瘤活性的物质基础，将灵芝孢子提取的多糖成分加入巨噬细胞上清液后，能显著抑制肝癌 H22 细胞的增殖，多糖成分可以通过抑制磷脂酰肌醇 3 激酶/蛋白激酶 B（PI3K/Akt）信号通路，降低 Akt 磷酸化水平，同时在 mRNA 翻译后下调 H22 细胞中 B 淋巴细胞瘤-2（BCL-2）的表达，上调与 BCL-2 同源的水溶性相关蛋白的表达，调节肿瘤微环境中的 M1 和 M2 巨噬细胞比例，激活线粒体介导的凋亡信号通路中的基因和蛋白质，增加活性氧（ROS）的产生，达到激活免疫反应，诱导 H22 细胞周期停滞凋亡的效果[36]。灵芝多糖能够通过 NF-κB 通路促进 ICAM-1 表达，并进一步增强 T 淋巴细胞肿瘤浸润，从而发挥抑制肿瘤生长的作用[37]。

10. 抗氧化作用

灵芝三萜具有较为良好的抗氧化活性，灵芝子实体三萜（GGLBT）、灵芝孢子粉三萜（GGLST）、龙泉灵芝子实体三萜（LGLBT）和龙泉灵芝孢子粉三萜（LGLST）均具有抗氧化活性，且浓度与活性呈正相关[38]。灵芝多糖通过抑制 GCLM 等抗氧化基因表达诱导 ROS 生成，促进乳腺癌细胞凋亡，进而抑制乳腺癌恶性进展[39]。灵芝多糖的总还原能力和清除 1,1-二苯基-2-三硝基苯肼（DPPH）自由基、羟基自由基的能力，呈剂量依赖性，其中对 DPPH 自由基清除能力最高；通过脂质体氧化实验发现，包载了灵芝多糖的脂质体相较于空白脂质体有显著的减缓氧化作用，可提高细胞活力，从而对抗氧化损伤；体外细胞实验显示，灵芝多糖对过氧化氢氧化损伤的人永生化表皮细胞具有保护作用；在体实验显示，对衰老模型小鼠涂抹含灵芝多糖的自制乳液后，皮肤组织中的超氧化物歧化酶（SOD）活性提高，羟脯氨酸含量增加，丙二醛（MDA）含量降低，具有抗皮肤衰老的功效[40]。灵芝水溶性多糖普遍比碱溶性多糖表现出更好的抗氧化活性[41]。菌草灵芝醇提物（JGEH）有较强的体外抗氧化活性和免疫活性[42]。

11. 抗衰老作用

灵芝酸 D（GA-D）是通过 14-3-3ε 靶点抑制 CaM/CaMKⅡ信号，通过增加 14-3-3ε 蛋白的表达，抑制 CaM/CaMKⅡ蛋白的表达，进而激活 NRF2/HO-1/NQO1 信号，促进 Nrf2 核转移及其下游 HO-1/NQO1 蛋白的表达，来调控细胞内 Ca^{2+} 及 ROS 水平，进而延缓 H_2O_2 诱导人羊膜间充质干细胞（hAMSCs）的衰老[43]。灵芝免疫调节蛋白（rLZ-8）可通过增强衰老小鼠的抗氧化作用延缓其衰老[44]。黑灵芝多糖（PSG）通过激活自噬降低 H_2O_2 诱导的细胞 ROS 水平上升，并改善线粒体功能障碍，进而缓解细胞衰老[45]。灵芝菌丝体和子实体的蛋白质均显示出抗氧化能力，菌丝体蛋白提取物清除自由基的能力更好[46]。灵芝三萜可通过诱导超氧化物歧化酶、过氧化氢酶、谷胱甘肽过氧化物酶的产生，抑制蛋白质和脂质过氧化从而发挥抗衰老活性。此外，也有研究发现灵芝多糖可以通过抑制氧化应激从而起到抗氧化、抗衰老作用，延缓细胞、器官和组织的衰老[47,48]。

12. 其他作用

给予黑灵芝多糖后的大鼠，可以有效增加其肝糖原、肌糖原的储备，减少运动中能源物质的消耗，降低 BLA、BUN 等代谢物质的产生，提高机体过氧化氢酶（CAT）、SOD、GPx 等抗氧化酶系的活力，提高 Na^+,K^+-ATP 酶及 Ca^{2+},Mg^{2+}-ATP 酶活性，从而起到改善能量系统在力竭运动中的供能能力、提高机体的运动能力、缓解运动性疲劳程度的作用[49]。

【毒性作用】

灵芝孢子胶囊按 1.33g/kg、0.65g/kg 和 0.33g/kg 剂量经口灌胃大鼠，连续给药 26 周，大鼠一般状况未见明显异常，体重变化、血液学指标及血液生化学指标均未见与药物相关的明显毒性反应，病理组织学检查亦未见与受试物相关的病理改变[50]。

【临床应用】

1. 治疗神经系统疾病

使用灵芝糖浆治疗神经衰弱患者 80 例，临床有效率 89.4%，高于使用归脾养心丸的对照组有效率[51]。

2. 治疗消化系统疾病

慢性乙型肝炎肝纤维化患者 180 例，治疗组 92 例，对照组 88 例，治疗组口服灵芝养肝丸联合肝病治疗仪，灵芝养肝丸一次 9g，一日 3 次。肝病治疗仪治疗方法：每天采用穴位电刺激，选取肝俞、三阴交、天鼎、中脘、关元、足三里、1 号穴、2 号穴、涌泉穴，每穴位电刺激 5 分钟。对照组口服拉米夫定片，一次 100mg，每日 1 次。疗程 48 周，治疗组总有效率为 95.65%；对照组总有效率为 77.27%[52]。

3. 治疗呼吸系统疾病

灵芝治疗慢性支气管炎的总有效率最高可达 60.0%～97.6%，显效率（包括临床控制和近期治愈）为 20.0%～75.0%。对喘息型病例的疗效较对单纯型者为高。对慢性支气管炎的咳、痰、喘 3 种症状均有效，其疗效多见于用药后 1～2 周，延长疗程可提高疗效。灵芝有明显的扶正固本作用，多数患者用药后体质增强，具体表现为睡眠改善、食欲增加、抗寒能力增强、精力充沛、感冒较少等[53]。

4. 治疗免疫系统疾病

将 134 例非小细胞肺癌（NSCLC）患者随机分为观察组与对照组，对照组实施常规化疗，观察组在此基础上联合复方灵芝孢子胶囊进行治疗，观察组治疗显效率（32.84%）与总有效率（83.58%）均明显高于对照组显效率（14.93%）与总有效率（62.69%）。治疗后观察组 CD_3^+、CD_4^+、CD_4^+/CD_8^+ 水平均有明显提高，CD_8^+ 水平明显降低，且 CD_3^+、CD_4^+、CD_4^+/CD_8^+ 水平高于对照组，CD_8^+ 水平低于对照组[54]。

5. 治疗炎症疾病

糖尿病早期肾病患者 72 例，对照组 36 例采用常规治疗，试验组 36 例在对照组的治疗基础上行复方灵芝健肾汤治疗，比较两组肾功能指标、炎性因子水平，以及临床治疗效果。试验组治疗后临床治疗总有效率为 94.44%[55]。

6．治疗恶性肿瘤疾病

将 50 例原发性肝癌（HCC）患者分为对照组和观察组，各 25 例。对照组在肝动脉化疗栓塞术基础上给予常规治疗，观察组在对照组基础上给予灵芝固体发酵菌丝汤加减治疗。观察组治方总有效率 96%高于对照组总有效率 72%，治疗前，两组患者血清天冬氨酸转氨酶（AST）、丙氨酸转氨酶（ALT）、总胆红素（TBIL）水平比较，治疗后，两组患者血清 AST、ALT、TBIL 水平均低于治疗前，且观察组低于对照组[56]。

【食疗方法】

猪肉烧灵芝：灵芝 8g，黄芪 15g，当归 16g，瘦猪肉 120g。将上料加水共煮，去浮渣食用。

燕窝煮灵芝：灵芝 2.5g，燕窝 2g，红参 0.5g，冰糖 25g。将上料，用水炖服。

灵芝浸酒：灵芝 10g，白酒 500mL。将灵芝切碎，放入白酒瓶内密封，浸泡 10 日即可。每日 2 次，每次饮 20mL。

山药灵芝汤：灵芝 20g，山药 35g。将山药洗净、去皮，切成小块，灵芝洗净，切成片，一同放入锅中，加适量水共煮至山药熟烂，滤取汁液饮用。

灵芝冲饮：将灵芝 4～5g 放入杯中用开水冲泡，盖杯约 10min 后饮用，可加少许红、白糖，减少苦味，可连续冲泡 2～3 次，也可加少许枸杞子或茶并用。

【参考文献】

[1] 南京中医药大学. 中药大辞典[M]. 上海: 上海科学技术出版社, 2006: 2419-2420.

[2] Li H, Xiao Y, Han L, et al. *Ganoderma lucidum* polysaccharides ameliorated depression-like behaviors in the chronicsocial defeat stress depression model via modulation of dectin-1 and the innate immune system[J]. BrainRes Bull, 2021(171): 16-24.

[3] 叶辉宇, 李强明, 张玉英, 等. 灵芝子实体不同提取物对小鼠睡眠改善作用的比较[J]. 食品工业科技, 2021, 42(17): 350-356.

[4] 马雁军. 薄芝糖肽对自发性高血压大鼠心血管系统的改善作用[J]. 中国药物与临床, 2013, 35(5):61-62.

[5] Rahman M A, Abdullah N, Aminudin N. Evaluation of the antioxidative and hypo-cholesterolemic effects of lingzhi or reishi medicinal mushroom, *Ganoderma lucidum* (agaricomycetes), in ame liorating cardiovascular disease[J]. Int J Med Mushrooms, 2018, 20(10): 961-969.

[6] KUOK Q Y, YEH C Y, SU B C, et al. The triterpenoids of Ganoderma tsugae prevent stress-induced myocardial injury in mice[J]. Mol Nutr Food Res, 2013, 57(10): 1892-1896.

[7] 李天依, 林江, 闫强强, 等. 灵芝的现代应用研究进展[J]. 临床医药文献电子杂志, 2019, 6(A2): 152, 193.

[8] 吴睿婷. 黑灵芝多糖对 2 型糖尿病大鼠的心肌保护作用研究[D]. 南昌: 南昌大学, 2022.

[9] 徐繁, 李潇, 李青山, 等. 灵芝多糖减轻蒽环类药物所致心肌细胞凋亡的研究[J]. 河北医学, 2020, 26(11): 1826-1828.

[10] 左冬冬, 滕琳, 王艳丽, 等. 灵芝多糖对心肌缺血大鼠保护作用研究[J]. 中医药学报, 2015, 43(3): 59-61.

[11] 王明宇, 刘强, 车庆明, 等. 灵芝三萜类化合物对 3 种小鼠肝损伤模型的影响[J]. 药学学报, 2000, 35(5):

326-329.

[12] Chung D J, Yang M Y, Li Y R, et al. Ganoderma lucidum repress injury of ethanol-induced steatohepatitis via anti-inflammation,antioxidation and reducing hepatic lipid in C57BL/6J mice[J]. J Funct Foods, 2017(33): 314-322.

[13] 江国勇. 黑灵芝多糖对丙烯酰胺致大鼠肝脏损伤的保护作用研究[D]. 南昌: 南昌大学, 2021.

[14] 王超群. 灵芝三萜和灵芝多糖对小鼠急性肺损伤干预作用的比较研究[D]. 合肥: 合肥工业大学, 2019.

[15] 刘冬, 孙海燕, 李世敏. 灵芝三萜类物质抗高血压实验研究[J]. 时珍国医国药, 2007, (2): 307-309.

[16] 张若冰, 杨玉赫, 李陈雪, 等. 灵芝多糖药理作用及机制的研究进展[J]. 天然产物研究与开发, 2023, 35(5): 879-887.

[17] Ren F, et al. Ganoderma amboinense polysaccharide prevent obesity by regulating gut microbiota in high-fat-diet mice [J]. Food Biosci, 2021(42): 101107.

[18] D'amato G, Vitale C, De Martino A, et al. Effects on asthma and respiratory allergy of climate change and air pollution[J]. Multidiscip Resp Med, 2015,10(1): 1-8.

[19] 付永明, 麻大鹏. 我国灵芝种质资源及生产技术研究[J]. 种子科技, 2018, 32(6): 47-50.

[20] Li Q Z, Chang Y Z, He Z M, et al. Immunomodulatory activity of *Ganoderma lucidum* immunomodulatory protein via PI3K/Akt and MAPK signaling pathways in RAW264.7 cells[J]. J Cell Physiol, 2019, 234(12): 23337-23348.

[21] Mohan K, Muralisankar T, Uthayakumar V, et al. Dietary *Ganoderma lucidum* polysaccharides to enhance the growth, immune response and disease resistance of freshwater prawn *Macrobrachium rosenbergii*[J]. Aquaculture Reports, 2019(14):100203.

[22] 余钰骋, 姚菊明, 应铁进. 灵芝结构多糖水解物促进细胞免疫的功能研究[J]. 中国食品学报, 2019, 19(6): 46-53.

[23] 刘艳荣, 葛振丹, 黄厚今. 灵芝孢子粉对镉致雄性大鼠睾丸生殖细胞 DNA 氧化损伤的拮抗作用[J]. 毒理学杂志, 2016, 30(03): 230-232+236.

[24] 仲丽丽, 王淑秋, 张维嘉. 灵芝孢子粉对 2 型糖尿病大鼠睾丸损伤活性氧机制的探讨[J]. 黑龙江医药科学, 2006, 29(4): 1-3.

[25] Li M, Yu L, Zhai Q, Liu B, et al. Ganoderma applanatum polysaccharides and eth-anol extracts promote the recovery of colitis through intestinal barrier protection and gut microbiota modulations[J]. Food Funct, 2022, 13(2): 688-701.

[26] 张菲菲, 成芳, 马红芬, 等. 灵芝多糖对川崎病小鼠 T 淋巴细胞转化和外周血细胞因子的调节作用[J]. 中华医院感染学杂志, 2021, 31(10): 1446-1450.

[27] 陈朕. 长白山灵芝多糖对小鼠牙周组织炎症的影响[D]. 长春: 吉林大学, 2022.

[28] 张菲菲, 刘如明. 灵芝酸的药物代谢动力学研究进展[J]. 中国中药杂志, 2019, 44(5): 112.

[29] Smina T P, Nitha B, Devasagayam T P, et al. *Ganoderma lucidum* total triterpenes induce apoptosis in MCF-7 cells and attenuate DMBA induced mammary and skin carcinomas in experimental animals[J]. Mutat Res, 2017(813): 45-51.

[30] Jiao C, Chen W, Tan X, et al. *Ganoderma lucidum* spore oil induces apoptosis of breast cancer cells in vitro and in vivo by activating caspase-3 and caspase-9[J]. J Ethnopharmacol, 2020(247): 112256.

[31] Kong M, Yao Y, Zhang H. Antitumor activity of enzymatically hydrolyzed *Ganoderma lucidum* polysaccharide on U14 cervical carcinoma-bearing mice[J]. Int J Immunopathol Pharmacol, 2019(33): 2058738419869489.

[32] 井子良, 吴纯宇, 张慧敏, 等. 灵芝孢子油番茄红素复合物的抗肿瘤作用[J]. 现代食品科技, 2022, 38(9): 46-51.

[33] 潘海涛, 陈栋杰, 张国亮, 等. 基于结肠癌 HCT116 细胞三维培养模型的灵芝组分抗肿瘤活性研究[J]. 中国现代应用药学, 2023, 40(13): 1795-1809.

[34] 贾怡, 李艳, 王晓琳, 等. 灵芝酸 A-靛红拼合物的合成、抗肿瘤活性及靶点预测研究[J]. 中草药, 2023, 54(7): 2044-2055.

[35] 张忠, 张劲松, 唐庆九, 等. 灵芝 β-葡聚糖磷酸化衍生物体外抑制肿瘤细胞增殖的作用[J]. 食用菌学报, 2020, 27(1): 63-68.

[36] Song M, et al. *Canoderma lucidum* spore polysaccharide inhibits the growth of hepatocellular carcinoma cells by altering macrophage polarity and induction of apoptosis[J]. J Immunol Res, 2021(2021): 6696606.

[37] 许晓燕, 罗霞, 宋怡, 等. 灵芝多糖通过调节内皮细胞 ICAM-1 表达促进 T 淋巴细胞肿瘤浸润的研究[J]. 中国中药杂志, 2021, 46(19): 5072-5079.

[38] 亓小妮. 灵芝三萜的制备、分离纯化及抗氧化活性的研究[D]. 聊城: 聊城大学, 2022.

[39] 潘云霞, 焦卓亚, 彭灿, 等. 灵芝多糖调控抗氧化因子表达抑制乳腺癌恶性表型研究[J]. 中草药, 2022, 53(23): 7440-7448.

[40] 乂叶婷, 高洁, 彭文潇, 等. 灵芝多糖的抗氧化作用研究[J]. 南京中医药大学学报, 2020, 36(4): 504-508.

[41] 韩伟, 陈炼茹, 郑丹婷, 等. 灵芝水溶性和碱溶性多糖的抗氧化性能比较研究[J]. 徐州工程学院学报(自然科学版), 2022, 37(3): 33-40.

[42] 张凤丽, 彭培植, 李静茹, 等. 菌草灵芝醇提物的体外抗氧化和免疫活性[J]. 福建农林大学学报: 自然科学版, 2023, 52(1): 76-82.

[43] 袁欢, 许艳, 罗熠, 等.中国菌物学会, 2023: 1.灵芝酸 D 的抗衰老功能及其分子机制[C]// 中国菌物学会. 中国菌物学会 2023 年学术年会论文摘要——菌物化学. 遵义医科大学附属医院医药生物技术研究所, 贵州省高等学校医药生物技术重点实验室, 贵州省高等学校转化医学研究中心, 2023: 1.

[44] 刘凯, 刘媛媛, 孙非, 等. 重组灵芝免疫调节蛋白对衰老模型小鼠的抗衰老作用[J]. 中国老年学杂志, 2018, 38(22): 5539-5540.

[45] 郭宓. 黑灵芝多糖通过自噬缓解线粒体功能障碍的抗衰老机制初探[D]. 南昌: 南昌大学, 2023.

[46] Sa-Ard P, Sarnthima R, Khammuang S, et al.Antioxidant, antibacterial and DNA protective activities of protein extracts from *Ganoderma lucidum*[J]. Food Sci Technol, 2015, 52(5): 2966-2973.

[47] Smina T P, Joseph J, Janardhanan K K. *Ganoderma lucidum* total triterpenes prevent γ-radiation induced oxidative stress in swiss albino mice in vivo[J]. Redox Rep, 2016, 21(6): 254-261.

[48] 林志彬. 灵芝的抗衰老与抗阿尔茨海默病的药理研究进展[J]. 神经药理学报, 2018, 8(1): 9-15.

[49] 李欣. 黑灵芝多糖缓解运动性疲劳的效果[J]. 食品研究与开发, 2021, 42(4): 59-65.

[50] 蔡铁全, 李雪梅, 胡宇驰, 等. 灵芝孢子胶囊大鼠重复给药 26 周长期毒性试验[J]. 毒理学杂志, 2017, 31(5): 410-413.

[51] 王振勇, 刘天舒, 左之文, 等. 灵芝糖浆治疗心脾两虚型神经衰弱 160 例[J]. 湖南中医杂志, 2007, 23(2): 54-55.

[52] 李有实, 赵文生. 灵芝养肝丸联合肝病治疗仪、拉米夫定治疗慢性乙型肝炎肝纤维化的疗效探讨[J]. 求医问药(下半月), 2013, 11(2): 530-531.

[53] 林志彬. 灵芝的临床应用研究进展(摘要)[J]. 食药用菌, 2015, 23(5): 280-281.

[54] 王静, 陈张琴, 李瑛, 等. 复方灵芝孢子胶囊联合化疗治疗非小细胞肺癌的临床疗效及对免疫功能的影响[J]. 现代中西医结合杂志, 2016, 25(24): 2673-2675.

[55] 聂竹青, 顾景. 复方灵芝健肾汤对糖尿病早期肾病患者疗效及肾功能、炎性因子的影响[J]. 医疗装备, 2019, 32(18): 13-15.

[56] 韩永成, 朱晋超, 董建生, 等. 灵芝固体发酵菌丝汤加减治疗原发性肝癌的疗效观察[J]. 中国社区医师,

2022, 38(33): 91-93.

香薷

【来源】 为唇形科植物江香薷 *Mosla chinensis* 'jiangxiangru' 或石香薷 *M. chinensis* Maxim.的带根全草或地上部分，主要分布在江西、广西、湖南、四川、安徽、浙江、江苏等省（区）[1]。黑龙江省种植于伊春、牡丹江市等。

【性味与归经】 辛，微温。归肺、胃经。

【功能与主治】 发汗解暑，化湿和中。主治夏月外感风寒，内伤于湿，恶寒发热，头痛无汗，脘腹疼痛，呕吐腹泻，小便不利，水肿。

【药理作用】

1. 对心血管系统的作用

海州香薷总黄酮（THES）对大鼠离体心脏再灌注损伤有保护作用。香薷属植物四方蒿中的总黄酮提取物（TFEEB）可有效防止心肌缺血和心律失常。TFEEB 可减少大鼠冠脉结扎后左心室梗死区的梗死面积，降低心律失常的发生率，有效对抗心电图 T 波的抬高和心率的减慢，TFEEB 通过防止心肌钙超载，增加心肌组织 NO 的含量，对心肌缺血起到保护作用[2-4]。香薷油具有降血脂功能，在高脂血症模型中降低总胆固醇（TC）的效果大于三酰甘油（TG），而在非高血脂子代小鼠模型中对降低 TG 效果大于 TC[5]。江香薷水提液对高脂血症模型大鼠体重有比较明显的降低作用，也可降低高脂血症大鼠的血脂水平[6]。

2. 对消化系统的作用

香薷挥发油对小鼠、大鼠、家兔和豚鼠的离体回肠的自发活动具有抑制作用。能对抗组胺和乙酰胆碱所引起的豚鼠回肠肌的收缩反应，对蛋清所致过敏性收缩和氯化钡引起的收缩亦有抑制作用[7]。香薷挥发油通过梳理胃肠气机、调节水液代谢，化湿和中，对湿困脾胃证发挥治疗作用[8]。江香薷水提液可以显著促进高脂血症大鼠的小肠推进度，调节肠胃功能，能显著改善淀粉酶 AMS 活性，同时对胃动素、胃泌素以及相关的生化和免疫功能发挥作用，改善高脂血症大鼠的症状[6]。

3. 对免疫系统的作用

香薷油具有增强特异性和非特异性免疫应答、提高机体防御机制的作用。香油能增加脾脏重量，可促进 T 淋巴细胞和 B 淋巴细胞的增殖，促进小鼠脾脏形成抗体，增强细胞合成和分泌抗体的活力，增加抗 SRBC 抗体的总量，对抗体免疫的反应阶段和效应阶段均有促进作用[9]。黄芪多糖和香薷挥发油联合用药对"肺气虚"证小鼠具有一定的免疫调控作用，可升高 IL-1α、IL-2，改善小鼠因肺气虚引起的呼吸无力、动作迟缓、毛发松散的症状，改善因烟熏造成的小鼠肺组织炎性改变[10]。

4. 抗炎镇痛作用

香薷水煎液和香薷挥发油对脂多糖（LPS）刺激的小鼠单核巨噬细胞 RAW264.7 细胞均具有抗炎作用，且香薷水煎液比香薷挥发油作用效果更好，且尤以香薷产地加工炮制一体化水煎液抗炎效果明显[11]。

5. 抗真菌作用

江香薷挥发油有较强的广谱抗菌作用，其抗菌有效成分有百里香酚、香荆芥酚、对聚伞花素、石竹烯氧化物、木犀草素、树皮素和 4-品醇等[12]。石香薷挥发油对大肠杆菌和金黄色葡萄球菌有良好的抑菌作用，最低抑菌浓度 135～150μmol/L[13]。石香薷挥发油对大肠杆菌、巴氏杆菌、金黄色葡萄球菌、链球菌均有较强的抑制作用，其抑菌效果明显优于硫酸黄连素，与林可霉素和牛至油相当[14]。香薷精油具有较强的抗菌生物活性，香薷精油的主要成分为百里香酚（79.17%）和 4-异丙基-3-甲基苯酚（12.35%）等，香薷精油对敏感菌和耐药菌均有抑制效果，可有效改善由铜绿假单胞菌感染引起的小鼠肺炎，并预防和延缓耐左氧氟沙星的铜绿假单胞菌重复感染引起的小鼠肺炎的发生[15]。对 7 种云南药食香薷属植物不同挥发油化学型的抗菌活性进行研究，其中抗菌活性最强的是乙酸松油酯，其次是 1,8-桉叶素和 β-蒎烯[16]。将包含香薷在内的 5 种草药组合用于具有选择性抗菌性质的开发制剂试验，该草药制剂显示出对 4 种病原体的显著抗菌能力，其能显著地促进体外两种益生菌的刺激性，提高体内针对大肠杆菌和嗜酸乳杆菌的生物活性，且该草药制剂没有毒性[17]。石香薷精油、百里香精油和牛至精油不仅对金黄色葡萄球菌、大肠杆菌、枯草芽孢杆菌、肠炎沙门氏菌具有良好的抑制作用，其 MIC 在 1～4μL/mL，而且对黑曲霉菌也有一定抑制作用，而罗勒精油和迷迭香精油的抑菌作用对四种供试细菌的 MIC 在 2～8μL/mL，抑菌效果不及其他三种植物精油[18]。海州香薷总黄酮提取液对番茄枯萎病菌、水稻纹枯病菌、芒果蒂腐病菌和茄腐镰刀菌病都有一定的抑菌效果，其中 75%乙醇提取液对芒果蒂腐病菌效果最为显著，其抑制率可达到 54.13%[19]。

6. 抗病原微生物

石香薷水提物（MAE）具有较强的抗流感病毒活性，通过促进血清中 IL-2、γ 干扰素（IFN-γ）产生，改善感染小鼠的临床症状，减少小鼠死亡数，延长其平均存活时间，并通过调节感染小鼠血清细胞因子，增强机体抗病毒感染的能力[20]。将古方黄连香薷饮进行拆方研究，筛选出的香薷单味药、黄连-厚朴药对和黄连香薷饮全方均具有显著的抗甲型 H1N1 流感病毒的作用[21]。通过实验发现了香薷的抗凝血化合物和潜在的分子机制。其中，cyclo(Ala-lle)和 Bz-Phe-Phe-OMe 能显著抑制病毒复制并减轻甲型流感病毒诱导的肺部炎症且其保护作用可能与通过调节 CD41/PI3K/

Akt 信号通路抑制血小板活化相关[22]。

7. 抗氧化作用

石香薷总黄酮具有清除各种活性氧自由基和抑制脂质过氧化反应、抑制机体脂质生物膜损伤等作用[23]。石香薷精油具有较强的抗氧化活性[24]。香薷精油对 DPPH 自由基的清除能力和 β-胡萝卜素抑制率的 IC_{50} 分别为 2.05μg/mL 和 6.93μg/mL[15]。精油对 DPPH 自由基的清除率与精油浓度呈现明显的量效关系，石香薷精油、百里香精油、牛至精油和罗勒精油都展现出较强的抗氧化能力，迷迭香精油的抗氧化能力较弱[18]。江香薷籽油具有一定的体外抗氧化能力，且随着油浓度增加，DPPH 自由基清除率也增加[25]。

8. 其他作用

香薷挥发油通过抑制中枢，降低小鼠的正常体温，对酵母菌所导致的发热大鼠有解热作用，可提高小鼠的痛阈，并在 0.1～0.3mg/kg 呈量效关系，且江香薷挥发油的镇痛效果较石香薷强[26]。香薷挥发油对蚊蝇和害虫具有熏蒸、灭杀和驱避效果。香薷挥发油能够很好地抑制棉蚜种群的扩大并杀灭棉蚜，利用香薷精油处理 8 天后，蚜虫的校正死亡率高达 96.88%，熏蒸效果明显[27]。香薷精油对白纹伊蚊具有一定的毒杀作用，可杀灭幼虫、驱避成蚊[28]。密花香薷挥发油可防治当归害虫[29]。

【毒性作用】

将 25 只豚鼠背部右侧脱毛 3cm×3cm，按雌雄随机分为 0.9%氯化钠溶液空白对照组、溶剂（75%乙醇）组、纯香薷精油组、50%香薷精油组、25%香薷精油组，每组 5 只。常规脱毛后，立即给脱毛部位涂样品及溶剂，每天 1 次，连续 5 天，停止涂样品后连续观察 10 天豚鼠的行为活动、精神状态、皮毛光泽、饮食等一般情况。对照组、溶剂组、25%和 50%香薷精油组用药后，动物饮食、精神状况正常，涂药处长出新毛，对豚鼠的行为、活动、饮食、皮毛光泽和体重无影响，未出现任何急性毒性反应，无动物死亡。纯香薷精油组用药后，动物饮食正常，精神欠佳，涂药处细毛结板后脱落，未长出新毛[30]。

【临床应用】

1. 治疗消化系统疾病

目的研究复方香薷水对急性肠胃炎（症）的临床疗效及其用药安全性，为复方香薷水在临床的使用提供依据。将 300 例急性肠胃炎（痧症）患者随机分为两组，试验组 200 例，用复方香薷水治疗，对照组 100 例，用藿香正气水治疗，两组均每次口服 10mL，每日 3 次，4 天为一疗程，共使用一疗程，两组均有较好的治疗效果，试验组治疗总有效率达到 90.0%，优于对照组治疗总有效率 85.0%，各项主要症状包括脘腹满闷、恶心呕吐、便溏腹泻的症状消失率，试验组疗效均优于对照组[31]。

2. 治疗生殖疾病

将细菌性阴道炎患者 86 例,随机分为治疗组和对照组,各 43 例,治疗后,治疗组总有效率 88.4%,明显高于对照组 76.7%[32]。

3. 治疗其他疾病

将 200 例能坚持口服中药汤剂的夏日感冒患者,给予新加香薷饮汤剂口服,总有效率为 93.0%[33]。将 65 例夏季高热患儿分为 2 组,对照组患儿采用清开灵治疗,观察组患儿予以柴胡香薷饮治疗,观察组总有效率为 93.9%,明显高于对照组的 75.0%,观察组患儿退热时间、住院时间均明显短于对照组[34]。

将 77 例小儿暑热外感证患儿随机分为治疗组 45 例,对照组 32 例,均给予抗感染及支持治疗,治疗组加用新加香薷饮加味直肠滴注,治疗 72h 后治疗组总有效率为 93.3%,对照组总有效率为 75.0%[35]。将 58 例阴暑症患者分为对照组和治疗组,每组各 29 例,治疗组患者采用热敏灸联合新加香薷饮治疗,对照组患者采用新加香薷饮治疗,两组患者治疗后的精神衰惫、头昏嗜睡、胸闷不畅、无汗或少汗、发热恶寒、恶心欲吐、渴不欲饮症状积分及总积分均低于本组治疗前,且治疗后,治疗组患者的精神衰惫、头昏嗜睡、胸闷不畅、无汗或少汗、发热恶寒、恶心欲吐、渴不欲饮症状评分及总积分均低于对照组,治疗组患者的治疗总有效率93.10%,高于对照组的总有效率 68.97%[36]。将急性中暑患者 150 例,随机分为治疗组和对照组进行观察,对照组 75 例给予西医治疗,监测生命体征,物理降温,维持水、电解质及酸碱平衡及对症支持治疗,治疗组 75 例监测生命体征、吸氧并给予新加香薷饮合安宫牛黄丸配合刺络放血治疗,两组治疗 7 天后观察恢复情况,并评定两组临床治疗效果,治疗 7 天后,对照组有效率 77.33%,治疗组有效率 92%,治疗组疗效明显优于对照组[37]。

治疗组 85 例用香薷草液清洗口腔溃疡面,然后再含液并保留 3min,每天用药 3 次,严重者用药 4 次,1 周为 1 疗程,全部病例只用药 1 疗程,并与硼酸液组(对照组)30 例对照观察,治疗组总有效率为 98.82%,明显高于对照组总有效率 90.00%[38]。

将肾源性水肿患者 72 例采用随机法分为两组,观察组 42 例,对照组 30 例,观察组 42 例中,痊愈 26 例,显效 10 例,有效 5 例,无效 1 例,显愈率(痊愈率+显效率)85.7%,总有效率 97.6%,对照组 30 例中,痊愈 13 例,显效 6 例,有效 8 例,无效 3 例,显愈率 63.3%,总有效率 90%[39]。

200 例急性菌痢为治疗组,90 例为对照组,分别给予石香薷挥发油胶丸和痢特灵治疗 5 天,石香薷挥发油对革兰氏阳性球菌和革兰氏阴性杆菌均有抑菌作用,治疗组用药前后大便细菌培养阴转率、大便镜检恢复正常时间和临床症状控制时间均优于痢特灵组,其治愈率达 90.5%,总有效率达 96%[40]。

将 300 例空调病患者随机分组,治疗组 190 例,对照组 110 例,治疗组采用加味香薷饮袋泡剂治疗,每次 1 袋,每日 3 次,对照组给予扑感敏 1 片,强力银翘片 3 片,维生素 C 0.1g,均是每天 3 次,治疗组总有效率 98.42%,对照组总有效率 61.81%[41]。

【食疗方法】

香薷汁服 200mL,每日 3 次。(《肘后方》)

香薷 10g,绿茶 3g,用 200mL 开水泡饮,冲饮至味淡。

香薷饮:将香薷、厚朴剪碎,白扁豆炒黄捣碎,放入保温杯中,以沸水冲泡代茶饮即可。具有解表化湿、和中止泻的功效。适用于夏季感冒、暑湿等症状。

茵陈香薷茶:取茵陈、香薷、芦根,加水煎汤,去渣取汁,即可饮用。具有清热利湿、利尿退黄等功效。适用于黄疸型肝炎。

香薷粥:取香薷加适量水煎沸,去渣留汁备用。将米加水同煮,熟时加入香薷药汁,煮沸即可食用。具有健脾化湿、解表散寒等功效。适用于夏季感冒、内伤暑湿等症状。

【参考文献】

[1] 南京中医药大学. 中药大辞典[M]. 上海:上海科学技术出版社, 2006: 2420.

[2] 邱国权. 海州香薷总黄酮对大鼠离体心脏缺血再灌注损伤的保护作用[J]. 中国老年学杂志, 2014, 34(22): 6436-6438.

[3] 楼洪刚, 何俏军, 吴洪海, 等. 鸡肝散总黄酮抗胸痹证的实验研究[J]. 中药材, 2003, (12): 878-880.

[4] 楼洪刚, 何俏军, 吴洪海, 等. 鸡肝散总黄酮提取物对大鼠实验性心肌缺血的保护作用[J]. 中国现代应用药学, 2004, 21(4): 265-268.

[5] 张丽娟. 云南野生香薷油调节血脂及对子代小鼠学习记忆的影响[D]. 昆明:昆明医学院, 2011.

[6] 陈雨然, 刘莉, 李龙雪, 等. 江香薷水提液对高脂血症大鼠胃肠生理生化及免疫功能的影响[J]. 中国比较医学杂志, 2021, 31(12): 84-90.

[7] 张杰, 许静亚. 香薷挥发油对离体肠平滑肌的作用[J]. 中药药理与临床, 1988(2): 30-32.

[8] 孙冬月, 高慧. 香薷挥发油对湿困脾胃证模型大鼠的作用[J]. 中成药, 2017, 39(12): 2441-2448.

[9] 刘静, 黄鹤, 陈殊, 等. 石香薷挥发油抑菌和免疫应答作用[J]. 中南民族学院学报(自然科学版), 1996, 15(4): 52-55.

[10] 陈林. 黄芪多糖、香薷挥发油联合用药对"肺气虚"证小鼠免疫调控及体外抗菌作用的实验研究[D]. 成都:成都中医药大学, 2011.

[11] 孙冬月, 高慧, 王晓婷, 等. 产地加工炮制一体化香薷的解热抗炎作用研究[J]. 中草药, 2018, 49(20): 4737-4742.

[12] 苗琦, 方文娟, 张晓毅, 等. 江香薷化学成分及药理作用研究进展[J]. 江西中医药大学学报, 2015, 27(2): 117-120.

[13] 王放银, 段林东. 石香薷挥发油抗菌效果的比较研究[J]. 饲料工业, 2004, 25(10): 31-32.

[14] 葛冰, 卢向阳, 蒋红梅, 等. 石香薷挥发油体外抗菌作用研究[J]. 中兽医学杂志, 2005(2): 8-10.

[15] 李秋香, 董伟, 赵国巍, 等. 香薷精油成分及其抗氧化、抗菌活性研究[J]. 天然产物研究与开发, 2023,

35(7): 1154-1162.

[16] 普春霞, 徐玉琪, 朱金莲, 等. 云南 7 种药食香薷属植物基于挥发油化学型的抗菌活性研究[J]. 食品科技, 2022, 47(9): 183-189.

[17] Qian Z, Wang S S, Guang Y, et al. Development and evaluation of a herbal formulation with antipathogenic activities and probiotics stimulatory effects[J]. J Integr Agr, 2016, 15(5): 1103-1111.

[18] 罗飞亚, 杨慧超, 刘梦婷, 等. 五种植物精油抗菌及抗氧化活性研究[J]. 饲料工业, 2020, 41(2): 34-39.

[19] 倪亮, 石伟勇, 颜军, 等. 海州香薷黄酮分布及其对植物病原真菌抑制效果的研究[J]. 科技通报, 2010, 26(4): 546-549, 559.

[20] 徐军烈, 蒋维尔. 石香薷水提物抗流感病毒作用研究[J]. 浙江中医杂志, 2013, 48(4): 273-274.

[21] Wu Q, Mi J, Wu X, et al. Study of decomposed recipes of Huanglian Xiangru Decoction on *anti*-influenza virus[J]. Chin Arch Trad Chin Med, 2014, 33(9): 2057-2059.

[22] Zhang H H, Yu W Y, Li L, et al. Protective effects of diketopiperazines from Moslae Herba against influenza Avirus-induced pulmonary inflammation via inhibition of viral replication and platelets aggregation[J]. J Ethnopharmacol, 2018, 215: 156-166.

[23] 张琦, 吴巧凤, 朱文瑞, 等. 石香薷总黄酮的体外抗氧化作用研究[J]. 中华中医药学刊, 2014, 32(10): 2317-2319.

[24] 刘梦婷, 罗飞亚, 曾建国. 石香薷精油成分分析及其抗菌抗氧化活性[J]. 中成药, 2020, 42(11): 3091-3095.

[25] 罗琪, 邓泽元, 洪滔, 等. 江香薷籽挥发油成分和脂肪酸分析及其抗氧化活性研究[J]. 江西科学, 2022, 40(4): 683-689.

[26] 龚慕辛. 青香薷与江香薷挥发油药理作用比较[J]. 北京中医, 2000, 19(4): 46-49.

[27] 高赟. 石香薷挥发油对棉蚜的生物活性研究[J]. 农业科技与信息, 2013, 30(8): 49-50.

[28] 陈飞飞, 彭映辉, 曾冬琴, 等. 石香薷精油对白纹伊蚊的生物活性研究及其成分分析[J]. 中国媒介生物学及控制杂志, 2010, 21(3): 211-214.

[29] 邵亚洲. 密花香薷挥发油对当归害虫防治的活性物质研究[D]. 兰州: 西北师范大学, 2021.

[30] 陈奇. 中药药理研究方法学[M]. 北京: 人民卫生出版社, 1996: 166.

[31] 伍树潜, 李好菲. 复方香薷水治疗急性胃肠炎的临床研究[J]. 现代医院, 2018, 18(12): 1851-1853.

[32] 吉毛才让, 拉毛友. 藏药八味香薷臭氧疗法治疗细菌性阴道炎的临床疗效[J]. 中国民族医药杂志, 2020, 26(9): 8-9.

[33] 袁慧, 孙玉香. 新加香薷饮加味治疗暑湿型感冒 200 例[J]. 中医临床研究, 2018, 10(26): 122-123.

[34] 蒋盛花. 柴胡香薷饮治疗小儿夏季高热的作用分析[J]. 基层医学论坛, 2017, 21(34): 4873-4874.

[35] 蔡莉君. 加用中药直肠点滴治疗小儿暑热外感疗效观察[J]. 广西中医药, 2011, 34(4): 19-20.

[36] 朱素有, 漆公成, 杜婷婷, 等. 热敏灸联合新加香薷饮治疗阴暑的临床效果[J]. 中国当代医药, 2020, 27(4): 197-200.

[37] 程非洲, 叶红. 新加香薷饮合安宫牛黄丸配合刺络放血治疗中暑的临床研究[J]. 北方药学, 2017, 14(6): 113-114.

[38] 戴珍华. 香薷草液治疗口疮 85 例临床观察[J]. 湖南中医药导报, 2003, 9(7): 32-33.

[39] 纪安意, 陈慧. 香薷久煎液为主治疗肾源性水肿 42 例观察[J]. 浙江中医杂志, 2016, 51(1): 75.

[40] 成彩莲, 彭承秀, 刘爱荣. 石香薷挥发油抗菌作用及治疗急性细菌性痢疾的疗效观察[J]. 同济医科大学学报, 2000, 29(6): 569-571.

[41] 余琼琼, 苏齐. 加味香薷饮袋泡剂治疗空调病[J]. 湖北中医杂志, 2001, 23(7): 37.

桔梗

【来源】桔梗科桔梗属植物桔梗 *Platycodon grandiflorus* (Jacq.) A. DC.的根[1]。全国大部分地区均产，以东北、华北产量大。黑龙江省野生桔梗分布于大兴安岭植物区、平原地区（三江平原、穆棱河-兴凯湖平原和松嫩平原植物区）等，种植于鹤岗市绥滨县、鸡西市鸡东县、哈尔滨市依兰县、方正县、齐齐哈尔市富裕县、双鸭山市宝清县、集贤县、伊春市南岔县等地。

【性味与归经】苦、辛，平。归肺经。

【功能与主治】宣肺，祛痰，利咽，排脓。主治咳嗽痰多，咽喉肿痛，肺痈吐脓，胸满胁痛，痢疾腹痛，小便癃闭。

【药理作用】

1. 对心血管系统的作用

桔梗皂苷 D 对急性心肌梗死大鼠心肌损伤有一定的保护作用，给予药物的大鼠心肌损伤有明显的减缓，使心肌细胞凋亡减少、凋亡基因及表达水平下调[2]。桔梗皂苷预处理能减少心肌缺血/再灌注损伤，其作用机制与扩血管、改善心功能、减轻心肌氧化应激反应有关[3]。桔梗皂苷 D 可改善早期动脉粥样硬化，增加血清一氧化氮（NO），减少血管内皮生长因子 A（VEGFA）、肿瘤坏死因子-α（TNF-α）、白介素-1β（IL-1β）水平，改善主动脉弓及根部内皮中膜增厚和脂质堆积引起的斑块产生，减少炎性细胞聚集和胶原纤维含量[4]。

2. 对消化系统的作用

桔梗多糖对小鼠急性肝损伤有保护作用，可下调 caspase-3 和 Bax，上调 Bcl-2 蛋白表达，阻断脂多糖和 TLR4 的结合，抑制 NF-κB 和 MAPK 信号通路的激活[5]。桔梗多糖可以缓解雏鸡铬中毒导致的氧化应激和肝组织的损伤[6]。桔梗皂苷-纳米硒复合物对 CCl_4 引起的小鼠急性肝损伤有预防保护作用，可不同程度改善肝组织病理变化，使小鼠肝组织中的谷胱甘肽过氧化物酶活力显著增强，血清中谷丙转氨酶、谷草转氨酶、碱性磷酸酶水平显著降低[7]。蒸制桔梗和桔梗皂苷 D 能够有效预防酒精和对乙酰氨基酚导致的小鼠急性肝损伤，主要可能是通过增强机体抗氧化能力、减少炎症反应以及抑制肝细胞凋亡起到保肝作用[8]。桔梗发酵提取物对内毒素致小鼠急性肝损伤具有一定的保护作用，研究表明，给予小鼠口服桔梗发酵提取物，可减少亲炎细胞因子凋亡和脂质过氧化[9]。桔梗汤对对化学性、酒精性肝损伤有良好的预防、保护作用[10]。

3. 对呼吸系统的作用

桔梗总皂苷能够介导 Notch 通路对哮喘 Th17/Treg 平衡进行调控，从而起到减轻气道炎症，抑制哮喘发作的作用[11]。桔梗多糖可通过抑制 miR-181a 和转录激活 Hippo 和 SIRT1 通路，抑制呼吸道合胞病毒诱导的细胞凋亡并保护小鼠免受该病毒诱导的肺部炎症[12]。桔梗汤总黄酮可治疗慢性阻塞性肺病（COPD），可明显缓解 COPD 模型大鼠的肺部通气功能，抑制肺灌洗液中 IL-6、IL-12、TNF-α 的含量，抑制其血清中 IFN-α、IFN-β 的含量[13]。桔梗汤总皂苷可显著改善 COPD 模型大鼠的肺功能受损，降低 COPD 大鼠肺灌洗液中 IL-6、IL-8、IL-1β 的含量，降低血清中 S100A8、S100A9、LCN1、LCN2 的含量[14]。桔梗水提液可使咳嗽潜伏期明显延长，咳嗽次数明显减少，通过增加呼吸道黏膜分泌量的方式，达到祛痰的目的[15]。发酵桔梗可使小鼠肺组织结构明显得到改善，结构清晰，组织形态规整，可通过抑制肺组织瞬时受体电位 A1（TRPA1）、降钙素基因相关肽（CGRP）和 P 物质（SP）表达从而发挥抑制咳嗽的效果[16]。桔梗汤可明显改善金葡菌诱导的小鼠肺组织病理损伤，减少肺部载菌量，降低炎症因子表达水平[17]。

4. 对内分泌系统的作用

研究表明，桔梗对防治血脂异常、肥胖、2 型糖尿病及非酒精性脂肪性肝病等代谢性疾病具有显著功效[18]。桔梗多糖可改善 2 型糖尿病（T2DM）大鼠脂代谢水平从而起到降血糖作用，可有效缓解 T2DM 大鼠体重的下降，降低其空腹血糖值，提高口服糖耐量水平[19]。桔梗皂苷 D 可抑制 3T3-L1 细胞内三酰甘油的积累，其抗脂质合成的作用与 KLF2 上调和 PPARγ 下调有关[20]。纳米硒桔梗多糖复合物具有良好的降糖作用，能明显改善糖尿病小鼠的空腹血糖值，降低小鼠血清中 MDA 含量，提升 GSH-Px 活性[21]。桔梗水提醇沉上清部分对离体和在体的 α-葡萄糖苷酶活性均有显著的抑制作用，对葡萄糖耐量缺损小鼠餐后各时段血糖的升高均有显著改善作用[22]。发酵后的桔梗可以明显降低糖尿病大鼠的血糖水平，改善口服葡萄糖耐量试验（OGTT）和"三多一少"症状，增加糖原储备，提高血清中 T-SOD 含量，同时降低血清中 MDA 水平[23]。

5. 对免疫系统的作用

桔梗皂苷 D 具有免疫调节作用，对吞噬细胞、巨噬细胞及这两种细胞所分泌的细胞因子有显著的影响，桔梗皂苷 D 的生物活性机制是通过促进淋巴细胞的增殖，增强巨噬细胞的吞噬功能[24]。桔梗多糖可通过刺激免疫细胞、调节细胞因子的释放、促进抗体的分泌等来调控动物机体的免疫系统，桔梗多糖大分子可能通过小肠和肺之间的共同黏膜免疫调节肺免疫状态[25]。桔梗多糖对于羰基氰化物氯苯腙诱导猪肺泡巨噬细胞 3D4/21 凋亡具有保护作用，可以恢复线粒体膜电位，保护核形态、增加抗凋亡蛋白 Bfl-2 表达，减轻羰基氰化物氯苯腙引起的损伤[26]。

6. 抗炎作用

桔梗皂苷具有显著的抗炎功效，研究发现桔梗皂苷 D 可治疗肺炎[27]。桔梗皂苷对痛风性关节炎症状有很好的缓解作用，可明显改善小鼠步态指数和脚踝处损伤细胞的形态，降低关节肿胀程度和过氧化物酶及炎症因子水平，能够抑制 NLRP3/ASC/caspase-1 信号通路上相关蛋白的表达，从而抑制炎症反应[28]。桔梗多糖可缓解炎症反应，通过 ROS/NEK7/NLRP3 通路来缓解 LPS/ATP 诱导的 3D4/21 细胞的炎症损伤[29]。桔梗多糖（PGPS$_t$）对猪圆环病毒 2 型（PCV2）感染引起的体内外炎症反应具有抗炎作用，可显著抑制 IL-6、IL-1β 和 TNF-α 的分泌，促进 IL-10 的表达，抑制 PCV2 诱导的 iNOS 和 COX-2 表达，体外研究表明，200μg/mL 桔梗多糖可通过抑制炎症因子和抑制促炎性酶的表达、抑制 NF-κB 和 MAPKs 信号通路的激活发挥 PGPS$_t$ 的体外抗炎作用[30]。桔梗提取物能够缓解类风湿关节炎大鼠炎症反应的严重程度，可有效减轻大鼠足部肿胀程度，使大鼠关节炎指数下降[31]。

7. 抗菌作用

桔梗多糖对根霉、青霉和黄曲霉有明显的抑制作用，桔梗多糖对根霉的抑制效果是脱蛋白的桔梗多糖作用小于未脱蛋白的桔梗多糖，而另外两种霉则相反[32]。桔梗多酚对四种致病菌的抑制作用依次为：金黄色葡萄球菌>枯草芽孢杆菌>铜绿假单胞菌>大肠杆菌。对铜绿假单胞菌和枯草芽孢杆菌的 MIC 为 20mg/mL，大肠杆菌和金黄色葡萄球菌的 MIC 分别为 40mg/mL 和 5mg/mL[33]。

8. 对恶性肿瘤的作用

桔梗多糖对 S180 荷瘤小鼠肿瘤生长有明显的抑制作用，可使瘤重显著降低，抑瘤率显著增加，可提高胸腺及脾脏指数、淋巴细胞增殖刺激指数及自然杀伤细胞活度、IL-2 及 IFN-γ 活性，降低 toll 样受体 4、髓样分化因子 88 及核因子-κB 蛋白表达水平[34]。桔梗皂苷 D 对阿霉素治疗小鼠肺癌有很好的引导作用，桔梗皂苷 D 对小鼠 Lewis 肺癌 LLC 肺部实体瘤生长无影响，但桔梗皂苷的加入能够增加肺组织摄取阿霉素，从而达到更好的治疗效果[35]。桔梗多糖纳米硒复合物一定程度上可抑制 S180 荷瘤小鼠实体肿瘤的生长，其抑瘤率可达到 49.41%，且对小鼠未产生明显毒副作用[36]。

体外研究发现，桔梗皂苷具有抑制子宫内膜癌细胞增殖、迁移和侵袭以及诱导其凋亡的作用，桔梗皂苷 D 对肝癌及胃癌、膀胱癌、胆囊癌、胶质瘤、乳腺癌、肺癌等均有抑制作用，其作用机制与诱导癌细胞凋亡、抑制肿瘤发展、诱导癌细胞自噬、抑制癌细胞免疫逃避及抑制炎症信号通路激活等有关[37~39]。桔梗多糖可促进人结肠癌细胞的促凋亡因子 Bax 表达水平上升，抗凋亡因子 Bcl-2 表达水平下降，线粒体依赖的 caspase-3 表达上调，引起凋亡信号通路激活，进而诱导人结直肠癌细胞系 HT-29 细胞凋亡[40]。桔梗多糖纳米硒复合物对两种胃癌细胞 MGC-803 及 BGC-823

的半数致死浓度分别为 213.45μg/mL 和 238.18μg/mL，可诱导细胞 DNA 损伤、改变线粒体膜通透性、造成 S 期细胞阻滞、促使细胞内产生过量活性氧，诱导线粒体功能紊乱，并对相应凋亡蛋白的表达产生影响以促进细胞凋亡[36]。桔梗联合顺铂可以阻断 PI3K/PKB 通路，从而增强肿瘤细胞对顺氯氨铂的敏感性，使顺氯氨铂更好地发挥作用[41]。

9. 抗氧化作用

桔梗多糖具有良好的体外抗氧化活性，对 DPPH 自由基、ABTS$^+$自由基和羟基自由基清除率 IC_{50} 值分别为 2.14mg/mL、2.25mg/mL、0.78mg/mL[42]。桔梗总皂苷具有良好的 DPPH（90.19%）和 ABTS$^+$（80.57%）自由基清除活性[43]。桔梗汤提取物对 DPPH 有较好的清除效果，其中桔梗-甘草 1∶2 配伍比例对 DPPH 自由基清除能力最强，其 IC_{50} 值 0.444mg/mL[44]。

10. 其他作用

桔梗总皂苷具有一定的美白活性，对细胞黑色素有抑制效果，具有良好的络氨酸酶抑制活性（92.39%）、透明质酸抑制活性（88.26%）[43]。桔梗多糖还具有缓解铬引起的线粒体损伤及线粒体自噬、抗疲劳、抗病毒和调节肠道微生物等作用[45]。桔梗元参汤可能通过 AGE-RAGE、IL-7 和 TNF 等信号通路影响 STAT3、JUN 和 MAPK1 等靶蛋白的表达，发挥多靶点和多途径治疗过敏性鼻炎的作用[46]。桔梗皂苷 D 具有杀精作用，有效杀精浓度比壬苯醇醚-9 低[47]。

【毒性作用】

桔梗水提物无毒性，在临床上应用是安全的，急性毒性试验结果表明，LD_{50} 大于 30360mg/kg，属于实际无毒类物质，蓄积毒性试验结果未见动物有异常现象和死亡，桔梗水提物无致畸作用、致突变作用[48]。发酵桔梗对小鼠的急性毒性实验研究表明，实验中无小鼠死亡，一般行为学和主要脏器病理学检查等均无变化；与空白组比较，血液生化指标差异无统计学意义[16]。

【临床应用】

1. 治疗心血管系统疾病

引经药桔梗、牛膝能够影响血府逐瘀汤治疗冠心病心绞痛疗效的发挥，治疗组 60 例口服血府逐瘀汤及对照组 60 例口服缺引经药桔梗、牛膝的血府逐瘀汤，每次 150mL，每日 3 次，总疗程均为 4 周，治疗组胆固醇水平下降及心电图改善明显优于对照组[49]。

2. 治疗消化系统疾病

半夏桔梗汤治疗术后胃瘫疗效确切，无明显不良反应，对 11 例术后胃瘫患者在调整静脉营养、胃肠减压等保守治疗策略的同时给予口服桔梗半夏汤治疗，结果 11 例患者均在 3 周内恢复进食，平均 12.5 天，且 6 个月追访均无复发，疗效满意[50]。

3. 治疗呼吸系统疾病

甘草桔梗射干汤加味治疗急性单纯性咽炎（肺胃实热证）的疗效显著，将 100 例急性单纯性咽炎患者纳入研究，随机分为西医组与中医组各 50 例，分别给予西医常规治疗及甘草桔梗射干汤加味治疗，结果中医组总有效率 98.00%，高于西医组的 80.00%[51]。

保和丸合桔梗汤随证加减治疗胃食管反流性咽炎，1 剂/天，水煎取汁，分 2 次服用。4 周为 1 个疗程，治疗 2 个疗程。痊愈 17 例，显效 31 例，无效 9 例，总有效率 84.48%[52]。

玄参桔梗汤合止嗽散可治疗小儿上气道综合征，经 30 例临床疗效观察，对咳嗽、咳痰、咽痒、清嗓、咽部体征、鼻塞、流涕以及鼻痒症状改善明显[53]。桔梗元参汤加减治疗急性上呼吸道感染临床疗效确切，急性上呼吸道感染患者 64 例，随机分为对照组和观察组各 32 例，观察组患者的总有效率为 96.88%，高于对照组的 93.75%[54]。

4. 治疗内分泌系统疾病

桔梗汤可改善人体糖耐量，受试者为 16 例男性，其中糖耐量正常者 11 例，糖耐量异常者 3 例，2 型糖尿病 2 例，服用桔梗汤后血糖高峰值均有下降，而糖耐量异常的 4 例降低更加明显；血糖峰值超过 7.84nm/L 的 10 例中，4 例服桔梗汤后口服葡萄糖耐量峰值前移，几乎接近正常糖耐量曲线[55]。

5. 治疗其他疾病

基于 62 例慢性功能性便秘患者研究发现，桔梗汤联合枳术丸能明显改善慢性功能性便秘患者临床症状及体征，提高临床疗效，降低复发率[56]。

【食疗方法】

桔梗根瓜片：将桔梗根洗净除去外皮，放入开水中焯，捞出切片。黄瓜切片用盐腌去水分，将两菜混拌在一起，加入辣椒酱、醋、味精调匀即成。此道菜有清热镇咳、宣肺宣气的作用。

酸辣桔梗丝：将桔梗根洗净后放入清水中浸泡 1 天，捞出切丝，挤出 30%水分。同酱油、辣椒粉、蒜末、芝麻和适量糖、味精一起放入缸中搅拌后，放置 7 天左右并经常翻动。即可制成一道甜酸适口的朝鲜族风味菜[57]。此菜清热宣肺。

【不良反应】

患者女，35 岁，处方：白芍 30g，熟地黄 12g，生地黄 12g，玄参 12g，麦冬 10g，川贝母 12g，桔梗 12g，当归 20g，五味子 10g，黄芪 20g，炙甘草 6g。常规煎煮 2 次后，合并药液 400mL。服药后 1h，开始胸闷、憋气、心慌、咳嗽加剧且痰多，不能平卧，症状持续 2～3h。此后处方未开桔梗，亦未出现不良反应。后在第三次处方中又加桔梗 12g，按同法煎煮服用，结果又出现与首次相同的不良反应[58]。

【参考文献】

[1] 南京中医药大学. 中药大辞典[M]. 上海: 上海科学技术出版社, 2006: 2526.

[2] 孟庆雯, 刘华江, 黄珊, 等. 桔梗皂苷 D 通过抑制 AT1-CARP 通路改善 AMI 大鼠心肌细胞凋亡和心脏功能的研究[J]. 重庆医学, 2021, 50(3): 372-377.

[3] 彭婕, 付微, 李姝, 等. 桔梗皂苷预处理对大鼠心肌缺血/再灌注损伤的保护作用[J]. 牡丹江医学院学报, 2018, 39(3): 12-14.

[4] 董宇. 桔梗皂苷 D 通过调控内皮细胞炎症和凋亡改善 T2DM 早期动脉粥样硬化的机制研究[D]. 长春: 吉林农业大学, 2023.

[5] Qi C X, Li L P, Cheng G D, et al. *Platycodon grandiflorus* polysaccharide with anti-apoptosis, anti-oxidant and anti-inflammatory activity against LPS/D-GalN induced acute liver injury in mice[J]. J Polym Environ, 2021, 29(12): 4088-4097.

[6] 张壮龙. 桔梗多糖在缓解 Cr（Ⅵ）致鸡中毒中的作用[D]. 泰安: 山东农业大学, 2023.

[7] 高金波, 侯丽然, 李国清, 等. 桔梗皂苷-纳米硒复合物对 CCl₄ 致小鼠肝损伤的保护作用[J]. 佳木斯大学学报(自然科学版), 2019, 37(4): 606-609, 638.

[8] 刘颖. 蒸制桔梗及桔梗皂苷 D 对酒精和对乙酰氨基酚致肝损伤的保护作用及机制[D]. 长春: 吉林农业大学, 2017.

[9] Kim S R, Park E J, Dusabimana T, et al. *Platycodon grandiflorus* fermented extracts attenuate endotoxin-induced acute liver injury in mice[J]. Nutrients, 2020, 12(9): 89-96.

[10] 张玉玲. 桔梗汤的工艺优化及其抗炎和对肝损伤保护作用的研究[D]. 合肥: 安徽中医药大学, 2022.

[11] 彭峰, 林隆, 詹璐. 桔梗总皂苷调控 Th17/Treg 免疫失衡改善哮喘模型小鼠气道炎症[J]. 中国现代应用药学, 2023, 40(15): 2100-2107.

[12] Li J J, Liu M L, Lv J N, et al. Polysaccharides from Platycodonis radix ameliorated respiratory syncytial virus-induced epithelial cell apoptosis and inflammation through activation of miR-181a-mediated Hippo and SIRT1pathways[J]. Int Immunopharmacol, 2022(104): 108510-108517.

[13] 张超云, 郝鹏飞, 丁生晨, 等. 桔梗汤总黄酮对慢性阻塞性肺病大鼠 TLR4/TRIF/IRF3 通路的影响[J]. 世界科学技术-中医药现代化, 2022, 24(4): 1495-1502.

[14] 郝鹏飞, 丁生晨, 卞华, 等. 桔梗汤总皂苷对慢性阻塞性肺病大鼠 IKK/NF-κB/MUC5AC 通路的影响[J]. 中国医院药学杂志, 2021, 41(12): 1197-1197, 1207.

[15] 左军, 尹柏坤, 胡晓阳. 桔梗化学成分及现代药理研究进展[J]. 辽宁中医药大学学报, 2019, 21(1): 113-116.

[16] 蒙艳丽, 刘楠楠, 姜焱, 等. 发酵桔梗急性毒性及药理学实验研究[J]. 中国中药杂志, 2023, 48(20): 5576-5582.

[17] 刘一宁. 桔梗汤抗金葡菌感染致急性肺损伤及其药效成分研究[D]. 杭州: 浙江大学, 2021.

[18] 祖丽胡玛尔·阿布都艾尼, 陈国芳, 徐书杭, 等. 老药新用: 桔梗对代谢性疾病的防治作用[J]. 江苏医药, 2023, 49(8): 834-837.

[19] 赵凯迪, 王秋丹, 林长青. 桔梗多糖抗氧化特性及对 2 型糖尿病大鼠降血糖作用[J]. 食品与机械, 2022, 38(7): 186-190, 198.

[20] Lee H, Kang R, Kim Y S, et al. Platycodin D inhibits adipogenesis of 3T3-L1 cells by modulating Kruppel-like factor 2 and peroxisome proliferator-activated receptor gamma[J]. Phytother Res, 2010, 24(Suppl 2): S161-167.

[21] 侯巍, 李国清, 赵稷, 等. 纳米硒桔梗多糖复合物的降糖作用研究[J]. 微量元素与健康研究, 2019, 36(3): 1-4.

[22] 陈美娟, 喻斌, 赵玉荣, 等. 桔梗对 α-葡萄糖苷酶活性的抑制作用及对 IGT 小鼠糖耐量的影响[J]. 中药药理与临床, 2009, 25(6): 60-62.

[23] 于婷. 发酵对桔梗降血糖主要成分的影响及降血糖作用研究[D]. 延边: 延边大学, 2016.

[24] 李敬双, 冯慧慧, 王萌, 等. 桔梗皂苷 D 对小鼠淋巴细胞和巨噬细胞免疫功能的影响[J]. 西北农林科技大学学报(自然科学版), 2019, 47(1): 39-44.

[25] Liu Y, Chen Q Q, Ren R R, et al. *Platycodon grandiflorus* polysaccharides deeply participate in the anti-chronic bronchitis effects of *Platycodon grandiflorus* decoction, a representative of "the lung and intestine are related"[J]. Front Pharmacol, 2022(13): 927384-927396.

[26] WANG C, CHENG G D, YANG S J, et al. Protective effects of *Platycodon grandiflorus* polysaccharides against apoptosis induced by car-bonyl cyanide 3-chlorophenylhydrazone in 3D4/21 cells[J]. Int J Biol Macromol, 2019(141): 1220-1227.

[27] Gao W, Guo Y, Yang H. Platycodin D protects against cigarette smoke-induced lung inflammation in mice[J]. Int Immunopharmacol, 2017(47): 53-58.

[28] 孙萍. 桔梗皂苷的提取及缓解痛风性关节炎的机理研究[D]. 济南: 齐鲁工业大学, 2023.

[29] 吕美芸. 基于 ROS/NEK7/NLRP3 通路探究桔梗总多糖对 LPS/ATP 诱导 3D4/21 细胞炎症损伤的保护作用[D]. 泰安: 山东农业大学, 2023.

[30] 郭晓程. 桔梗总多糖对猪圆环病毒 2 型感染的致炎调节作用[D]. 泰安: 山东农业大学, 2023.

[31] 杨欣, 王乐. 桔梗提取物对类风湿性关节炎大鼠的抗炎作用[J]. 现代食品科技, 2020, 36(1): 22-27.

[32] 王世佳, 杨晓杰, 王瑶, 等. 桔梗多糖脱蛋白方法的优化及对抑菌性的影响[J]. 基因组学与应用生物学, 2018, 37(3): 1243-1247.

[33] 许瑞如. 桔梗多酚的提取、生物活性及其微胶囊化的研究[D]. 哈尔滨: 东北农业大学, 2022.

[34] 王菊, 梁蕾. 桔梗多糖对 S180 荷瘤小鼠肿瘤生长及免疫功能的影响[J]. 现代免疫学, 2021, 41(6): 462-467.

[35] 许严伟, 耿胜男, 王越华, 等. 桔梗皂苷 D 对阿霉素治疗小鼠肺癌的导引机制[J]. 中国中药杂志, 2021, 46(6): 1480-1489.

[36] 董晓丹. 桔梗多糖结构、纳米硒修饰及抗肿瘤活性研究[D]. 天津: 天津科技大学, 2022.

[37] 曹俊红, 许雪梅, 李潇, 等. 桔梗皂苷 D 对子宫内膜癌细胞凋亡和侵袭的影响[J]. 中国临床药理学杂志, 2020, 36(11): 1535-1539.

[38] 马琳琳, 杨新鸣, 时思毛, 等. 桔梗皂苷 D 抗肿瘤作用机制研究进展[J]. 中医药信息, 2023, 40(4): 72-78.

[39] 鲍慧, 孙晓东, 乔健, 等. 桔梗皂苷 D 介导 PI3K/Akt/mTOR 信号通路调控子宫内膜癌细胞株 ECC-1 增殖、侵袭和迁移[J]. 中国优生与遗传杂志, 2022, 30(9): 1524-1530.

[40] 黄晓东. 五味子和桔梗多糖对人结直肠癌 CD133[+]/CD44[+]细胞生物学行为的影响[D]. 长春: 吉林大学, 2012.

[41] LI Y, WU Y Y, XIA Q, et al. *Platycodon grandiflorus* enhances the effect of DDP against lung cancer by down regulating PI3K/Akt signaling pathway[J]. Biomed Pharmacother, 2019(120): 109496-109504.

[42] 李卫, 房雷雷, 张彦青, 等. 桔梗多糖的复合酶提取、结构表征及抗氧化活性分析[J]. 食品工业科技, 2023, 44(18): 283-291.

[43] 蔡铁全, 庞会娜, 黄意情, 等. Box-Behnken 设计-响应面法优化桔梗醇提工艺及醇提物美白活性分析[J]. 食品工业科技, 2023, 44(20): 189-196.

[44] 董宇, 王莹, 谢丽雅, 等. 基于抗氧化活性响应曲面法优化桔梗汤中桔梗-甘草配伍[J/OL]. 吉林农业大学学报, 2023: 1-7[2023-10-05].

[45] Hao J J, Song Y F, Tian B, et al. *Platycodon grandiflorus* polysaccharides inhibit mitophagy injury induced by Cr (Ⅵ) in DF-1 cells[J]. Ecotoxicology and Environmental Safety, 2020(202): 110901.

[46] 申林强, 章淑薇, 邓鑫杰, 等. 基于网络药理学与分子对接技术探讨桔梗元参汤治疗过敏性鼻炎的作用机制[J]. 湖南中医药大学学报, 2022, 42(8): 1310-1318.

[47] 杨柳娜, 卢宗亮, 周蕊, 等. 桔梗皂苷 D 的杀精效果及促凋亡研究[J]. 中国计划生育学杂志, 2013, 21(6): 386-390.

[48] 金锡九. 桔梗水提取物对小鼠的毒性试验研究[D]. 延边: 延边大学, 2011.

[49] 梅建伟, 于海艳, 黄巍. 桔梗、牛膝对血府逐瘀汤治疗冠心病心绞痛疗效影响的临床观察[J]. 中药药理与临床, 2013, 29(6): 159-161.

[50] 姜敏, 周琴, 肖俐, 等. 桔梗半夏汤治疗术后胃瘫[J]. 中国中医基础医学杂志, 2013, 19(5): 519-520.

[51] 黄玉龙, 郑肇良, 周燕. 甘草桔梗射干汤加味治疗急性单纯性咽炎（肺胃实热证）临床研究[J]. 中国中医急症, 2021, 30(2): 257-260.

[52] 柴峰, 王俊杰. 保和丸合桔梗汤治疗胃食管反流性咽炎[J]. 中国实验方剂学杂志, 2011, 17(10): 295-296.

[53] 王爽. 玄参桔梗汤合止嗽散治疗小儿上气道综合征 30 例临床疗效观察[D]. 沈阳: 辽宁中医药大学, 2023.

[54] 陈晓薇, 程程. 桔梗元参汤治疗急性上呼吸道感染临床疗效观察[J]. 深圳中西医结合杂志, 2020, 30(7): 61-62.

[55] 张苗海. 桔梗汤对糖耐量的影响[J]. 国外医学: 中医中药分册, 2002, 24(3): 162-163.

[56] 张玉, 谷云飞. 桔梗汤联合枳术丸治疗慢性功能性便秘疗效观察[J]. 现代中西医结合杂志, 2016, 25(19): 2069-2071.

[57] 贾延波. 桔梗栽培与食用技巧[J]. 商业文化(下半月), 2012(7): 132.

[58] 张良. 桔梗致不良反应 1 例[J]. 山东中医杂志, 2004, 23(9): 570.

党参

【来源】桔梗科党参属植物党参 *Codonopsis pilosula* (Franch.) Nannf.、素花党参 *C.pilosula* Nannf. var. *modesta* (Nannf.) L. T. Shen 或川党参 *C.tangshen* Oliv.的干燥根[1]。主要分布于我国的西北、东北、华北部分地区。黑龙江省种植于五常、伊春、黑河市等地。

【性味与归经】甘，平。归脾、肺经。

【功能与主治】健脾补肺，养血生津，主治脾胃虚弱，食少便溏，四肢乏力，肺虚咳喘，气短自汗，气血两亏诸证。

【药理作用】

1. 对神经系统的作用

党参多糖能显著改善 HIBI 模型大鼠神经功能、脑水肿和病理改变，降低细胞凋亡率和 Bax 表达，降低 LDH 和 MDA 含量，同时上调 Bcl-2 表达和 SOD 活性，增加碱性成纤维细胞因子（bFGF）、脑源性神经营养因子（BDNF）、PSD95、SYP、Nrf2 和 HO-1 表达[2]。具有神经营养因子（NGF）样活性的土党参多糖具有改善小鼠学习记忆能力的作用[3]。党参-茯苓配伍可改善 D-半乳糖诱导的痴呆模型小鼠学习记忆能力，其作用机制可能与其调节神经活性配体受体相互作用有关[4]。党参、黄芪、丹参等复方中草药合剂对大鼠坐骨神经的早期再生具有促进作用[5]。

2. 对心血管系统的作用

党参对心肌缺血/再灌注损伤（MIRI）具有明显的保护作用[6]。党参多糖能够有效降低大鼠皮瓣组织氧化应激反应，并且能够调控 TLR4 信号通路达到抗炎的效果，改善大鼠皮瓣的缺血再灌注损伤，提高皮瓣的存活质量和存活率[7]。党参多糖联合 SIRT4 抑制体外糖尿病血管内皮细胞凋亡，作用机制可能与其抑制线粒体凋亡途径有关[8]。

3. 对消化系统的作用

党参多糖具有增加胃黏膜、胃壁厚度，促进十二指肠、空肠微肠毛生长的作用[9]。轮叶党参总皂苷预处理对肝缺血-再灌注损伤大鼠肝肾损伤具有保护作用，其机制可能与提高机体抗氧化能力和抑制 IL-18、TNF-α 等炎性因子的过度释放有关[10]。轮叶党参总皂苷可能是通过下调 NF-κB 蛋白的表达，来抑制 COX-2 蛋白的表达，同时抑制 iNOS 的活性，iNOS 的活性降低又引起 NO 含量峰低，对轮叶党参总皂苷对二乙基亚硝胺（DEN）诱发肝及结肠毒性具有一定的预防作用[11]。党参无水乙醇提取物具有良好的保护肝脏作用[12]。轮叶党参提取物可能通过抗氧化、增强自由基及其代谢产物的清除能力，抑制脂质过氧化反应，从而起到对酒精性肝损伤的保护作用[13]。补气药党参水煎醇沉剂对大鼠三种胃溃疡模型（应激型、幽门结扎型、慢性乙酸型）具有预防、保护和促进愈合作用，能明显抑制整体大鼠胃分泌活动及胃运动，对离体豚鼠回肠制备显示拮抗乙酰胆碱的作用，能防止应激所致大鼠胃黏膜内组胺含量的下降[14]。

4. 对呼吸系统的作用

党参能提高大鼠呼吸窘迫综合征（RDS）支气管肺泡灌洗液和肺细胞肺表面活性物质有稳定 II 型肺泡细胞内板层小体结构、保护细胞的作用，使其恢复产生和释放肺表面活性物质的功能[15]。

5. 对内分泌系统的作用

lncRNA-mRNA 网络在党参保护衰老小鼠胰腺中发挥重要作用[16]。山楂、党参均可拮抗阿托品对胰液分泌的抑制作用[17]。

6. 对免疫系统的作用

党参均一葡聚糖 CPC 具有潜在的增强巨噬细胞免疫活性的作用，其作用机制与激活 NF-κB 和 MAPKs 信号通路有关，其作用受体很可能是 TLR4[18]。党参多糖能够有效提高小鼠巨噬细胞 Ana-1 的免疫活力，增强小鼠的免疫功能[19]。党参总皂苷纳米乳（TSCP-NE）能增强党参总皂苷（TSCP）对细胞免疫、体液免疫和非特异性免疫的调节功能[20]。米党参、蜜党参能提高脾虚家兔胃肠动力，增强脾虚家兔机体免疫功能[21]。复方党参提取物对环磷酰胺处理的免疫低下小鼠有免疫保护作用[22]。复方党参口服液对免疫低下机体具有确切的免疫增强作用[23]。

7. 对生殖系统的作用

党参可使红细胞数升高，增加血红蛋白含量，抑制血小板凝集，缩短血浆再钙化时间，提高离体子宫的紧张度和强收缩力，治疗功能性子宫出血[24]。藏党参总皂苷可使单个睾丸间质细胞的分泌能力增强，可能由 PKA 通路介导[25]。党参水提物可以稳定生殖器官的组织结构，抑制细胞凋亡，促进血管生成，对衰老小鼠的睾丸组织有明显的保护作用[26]。

8. 抗炎镇痛作用

灰毛党参中木犀草素、芹菜素、紫云英苷、柯伊利素、苜蓿素、绿原酸、秦皮甲素、党参炔苷和齐墩果酸等成分是其潜在的抗类风湿关节炎（RA）药效物质[27]。党参多糖（CPPS）通过下调 TLR-4/MyD88/NF-κB 通路蛋白的表达，进而对 LPS 诱导的 BV2 细胞的 TNF-α、IL-1β、IL-6 这些炎症因子的释放发挥不同程度的抑制作用[28]。从潞党参中分离得到的 3 种三萜类化合物对 LPS 诱导的细胞炎症模型具有良好的抗炎活性[29]。党参多糖具有保护大鼠溃疡性结肠炎的作用，其机制可能与抗脂质过氧化、抑制 NF-κB 信号通路、减少炎症因子释放有关[30]。潞党参甾体类成分具有良好的抗炎活性，菠甾酮类和菠甾醇类均能显著抑制 NO 和炎性因子 IL-6 和 TNF-α 的释放，且菠甾酮类抑制活性优于菠甾醇类[31]。十八味党参丸具有明显的抗炎、镇痛效应[32]。党参多糖口服液具有抗应激和抗炎作用[33]。

9. 抗真菌作用

党参醇提取物对卡他布朗汉姆氏菌、表皮葡萄球菌、甲型溶血性链球菌、乙型溶血性链球菌、枯草芽孢杆菌、炭疽芽孢杆菌、大肠埃希氏菌、金黄色葡萄球菌、肺炎克雷伯氏菌和变形杆菌和伤寒沙门氏菌有抑制作用[34]。党参多糖能降低 IFN-β 的表达水平，抑制鸭甲型肝炎病毒的毒力[35]。

10. 对恶性肿瘤的作用

党参中的异欧前胡素对小鼠肝癌移植瘤有明显的抗肿瘤作用，并对机体免疫器官有保护作用[36]。纹党参多糖能增强环磷酰胺的抗小鼠 S180 肿瘤作用，这可能与其能提高荷瘤小鼠外周血 IL-2 水平，降低 IL-4 水平逆转 Th1/Th2 漂移，促进免疫细胞的活化和增殖，激活免疫细胞对瘤细胞的特异性和非特异性杀伤有关[37]。板党多糖具有抑制肿瘤生长的作用[38]。党参多糖可以延长腹腔荷 S180 腹水瘤细胞小鼠的存活时间[39]。CPS 中的组分 CPS-3 和 CPS-4 分别是 CPS 对 BGC-823 人胃腺癌细胞、Bel-7402 人肝癌细胞起抑制作用的关键活性组分[40]。党参多糖主干上附着的糖侧链 CPPW1 可以显著抑制接种 H22 细胞小鼠体内肿瘤的生长，增强淋巴细胞增殖，增强巨噬细胞的吞噬能力和 NO 生产能力[41]。

11. 抗氧化作用

党参中含有 $7R/7S,8S$-guaiaylglycerol-8-O-4′-(coniferyl alcohol)ether、党参炔苷、

苍术内酯Ⅲ、紫丁香苷、党参苷Ⅰ、党参吡咯烷镓B六种物合物，其中苍术内酯Ⅲ对$O_2^{-·}$自由基清除能力最强[42]。党参多糖（CCP）对亚铁离子、羟基自由基和$ABTS^{+·}$自由基均具有非常好的清除活性，并在党参多糖浓度为10mg/mL时清除率达到最大，分别为92.8%、82.3%和73%，且具有浓度依赖性[43]。从党参中首次分离得到的新木脂素类化合物具有一定的体外抗氧化活性[44]。新疆野生党参黄酮类化合物具有明显的抗氧化、抗疲劳生理功效[45]。党参注射液通过升高实验大鼠多种组织中SOD、GSH-Px的含量，上调抗氧化酶表达作用，起到抵抗氧自由基损伤的作用[46]。

12. 其他

党参多糖能够延缓X线诱导的造血干细胞衰老，其作用机制可能与p53-p21信号通路，Bax与Bcl-2凋亡途径有关[47]。党参多糖有免疫促进作用，并能促进脾脏代偿性造血功能[48]。

【毒性作用】

在急性毒性受试期间，供试组小鼠未见有死亡，小鼠食欲、行为、毛色等均正常，对外界刺激反应灵敏，粪便有凝固、发黄现象，可能对其胃肠系统有影响[39]。取SPF级KM种小鼠，随机分为正常对照组、党参破壁粉粒组和党参饮片组，每组各20只，然后以小鼠能耐受的最大质量浓度（每毫升含党参破壁粉粒0.5g），最大容积（0.04mL/g体重）灌胃给药2次，每隔6h给药1次，其中对照组给予等量蒸水，党参水煎液组以相同质量浓度（每1mL含党参原药材0.5g）和相同体积（0.04mL/g体重）灌胃2次，给药后常规饮食饮水，连续观察2周，结果动物均无死亡，进食、行为活动、体重正常，肉眼剖检心、肝、脾、肺、肾等重要脏器，结果均未见异常改变，所用剂量（相当于原药材临床用量的80倍）未见对小鼠产生急性毒性反应[49]。

【临床应用】

1. 治疗消化系统疾病

将96例功能性消化不良脾虚郁证患者作为研究对象，随机分为试验组（49例）与对照组（47例），对照组患者单纯采用黄芪党参桂枝汤治疗，试验组采用黄芪党参桂枝汤合半夏厚朴汤治疗，试验组患者的治疗总有效率为95.83%，明显高于对照组治疗总有效率83.33%[50]。

2. 治疗呼吸系统疾病

将128例反复上呼吸道感染（RRTIs）肺脾气虚证患儿，采用随机数字表法分为对照组66例和治疗组62例，其中对照组脱落4例、剔除2例，治疗组脱落2例，最终2组有效病例数各为60例。治疗组口服潞党参口服液，对照组口服脾氨肽口服冻干粉，2组均连续用药1个月，治疗结束后随访6个月，治疗组总有效率为90.00%，高于对照组的83.34%[51]。

将婴幼儿喘息性疾病94例，随机分为观察组与对照组各47例，对照组给予酚妥拉明治疗，观察组给予酚妥拉明联合党参补肺汤治疗，两组均治疗 7 天，治疗后观察组与对照组的总有效率分别为 97.9%和 85.1%，观察组的总有效率明显高于对照组[52]。

将老年慢性阻塞性肺疾病（COPD）合并肺部感染者 65 例，分为对照组 33 例，予以常规治疗，观察组 32 例，在对照组基础上给予潞党参口服液治疗，治疗时间均为 2 个月，观察组总有效率 93.75%，显著高于对照组 75.76%[53]。

将自拟党参固金汤治疗外感后顽固性咳嗽 40 例，与西药抗炎、解痉止咳、化痰治疗外感后顽固性咳嗽 40 例作对照，观察治疗前后咳嗽、咳痰等临床症状的变化情况，治疗组总有效率 95.0%，对照组总有效率 42.5%[54]。

3. 治疗其他疾病

选取 40 例中医辨证分型为心脾两虚型失眠患者作为研究对象，对照组采用人参归脾丸，试验组用人参归脾丸和潞党参口服液两种药物，试验组总有效率为 80.00%，明显高于对照组的 65.00%[55]。

将气血两虚型肺癌患者 62 例，分为观察组和对照组，各 31 例，两组患者按肺癌病理类型不同给予对应化疗并口服鲨肝醇、护肝片等行常规治疗，视病情给予重组人粒细胞集落刺激因子（rhG-CSF）注射液皮下注射，观察组患者加服潞党参口服液，两组患者化疗 4 周期后的白细胞计数（WBC）均显著降低，观察组化疗 2 及 4 周期后均显著高于对照组，观察组患者 rhG-CSF 使用率及用量均显著低于对照组，观察组患者治疗后的中医证候积分显著降低，卡氏评分显著升高，观察组中重度（Ⅱ级及以上）骨髓抑制发生率显著低于对照组（41.94%比 67.74%）[56]。

恶性肿瘤患者 102 例作为研究对象，对照组 51 例在常规放化疗的基础上联合使用乌苯美司进行辅助治疗，观察组 51 例在对照组基础上加用潞党参口服液进行辅助治疗，观察组患者治疗有效率 64.70%，高于对照组 45.10%[57]。

将 100 例气血两虚证患者随机分为两组（各 50 例），治疗组采用参芪五味子片治疗，对照组采用黄芪精口服液治疗，参芪五味子片和黄芪精口服液对气血两虚证均有显著疗效，治疗组总有效率 84.0%，对照组总有效率 70.0%，各项常规检查指标未见异常[58]。

【食疗方法】

党参炖鸡：母鸡一只，党参、黄芪各 52g，大枣 5 枚，加生姜，共炖，熟后加盐，吃肉，饮汤。本药膳具有改善体弱、补血之功效。

党枣炖肉：瘦猪肉 100g，党参 30g，大枣 5 枚，加适量调料炖服，本药膳取其治疗气血两虚功效。

归参山药猪腰：猪腰子 500g，当归、党参、山药各 10g，投入砂锅中清炖至熟，将熟猪腰子切成薄片装盘，撒葱、姜末、蒜末，淋酱油、醋、香油，即成。本药膳具有健脾益气、防衰老之功效。

【参考文献】

[1] 南京中医药大学. 中药大辞典[M]. 上海: 上海科学技术出版社, 2006: 2575-2579.

[2] 马竞, 何文龙, 高重阳, 等. 党参多糖介导 Nrf2 通路对缺氧缺血性脑损伤的抗氧化和神经保护作用[J]. 中国临床解剖学杂志, 2019, 37(4): 403-408.

[3] 张振东, 杨娟, 吴兰芳. 神经营养因子样土党参多糖促进小鼠学习记忆作用的实验研究[J]. 时珍国医国药, 2011, 22(8): 1845-1847.

[4] 魏江平, 赵子瑄, 曾静, 等. 基于神经活性配体受体交互作用探讨党参-茯苓配伍改善痴呆小鼠学习记忆能力的作用机制[J]. 中药新药与临床药理, 2023, 34(11): 1514-1524.

[5] 方有生, 陈德松, 顾玉东. 党参黄芪丹参等复方中草药合剂对周围神经再生影响的实验研究[J]. 中华手外科杂志, 1998, 14(3): 55-57.

[6] 钟灵. 党参对心肌缺血/再灌注损伤家兔血流动力学和心肌酶的影响[J]. 中国老年学杂志, 2012, 32(5): 966-968.

[7] 陈烨文. 党参多糖通过调控 TLR4 信号通路影响游离皮瓣缺血再灌注损伤的实验研究[D]. 广州: 广州医科大学, 2023.

[8] 苏洪义, 贺娟娟, 鲍丽, 等. 党参多糖联合沉默调节蛋白4对体外人脐静脉糖尿病血管内皮细胞凋亡的影响[J]. 微循环学杂志, 2020, 30(3): 11-18.

[9] 马方励, 沈雪梅, 时军. 党参多糖对实验动物胃肠道功能的影响[J]. 安徽医药, 2014, 18(9): 1626-1630.

[10] 崔龙海, 韩龙哲, 韩春姬. 轮叶党参总皂苷对肝脏缺血-再灌注大鼠肝肾损伤的保护作用[J]. 中药材, 2019, 42(8): 1903-1906.

[11] 张舒锋, 金小海, 韩春姬. 轮叶党参总皂苷对二乙基亚硝胺诱发肝及结肠毒性的预防作用[C] // 中国营养学会. 第十二届全国营养科学大会论文汇编, 2015: 1.

[12] 崔兴日, 南极星, 吕慧子, 等. 党参提取物对急性肝损伤小鼠肝脏的保护作用[J]. 延边大学医学学报, 2004, 27(4): 262-264.

[13] 张亮, 韩春姬, 李莲姬, 等. 轮叶党参提取物对酒精性肝损伤的保护作用. 中国组织工程研究与临床康复, 2007, 11(29): 5742-5744.

[14] 李红, 姜名瑛, 金恩波. 补气药党参抗大鼠实验性胃溃疡作用的研究. 中西医结合杂志, 1987, 7(3): 163-165, 34.

[15] 白娟, 邱桐, 李萍, 等. 党参治疗呼吸窘迫综合征实验研究——肺表面活性物质含量及板层小体的变化[J]. 甘肃中医学院学报, 1997, 14(3): 22-23.

[16] 康甲超, 赵盼, 蒙洁, 等. 基于 lncRNA-mRNA 网络的党参保护衰老小鼠胰腺作用机制研究[J]. 中国中医药信息杂志, 2021, 28(6): 59-64.

[17] 李彦欣, 范开, 刘钟杰, 等. 山楂、党参对鸭胰腺外分泌的影响[J]. 畜牧兽医学报, 2004, 35(5): 580-586.

[18] 吴晓玲. 党参均一葡聚糖 CPC 通过 TLR4/NF-κB 和 MAPKs 信号通路调节细胞免疫的作用及其机制研究[D]. 太原: 山西医科大学, 2023.

[19] 史宝忠, 胡建燃, 李平, 等. 党参多糖对 Ana-1 巨噬细胞和小鼠的免疫调节作用[J]. 生物技术通报, 2019, 35(6): 114-118.

[20] 曹发昊, 王艳萍. 党参总皂苷纳米乳对小鼠免疫功能的影响[J]. 西北农林科技大学学报(自然科学版), 2019, 47(5): 125-131.

[21] 刘佳, 杨显朝, 刘娟. 党参炮制品对脾虚家兔胃肠激素、免疫功能及环核苷酸水平的影响[J]. 中国兽医学

报, 2020, 40(3): 620-624, 659.

[22] 贾宁, 王汉, 郑晶. 复方党参提取物对环磷酰胺处理小鼠免疫功能的调节作用[J]. 中国实验方剂学杂志, 2011, 17(17): 206-209.

[23] 马玉玲, 胡林海, 白瑞斌, 等. 复方党参口服液免疫增强作用的配伍相关性[J]. 中成药, 2018, 40(4): 921-925.

[24] 于洪. 党参治功能性子宫出血[J]. 农村百事通, 2019(1): 52.

[25] 郑娟, 赵莹, 王丽蕃, 等. 藏党参皂苷对睾丸间质细胞的影响及作用机制[J]. 中国实验方剂学杂志, 2011, 17(22): 145-148.

[26] 黄勇, 王晶, 王勇, 等. 党参水提物对 D-半乳糖致衰老小鼠睾丸形态结构和 Bax 及 VEGF 表达的影响[J]. 时珍国医国药, 2016, 27(11): 2627-2629.

[27] 王钰洁. 基于 TLRs/MAPKs/NF-κB 信号通路探讨灰毛党参抗类风湿性关节炎活性及机制[D]. 晋中: 江西中医药大学, 2023.

[28] 安子璇. 乳铁蛋白修饰党参多糖脂质体的制备及抗炎作用的初步研究[D]. 张家口: 河北北方学院, 2022.

[29] 张俊卿, 李建宽, 王妍. 潞党参三萜类化合物及其抗炎活性研究[C] // 中国抗癌协会肿瘤标志专业委员会. 2021 年中国肿瘤标志物学术大会暨第十五届肿瘤标志物青年科学家论坛论文集, 2021: 1.

[30] 刘雪枫, 乔婧, 高建德, 等. 党参多糖对溃疡性结肠炎大鼠结肠上皮 NF-κB 信号通路的影响[J]. 中成药, 2021, 43(6): 1445-1450.

[31] 张俊卿, 李建宽, 王妍, 等. 潞党参甾体类成分及其抗炎活性[J]. 中成药, 2021, 43(1): 92-97.

[32] 吴穹, 寇毅英, 李瑞莲. 十八味党参丸抗炎镇痛作用的实验研究[J]. 青海医学院学报, 2015, 36(2): 141-144.

[33] 侯丽丽, 晏永新, 蔡美萍, 等. 党参多糖口服液抗应激及抗炎作用的研究[J]. 中国兽药杂志, 2013, 47(11): 37-39.

[34] 段琦梅, 梁宗锁, 杨东风, 等. 黄芪、党参乙醇提取物抗菌活性研究[J]. 中成药, 2012, 34(11): 2220-2222.

[35] Ming K, Chen Y, Yao F, et al. Phosphorylated Codonopsis pilosula polysaccharide could inhibit the virulence of duck hepatitis a virus compared with *Codonopsis pilosula* polysaccharide[J]. Int J Biol Macromol, 2017, 94(PtA): 28-35.

[36] 王萌. 明党参根水皮中异欧前胡素的体内抗肿瘤活性研究[J]. 价值工程, 2016, 35(36): 213-215.

[37] 吴红梅, 苟于强, 胡林海, 等. 纹党参多糖联合环磷酰胺对 S180 荷瘤小鼠抗肿瘤增效机制的研究[J]. 西部中医药, 2016, 29(4): 17-21.

[38] 杨瑾, 刘杰书, 袁德培. 板桥党参多糖体内抗肿瘤活性实验研究[J] 中国处方药, 2014, 12(3): 25-26.

[39] 冯浩丽, 高建平. 党参多糖体内抗肿瘤活性研究及急性毒性实验[J]. 山西中医, 2012, 28(8): 49-50.

[40] 杨丰榕, 李卓敏, 高建平. 党参多糖分离鉴定及体外抗肿瘤活性的研究[J]. 时珍国医国药, 2011, 22(12): 2876-2878.

[41] Xu C, Liu Y, Yuan G, et al. The contributon of side chains to antiumor activity of a polysaccharide from *Codonopsis pilosula*.[J]. Int J Biol Macromols, 2012, 50(4): 891-894.

[42] 殷生楠, 李秀芹. 党参化学成分及其体外抗氧化活性分析[J]. 临床医药文献电子杂志, 2019, 6(72): 143, 150.

[43] 夏洁, 徐长远, 俞启扬, 等. 党参多糖的表征分析及抗氧化性质的研究[J]. 武汉轻工大学学报, 2019, 38(3): 1-3, 31.

[44] 张鑫, 李建宽, 赵玉静, 等. 党参化学成分及其体外抗氧化活性分析[J]. 中国实验方剂学杂志, 2018, 24(24): 53-59.

[45] 汪建红, 原慧, 李雪红. 新疆野生党参总黄酮体内抗氧化及抗疲劳作用研究[J]. 天然产物研究与开发, 2012, 24(8): 1035-1039.

[46] 黄丽亚, 叶嗣颖. 党参注射液上调抗氧化酶表达作用的实验研究[J]. 中国老年学杂志, 2006, 26(1): 70-71.

[47] 李义波, 杨柏龄, 侯茜, 等. 党参多糖对小鼠造血干细胞衰老相关蛋白 p53、p21、Bax 和 Bcl-2 的影响[J]. 解放军药学学报, 2017, 33(2): 120-124.

[48] 张晓君, 祝晨蔟, 胡黎, 等. 党参多糖对小鼠免疫和造血功能的影响[J]. 中药新药与临床药理, 2003, 14(3): 174-176.

[49] 成金乐, 邓雯, 黄萍, 等. 党参破壁粉粒的抗溃疡作用与急性毒性实验研究[J]. 西北药学杂志, 2011, 26(2): 120-122.

[50] 王曦宇, 刘迎雪, 徐岩, 等. 黄芪党参桂枝汤合半夏厚朴汤治疗功能性消化不良脾虚肝郁证的临床疗效观察[J]. 中药药理与临床, 2015, 31(1): 337-338.

[51] 袁斌, 孙亚磊, 孔飞, 等. 潞党参口服液治疗儿童反复上呼吸道感染肺脾气虚证 60 例临床观察[J]. 中医儿科杂志, 2022, 18(2): 40-43.

[52] 赵莉, 李芳, 耿少怡. 酚妥拉明联合党参补肺汤治疗婴幼儿喘息性疾病的临床疗效及其对肺功能的影响[J]. 中成药, 2017, 39(11): 2259-2263.

[53] 冯毅, 周丽华, 阚竞, 等. 潞党参口服液治疗慢性阻塞性肺疾病合并肺部感染的临床评价[J]. 医学食疗与健康, 2022, 20(6): 22-24, 31.

[54] 谢顾英. 自拟党参固金汤治疗外感后顽固性咳嗽临床观察[J]. 四川中医, 2015, 33(8): 91-93.

[55] 韩玲, 马琳, 吴景东, 等. 潞党参联合人参归脾丸治疗失眠(心脾两虚)临床疗效[J]. 实用中医内科杂志, 2020, 34(11): 81-84.

[56] 宋爱英, 李沛育, 高飞, 等. 潞党参口服液防治气血两虚型肺癌化疗所致骨髓抑制临床观察[J]. 中国药业, 2022, 31(22): 94-97.

[57] 许祖芳. 党参、黄芪为主治疗气血虚证 50 例临床观察[J]. 中医杂志, 2009, 50(S1): 176-177.

[58] 曹婷, 肖红慧. 潞党参口服液联合乌苯美司治疗恶性肿瘤放化疗后免疫功能低下患者的疗效和依从性[J]. 中国药物经济学, 2022, 17(12): 58-61, 65.

黄芪

【来源】 为豆科黄芪属植物蒙古黄芪 *Astragalus membranaceus*（Fisch.）Bunge var. *mongholicus*（Bunge）Hsiao 和膜荚黄芪 *A. membranaceus*（Fisch.）Bunge 的干燥根[1]。主要分布在我国河北、山西、内蒙古、辽宁、吉林、黑龙江、西藏等地。黑龙江省种植于齐齐哈尔、佳木斯、鹤岗、伊春、牡丹江等地。

【性味与归经】 甘，微温。归肺、脾经。

【功能与主治】 益气升阳，固表止汗，利水消肿，托毒生肌。主治一切气虚血瘀之证，如脾虚泄泻，肺虚咳嗽，脱肛，子宫下垂，自汗，盗汗，水肿，血痹，久溃不敛。

【药理作用】

1. 对神经系统的作用

黄芪皂苷作为一种天然药物，可通过免疫调节、抗氧化、保护血脑屏障等多个途径起到治疗神经系统疾病的作用[2]。黄芪甲苷不仅可通过多种分子机制促进神经元的再生和修复，如调节 PI3K/Akt 信号通路、Wnt/B-catenin 信号通路、PPARy/BDNF 信号通路，而且还可通过抗凋亡、抗炎、促自噬、促血管生成等途径减轻神经损伤，促进神经修复与再生[3]。黄芪甲苷可以通过减轻脑组织水肿、减轻神经细胞损伤、抑制细胞凋亡及中枢性炎症反应，从而起到神经保护作用，改善创伤性颅脑损伤后继发性损伤[4]。黄芪甲苷可抑制 BM 大鼠 RhoA/ROCK2 通路激活，抑制神经元骨架重构，缓解神经元结构损伤及凋亡[5]。黄芪总皂苷可以改善运动疲劳小鼠中枢神经递质（ACh、GABA、Glu、5-HT）的分泌，改善海马神经元结构形态[6]。黄芪多糖（APS）可以有效地缓解脱髓鞘小鼠的神经功能障碍，并促进髓鞘再生，APS 促进髓鞘再生的机制与调控神经干细胞向少突胶质细胞的定向分化有关，促进 Sonic hedgehog（Shh）信号通路的激活可能是 APS 调控神经干细胞向少突胶质细胞定向分化的分子机制之一[7]。黄芪皂苷Ⅳ通过升高线粒体凋亡途径抑制蛋白 Livin 水平，降低 caspase-3、caspase-9 含量，以减轻脑缺血再灌注损伤后细胞结构破坏、坏死及凋亡，降低损伤大鼠脑梗死面积[8]。黄芪能促进视神经损伤大鼠视网膜组织中神经生长因子（NGF）表达，增强其与高亲和力受体酪氨酸激酶（TrkA）结合效力，抑制 NGF 结合低亲和受体神经营养素受体 p75（p75NTR）所介导的神经细胞凋亡，提高视神经元的抗损伤能力[9]。黄芪注射液能抑制脑缺血再灌注损伤后 ICMA-1 表达的升高，保护血管内皮细胞[10]。黄芪注射液通过激活缺氧诱导因子-1α（HIF-1α）/VEGF 信号转导通路，提高脑缺血再灌注损伤大鼠皮质微血管密度，促进脑内血管的新生[11]。黄芪甲醇提取物可通过改善线粒体复合体活性，恢复其跨膜电位，抑制戊四唑诱导的癫痫小鼠脑组织中脂质过氧化、蛋白氧化反应、ROS 生成，以发挥抗惊厥作用[12]。黄芪注射液通过下调病灶周围组织炎症介质细胞间黏附分子-1（ICAM-1）的表达，减轻脑水肿，促进大鼠脑出血后神经功能恢复[13]。糖尿病脑病大鼠海马区乙酰胆碱酯酶（AchE）、caspase-3 表达的上升可导致神经元大量凋亡及相关功能减退，而黄芪注射液则能显著降低 AchE、caspase-3 水平，减少神经元凋亡，以改善糖尿病大鼠学习记忆功能[14]。

2. 对心血管系统的作用

黄芪甲苷具有保护心脏的作用，其可以通过抑制核因子通路来抑制缺氧心肌细胞的凋亡，通过调节细胞信号转导通路来保护缺血再灌注的心脏，也可通过调节心肌信号通路来抑制心肌纤维化，从而保护心脏[15]。黄芪甲苷可以增强闭合蛋白（occludin）表达程度，降低血脑屏障通透性，从而起到对血脑屏障的保护作用[16]。黄芪甲苷可通过多种信号通路发挥血管内皮保护作用，包括抑制氧化应激、炎症反应、内皮细胞凋亡、内质网应激以及促进血管生成等[17]。黄芪甲苷对低密度脂蛋白诱导的脐静脉内皮损伤具有保护作用[18]。黄芪保护缺血再灌注损伤心肌的作用可能是通过稳定心肌细胞膜结构、改善肌原纤维和线粒体的结构来实现的[19]。黄芪对缺血/缺氧心肌的保护是多方面的，主要表现为减少缺血再灌注损伤患者心脏微血管内皮细胞的细胞间黏附分子（ICAM）-1 和血管细胞黏附分子（VCAM）-1 的表达，抑制白细胞的浸润[20]。黄芪甲苷能升高超氧化物歧化酶（SOD）活性、降低丙二醛（MDA）含量，发挥抗氧化作用，并且抑制炎性因子白介素（IL）-6、肿瘤坏死因子-α（TNF-α）分泌，从而保护缺氧/复氧对 H9c2 心肌细胞的损伤[21]。黄芪多糖能通过抑制 Toll 样受体 4（TLR4）/下调核因子（NF）-κB 炎症信号通路改善异丙肾上腺素诱导的心肌肥厚[22]。黄芪甲苷通过降低人转化生长因子（TGF-β1）及肌动蛋白 α（α-SMA）的产生、抑制 TGF-β Smad 通路的激活，实现减轻心肌纤维化的作用[23]。黄芪桂枝五物汤加红参可以抑制胆固醇在肠内的吸收并且促进其从肝脏排泄，从而降低高胆固醇血症模型大鼠血清中 TC 水平[24]。黄芪丹参滴丸具有显著对抗垂体后叶素（Pit）致大鼠急性心肌缺血的作用[25]。

3. 对消化系统的作用

蒙古黄芪多糖（mAPS）可以改善非酒精性脂肪肝性肝病（NAFLD）大鼠的脂质代谢异常，对 NAFLD 大鼠的肝脏起到保护作用并改善肝脏组织病理学表现，也可能通过 Nrf-2-ARE 信号减轻 NAFLD 大鼠的肝脏和结肠的氧化应激[26]。黄芪总皂苷能够有效降低急性肝损伤的程度，这可能与其与肝脏内活性较强的酶发生相互作用有关，通过降低超氧化物歧化酶等酶的过氧化程度，使肝细胞发挥正常功能，减少炎症因子的表达[27,28]。黄芪多糖可能通过减少镉染毒大鼠体内镉蓄积和调节肠道菌群结构，从而改善肝肾组织损伤[29]。黄芪多糖通过上调 miR-193a-3p 靶向 STMN1，减轻溃疡性结肠炎大鼠结肠上皮细胞的凋亡和氧化应激[30]。黄芪提取物（AR）对马兜铃酸 I（AA I）所致急性肝、肾损伤有保护作用，其部分作用机制可能与抑制 IL-6/STAT3 信号通路激活，减轻炎症反应有关[31]。黄芪及其发酵物对碘缺乏大鼠海马和肝脏氧化损伤具有保护作用，黄芪发酵制剂的作用最佳[32]。黄芪、三七及其配伍可明显改善胃黏膜细胞的增殖及凋亡水平，进一步改善慢性萎缩性胃炎大鼠胃黏膜病变[33]。黄芪及其复方通过调节细胞增殖与凋亡的动态平衡及机体免疫功能治疗大鼠慢性萎缩性胃炎（CAG）[34]。黄芪建中丸可有效缓解 TNBS 诱导的大鼠结肠炎结肠黏膜损伤，通过活化 AMPK 有效缓解结肠黏膜损伤，调节能量状况和 Rho/Rac 间平衡，改善结肠微循环障碍，从而维持结肠上皮完整性[35]。黄芪增液汤可以通过上调 SP、VIP、MLT、GAS 等胃肠动力因子实现其益气助运作用，上调 PKA、AQP9 等因子实现其滋阴增液作用[36]。黄芪建中汤能够显著改善脾胃虚寒型胃溃疡大鼠一般生存状态以及胃黏膜病理改变，其具体机制可能与黄芪建中汤下调了脾胃虚寒型胃溃疡大鼠胃组织中 JAK2/STAT3 信号通路关键分子及下游炎性反应、氧化反应相关因子的表达有关[37]。黄芪散可能通过腺苷酸活化蛋白激酶（AMPK）/哺乳动物雷帕霉素靶蛋白（mTOR）信号通路促进自噬和恢复自噬通量，减轻肝脏脂肪变性从而改善 NAFLD[38]。

4. 对呼吸系统的作用

黄芪甲苷预防性给药通过 AMPK/mTOR/ULK1 途径活化自噬流，抑制细胞凋亡，减轻肺部炎症，从而保护 PM2.5 诱导急性肺损伤，这是黄芪甲苷预防性给药保护 PM2.5 诱导急性肺损伤的潜在机制[39]。黄芪提取物可以通过调节 VEGF 和 IL-6 的表达，对急性呼吸窘迫综合征起到治疗作用[40]。黄芪注射液可以降低呼吸窘迫综合征（ARDS）患者肺血管通透性，该作用可能与其减轻炎症反应有关[41]。黄芪丹参提取物能通过上调 IL-4Rα 表达并间接诱导 ARDS 大鼠肺部中性粒细胞凋亡诱导因子半胱氨酸蛋白酶 3 水解体（caspase-3 cleaved）表达而导致中性粒细胞程序性坏死，并最终有效降低肺部炎症因子释放和减轻 ARDS 导致的大鼠肺损伤[42]。

5. 对内分泌系统的作用

黄芪多糖可能通过维生素 D 轴调节皮质醇相关合成酶表达，从而发挥对脓毒血症大鼠肾上腺皮质的保护作用[43]。黄芪甲苷可降低 SAP 大鼠胰腺损伤，通过抑制 STAT3 通路，减轻炎症因子单核细胞趋化蛋白-1（MCP-1）水平[44]。黄芪甲苷能够减少脓毒症大鼠胰腺中 Beclin1、p62 和 LC3 基因及蛋白的表达，减少胰腺局部自噬小体的形成[45]。黄芪及其发酵物可改善甲状腺功能减退症大鼠肾损伤，其作用机制与提高甲状腺功能减退症大鼠的抗氧化能力有关[46]。黄芪可能通过调节 AGE-RAGE 信号通路、TNF 信号通路、IL-17 信号通路等对桥本甲状腺炎（HT）发挥治疗作用[47]。黄芪制剂对碘缺乏所致甲状腺功能减退具有一定治疗作用，其机制与纠正甲低状态的免疫系统紊乱有关，黄芪发酵制剂的作用最佳[48]。黄芪酸枣仁汤治疗甲状腺功能亢进症疗效显著，可降低 FT_3、FT_4 水平，升高 TSH 水平，缩小甲状腺体积，降低中医证候积分，减少不良反应[49]。黄芪穴位注射可以减少疲劳大鼠的体重下降，可以促进大鼠下丘脑分泌促皮质激素释放激素（CRH），抑制 ACTH 和皮质酮（CORT）的分泌，减弱下丘脑-垂体-肾上腺（HPA）轴功能亢进引起的疲劳反应[50]。

6. 对免疫系统的作用

黄芪总黄酮可减轻肺孢子虫肺炎（PCP）大鼠细胞炎症反应，提高大鼠免疫功能，提高大鼠巨噬细胞吞噬百分率[51]。黄芪多糖可经甜味受体-RhoA/MLC-2 通路增强巨噬细胞吞噬免疫功能[52]。黄芪甲苷可以减轻实验性自身免疫性脑脊髓炎（EAE）小鼠的临床症状，其机制与调节脾脏免疫细胞亚群进而抑制炎症细胞向中枢浸润、减少髓鞘脱失有关[53]。

7. 对生殖系统的作用

黄芪-山楂预防给药可以改善多囊卵巢综合征（PCOS）大鼠的卵巢生殖功能，其作用机制可能与降低促炎症细胞因子 IL-6、IL-17A、TNF-α 水平，提高抗炎因子

IL-10 水平，减轻炎症状态有关[54]。黄芪可通过增加血液及卵巢组织中抗氧化物 SOD 含量，降低生殖系统氧化应激反应，并通过调控卵巢抗氧化基因的表达，有效改善卵巢衰老小鼠的生殖功能[55]。单侧睾丸扭转可致患侧和对侧睾丸生精细胞凋亡明显增加，黄芪注射液可明显减少双侧睾丸生殖细胞凋亡[56]。

8. 对泌尿系统的作用

黄芪甲苷能显著减少糖尿病肾病大鼠蛋白尿，改善大鼠肾脏组织病理损伤，这种效应与黄芪甲苷显著抑制肾组织内质网应激、缓解 CHOP 介导的肾组织细胞过度凋亡有关[57]。黄芪水提液能够降低老年大鼠残余尿量，提高膀胱容量，增加漏尿点压力，降低膀胱逼尿肌纤维化程度[58]。防己黄芪汤可以通过调节膀胱逼尿肌和尿道平滑肌的舒缩而发挥作用，改善逼尿肌不稳定（DI）大鼠的下尿路症状[59]。黄芪不同溶剂提取物对大鼠前列腺增生具有较好的抑制作用，95%乙醇提取物作用更好，机制可能与降低血清中睾酮和二氢睾酮的浓度有关，活性成分可能是毛蕊异黄酮为主的黄酮苷元成分[60]。

9. 抗炎镇痛作用

黄芪多糖可通过抑制 p38 MAPK/NF-κB 途径，抑制炎症反应，缓解对脂多糖（LPS）诱导的鼻黏膜上皮细胞（NMEC）炎症损伤及凋亡[61]。黄芪甲苷可能通过介导抑制核因子（NF-κB）信号通路抑制卵巢炎症反应，从而改善环磷酰胺（CTX）诱导的早发性卵巢功能不全（POI）模型大鼠的卵巢形态结构和功能[62]。黄芪总黄酮可减轻 AS 模型大鼠炎症反应，改善成纤维细胞成骨转化，可能与抑制 Notch-Wnt 信号通路相关[63]。黄芪汤通过下调 TLR4/NF-κB 信号通路相关蛋白的表达水平改善 LPS 诱导的糖尿病肾病大鼠炎症模型的炎症反应，改善肾脏病理指标，从而减轻糖尿病肾病大鼠的肾损害，起到延缓糖尿病肾病进展的作用[64]。

10. 抗真菌作用

黄芪多糖、香薷挥发油联合用药在体外对于金黄色葡萄球菌、表皮葡萄球菌、铜绿假单胞菌、肺炎链球菌具有抑菌作用[65]。黄芪在抗菌肽 Brevinin-2Ta 治疗创面感染耐药鲍曼不动杆菌中具有一定的增效作用，其机制可能与 carO 表达受抑制有关[66]。

11. 抗病原微生物

黄芪多糖可抑制 RSV 病毒复制，其机制可能与抑制 TLR4/MAPK/NF-κB 通路的激活有关[67]。黄芪苷具有抗 HCV 的能力，其作用机制是通过抑制 NS5A 蛋白来实现的[68]。黄芪注射液（AM）是通过抑制 EV71 引起的细胞自噬来抑制肠道病毒71 型（EV71）感染诱导了人胃上皮细胞（GES-1）细胞凋亡[69]。黄芪注射液及黄芪水煎剂均显示出明显的体外抗流感病毒活性，可提高鼠 H1N1 流感病毒株感染后的小鼠巨噬细胞 Raw264.7 存活率，其机制为调控鼠 H1N1 流感病毒株感染后细胞增殖周期及细胞内 SOD、MDA 含量[70]。

12. 对恶性肿瘤的作用

黄芪皂苷对乳腺癌有抑制增殖、诱导凋亡的作用，并且对不同的细胞类型作用效应不同，在 MCF-7 和 T-47D 中，黄芪皂苷通过活化 JAK-STAT-SOCS 和 INS/IGF-1 信号通路中的分子 FOX3a、SOCS1 来发挥效应，而在 MDA-MB-231 中则不然[71]。黄芪甲苷能抑制肿瘤细胞增殖，进一步抑制肺癌、结直肠癌、肝癌、宫颈癌、卵巢癌等癌症进展，其抗肿瘤作用机制主要有抑制肿瘤细胞增殖、促进肿瘤细胞凋亡、阻滞细胞周期进程、抑制肿瘤细胞侵袭等[72]。黄芪皂苷 II 可以通过 Wnt/β-catenin 信号通路而抑制肾癌细胞 EMT 从而调控肾癌细胞的侵袭和迁移能力[73]。黄芪扶正汤可有效下调 Rb 及 CDK4 mRNA 的表达，从而抑制人甲状腺乳头状癌 TPC-1 细胞增殖及诱导细胞凋亡[74]。

13. 抗氧化作用

黄芪多糖可显著提高果蝇的寿命、机体的运动能力和抗氧化能力[75]。黄芪不同部位所含总黄酮均有较强的抗氧化能力，蒙古黄芪不同部位的总黄酮含量从高到低分别为叶、茎、根[76]。

14. 其他作用

黄芪多糖可通过抑制炎症反应，上调血管内皮生长因子（VEGF）和 p-Akt/Akt 蛋白表达，促进血管生成，对慢性难愈合创面具有促进愈合作用[77]。

【毒性作用】

黄芪煎剂急性毒性研究表明，小鼠一次性灌胃（ig）黄芪煎剂的半数致死浓度（LD_{50}）为生药量 40g/kg，而分别以 75g/kg 和 100g/kg 药液给药，4h 内亦无明显不良反应发生[78]。腹腔注射（ip）给予大鼠黄芪注射液 20.00g/kg、6.67g/kg、2.22g/kg，连续给药 60 天，发现大剂量黄芪注射液除可引起大鼠体重增加，血红蛋白、白细胞总数和血糖水平升高，凝血时间加快外，无其他明显异常，且上述变化呈可逆性，停药 20 天后即自动恢复，亦未见滞后性毒性反应[79]。

【临床应用】

1. 治疗心血管系统疾病

将心血管疾病患者 192 例，随机分成观察组和对照组，各 96 例，2 组患者均给予常规西医治疗，观察组患者在此基础上给予中药黄芪注射液进行治疗，观察组患者的临床治疗总有效率（95.83%）显著高于对照组（81.25%），观察组患者中的冠心病心绞痛临床治疗总有效率（97.14%）高于对照组（72.73%），观察组心力衰竭治疗总有效率（100.00%）显著高于对照组（84.38%）[80]。

将 128 例心血管疾病患者，随机分为观察组与对照组各 64 例，对照组患者入院后采用常规方法治疗，观察组患者采用黄芪炙甘草汤治疗，经治疗，观察组患者治疗总有效率为 97.34%，明显高于对照组的 88.21%[81]。

将 100 例高血压肝肾阴虚证早期肾损伤患者分为研究组 45 例和对照组 55 例，对照组采用常规西药治疗，研究组在对照组的基础上采用防己黄芪汤加味进行治疗，研究组患者的总有效率为 95.56%，明显高于对照组的 72.73%[82]。

2. 治疗消化系统疾病

将 89 例消化性溃疡脾胃虚寒证患者分为对照组（45 例）和试验组（44 例），对照组给予常规西药治疗，试验组在对照组基础上联用加味黄芪建中汤治疗，试验组总有效率 95.45%，高于对照组的 77.78%[83]。

将 148 例便秘患儿按照随机数字表法分为对照组及试验组，均 74 例，对照组口服乳果糖，试验组在此基础上联合黄芪白术汤加减治疗，4 周为一个疗程，2 组患儿均连续治疗 2 个疗程，试验组患儿总有效率为 95.95%，高于对照组的 78.38%[84]。

3. 治疗呼吸系统疾病

将 160 例呼吸系统反复感染患儿随机分为治疗组和对照组，对照组使用常规方式治疗，治疗组在常规方式治疗的基础上给予黄芪颗粒和匹多莫德口服溶液治疗，疗程均为 2 个月，治疗组临床疾病总有效率为 92.50%，优于对照组 76.25%[85]。

4. 治疗内分泌系统疾病

将 90 例甲状腺功能亢进患者分成两组，对照组 45 例给予西药治疗，观察组 45 例用黄芪酸枣仁汤治疗，总有效率观察组为 95.56%，高于对照组的 75.56%[86]。

5. 治疗恶性肿瘤疾病

将 120 例甲状腺癌（TC）患者按照住院顺序随机分为对照组和治疗组各 60 例，对照组给予核素每次 250mCi 共 3～5 次，每次间隔 4 个月，治疗组在对照组基础上加用黄芪注射液 40mL+5%葡萄糖溶液 500mL 静脉滴注，对照组总有效率为 76.7%（46/60），低于治疗组的 90.00%（54/60）[87]。

6. 治疗其他疾病

将 80 例足部慢性创面患者按治疗方式分为观察组（45 例）和对照组（35 例），两组均予以内补黄芪汤内服，观察组同时外敷冰石愈伤软膏，7 天为一个疗程，两组患者连续治疗 3 个疗程，观察组的总有效率（91.11%）显著高于对照组（60.00%）[88]。

【食疗方法】

黄芪粥：将黄芪放入锅中煎汤，用药液熬粥，熬出的黄芪粥味道好，同时滋补身体。

黄芪红枣茶：黄芪 30g，红枣 15g。黄芪、红枣清洗干净，红枣去核，加适量清水，大火煮沸后，小火熬煮 30min 即可。少量多次服用可补气固表，养血安神。

黄芪乌鸡汤：将乌鸡切成小块，与黄芪一同放入砂锅，加调料炖熟即可。此汤补气养血、健脾和胃。

【参考文献】

[1] 南京中医药大学. 中药大辞典[M]. 上海: 上海科学技术出版社, 2006: 2809-2810.

[2] 徐锴, 吴晓俊. 黄芪皂苷对神经系统疾病的药理作用研究进展[J]. 中国中药杂志, 2021, 46(18): 4674-4682.

[3] 李冰冰, 覃贵川, 陈子夜, 等. 黄芪甲苷对中枢神经再生的影响研究进展[J]. 中国药物经济学, 2023, 18(8): 111-114, 122.

[4] 李慧堂. 黄芪甲苷对大鼠创伤性颅脑损伤后神经保护作用研究[D]. 新乡: 新乡医学院, 2023.

[5] 于倩, 安喆妮. 黄芪甲苷通过 RhoA/ROCK2 通路对脑膜炎大鼠皮质神经元的保护作用[J]. 中医药导报, 2021, 27(11): 12-17.

[6] 田沙沙. 黄芪总皂苷抗小鼠运动疲劳作用及机制研究[D]. 南昌: 江西科技师范大学, 2022.

[7] 叶妮. 黄芪多糖调控脱髓鞘小鼠髓鞘再生及神经干细胞定向分化的作用机制研究[D]. 上海: 上海中医药大学, 2022.

[8] 王莹, 李文媛, 李明秋, 等. 黄芪皂苷Ⅳ对大鼠脑缺血/再灌损伤海马神经元凋亡及 Livin、caspase-9、caspase-3 表达的影响[J]. 长春中医药大学学报, 2011, 27(6): 904-906.

[9] 谷新怡. 黄芪视神经保护的实验和临床研究[D]. 北京: 北京中医药大学, 2016.

[10] 郝阳泉, 屈强, 尚荣安, 等. 黄芪注射液预处理对大鼠脊髓缺血再灌注损伤脊髓 ICAM-1 表达的影响[J]. 中国中医骨伤科杂志, 2009, 17(6): 10-12.

[11] 余晴晴, 柏建峰, 王江军. 黄芪注射液对脑缺血再灌注损伤大鼠脑内血管新生及HIF-1α/VEGF信号转导通路的影响[J]. 蚌埠医学院学报, 2017, 42(10) : 1309-1313.

[12] Aldarmaa J, Liu Z, Long J, et al. Anti-convulsant effect and mechanism of *Astragalus mongholicus* extract in vitro and in vivo:Protection against oxidative damage and mitochondrial dysfunction[J]. Neurochem Res, 2010, 35(1): 33-41.

[13] 王登科, 谢浩平, 戴新文, 等. 黄芪注射液对脑出血后大鼠脑组织含水量及炎症介质 ICAM-1 的影响[J]. 青海医学院学报, 2014, 35(4): 247-250.

[14] 李虎虎, 魏冰, 曾文赟, 等. 黄芪注射液抑制糖尿病大鼠海马神经元凋亡的机制研究[J]. 天津中医药, 2017, 34(12): 836-840.

[15] 吴红伟, 李东辉, 张育贵, 等. 黄芪甲苷对心脏保护作用的研究现状[J]. 中国临床药理学杂志, 2021, 37(1): 81-83.

[16] 曲友直, 赵燕玲, 李敏, 等. 黄芪甲苷对脑缺血再灌注后血脑屏障的保护作用及 occludin 蛋白表达的影响[J]. 卒中与神经疾病, 2010, 17(2): 92-93, 96.

[17] 陈学恒, 宋秉春, 张金国. 黄芪甲苷对心血管内皮保护作用的研究进展[J]. 医学综述, 2022, 28(4): 790-795.

[18] Zhu Z, Li J, Zhang X. Astragaloside Ⅳ protects against oxidized low-density lipoprotein (ox-LDL)-induced endothelial cell injury by reducing oxidative stress and inflammation[J]. Med Sci Monit, 2019(25): 2132-2140.

[19] 戴力, 王东侠, 刘岩. 黄芪多糖对缺血性心肌病患者心功能的影响[J]. 山东医药, 2016, 56(36): 49-51.

[20] 朱海燕, 陈立新, 朱陵群. 黄芪多糖对缺氧再复氧后人心脏微血管内皮细胞 ICAM-1 VCAM-1 表达的影响[J]. 辽宁中医杂志, 2008, 35(2): 293-295.

[21] 王时光, 徐雁, 陈晓虎. 黄芪甲苷对缺氧/复氧损伤 H9c2 心肌细胞的影响[J]. 中药药理与临床, 2014, 30(3): 45-48.

[22] 李胜陶, 王洪新, 杨娟, 等. 黄芪多糖对异丙肾上腺素诱导大鼠心肌肥厚中 TLR4/NF-κB 信号通路的影响[J]. 中成药, 2014, 36(4): 674-679.

[23] 李佳莘, 朱晓雨, 鲁美丽, 等. 黄芪甲苷对大鼠心肌纤维化的影响[J]. 中药药理与临床, 2016, 32(5): 42-45.

[24] 赵晖. 黄芪桂枝五物汤加红参抗高血脂作用的实验研究[J]. 国外医学(中医中药分册), 2000, 22(2): 83-87.

[25] 王怡, 高秀梅, 张伯礼. 黄芪丹参滴丸抗垂体后叶素致大鼠急性心肌缺血的实验研究[J]. 中药新药与临床药理, 2003, 14(2): 91-93.

[26] 杨予宁, 刘竟然, 颜妍, 等. 蒙古黄芪多糖对NAFLD大鼠肝脏Nrf-2-ARE信号通路的调控作用研究[J]. 基因组学与应用生物学, 2023, 42(5): 552-562.

[27] 鲍家卉, 王雪慧, 逄淑伟, 等. 黄芪粗提物对四氯化碳诱导的小鼠急性肝损伤的保护作用[J]. 动物医学进展, 2018, 39(12): 110-113.

[28] 王珏, 李琴, 李颖. 黄芪总皂苷对 CCl₄ 诱导急性肝损伤小鼠保护作用及机制初探[J]. 中药药理与临床, 2018, 34(6): 70-73.

[29] 邢喜平, 何玉林, 薛娜, 等. 黄芪多糖对镉染毒大鼠肝肾损伤改善和肠道菌群结构调节的作用[J]. 中国药理学通报, 2023, 39(2): 332-339.

[30] 向莉, 刘飞, 陈秋, 等. 黄芪多糖通过 miR-193a-3p/STMN1 轴对溃疡性结肠炎大鼠结肠细胞凋亡和氧化应激的影响[J]. 遵义医科大学学报, 2022, 45(6): 727-735.

[31] 朱蓍瑞, 皮亚妮, 王静, 等. 黄芪提取物调节 IL-6/STAT3 信号通路治疗马兜铃酸 I 诱导肝肾损伤小鼠模型的效果观察[J]. 临床肝胆病杂志, 2023, 39(8): 1903-1910.

[32] 李超, 杨伟伟. 黄芪及其发酵物对碘缺乏大鼠海马肝脏抗氧化能力的影响[J]. 亚太传统医药, 2020, 16(4): 32-34.

[33] 赵唯含, 毛堂友, 杨美娟, 等. 黄芪、三七及其配伍对慢性萎缩性胃炎大鼠胃黏膜细胞凋亡及增殖的影响[J]. 中国中西医结合消化杂志, 2017, 25(5): 376-380.

[34] 李银霞, 董燕, 王一庆, 等. 黄芪及复方制剂对大鼠慢性萎缩性胃炎的疗效观察[J]. 第四军医大学学报, 2009, 30(22): 2611-2614.

[35] 刘端勇. 黄芪建中丸对 TNBS 诱导的大鼠结肠炎结肠黏膜损伤的修复作用及其机理[D]. 长沙: 湖南中医药大学, 2013.

[36] 巨红叶, 王俊, 吴飞飞, 等. 基于气津理论探讨黄芪增液汤治疗结肠慢传输型便秘作用机制[J]. 现代中医药, 2023, 43(4): 91-96.

[37] 白敏. 基于"病—证—方"文献和应用线索研究黄芪建中汤对脾胃虚寒型胃溃疡大鼠胃组织损伤及 JAK2/STAT3 通路关键分子的影响[D]. 兰州: 甘肃中医药大学, 2022.

[38] 冯雯敏, 苏安宇, 黄小玲, 等.古方黄芪散调控 AMPK/mTOR 自噬信号通路改善肝脏脂肪变性的机制[J]. 中国实验方剂学杂志, 2023, 29(10): 21-30.

[39] 王振兴. 黄芪甲苷经 AMPK/mTOR 信号通路调控细胞自噬与凋亡保护 PM₂.₅ 诱导急性肺损伤的机制研究[D]. 成都: 成都中医药大学, 2020.

[40] 刘轩, 师霞. 黄芪提取物对实验性急性呼吸窘迫综合征大鼠 VEGF 及 IL-6 的影响[J]. 新中医, 2013, 45(5): 169-170.

[41] 王宇辉, 郑蕾, 叶八宁. 黄芪注射液对急性呼吸窘迫综合征患者肺血管通透性影响的临床研究[J]. 中药药理与临床, 2015, 31(3): 169-171.

[42] 沈桢巍, 石怡, 吴珊珊, 等. 黄芪丹参提取物改善急性呼吸窘迫综合征大鼠肺损伤的作用和机制研究[J]. 中国中医基础医学杂志, 2023, 29(2): 240-246.

[43] 赵洁, 高洁, 张孟之, 等. 黄芪多糖对脓毒血症大鼠模型肾上腺皮质醇相关合成酶及维生素D轴的影响[J]. 中华中医药学刊, 2022, 40(3): 111-114, 269.

[44] 吴爱祥. 黄芪甲苷对重症急性胰腺炎小鼠胰腺的影响[J]. 中国临床药理学杂志, 2019, 35(18): 2065-2067.

[45] 王艳, 周杰, 肖红丽, 等. 黄芪甲苷减少脓毒症大鼠胰腺腺泡细胞自噬的实验研究[J]. 临床和实验医学杂志, 2018, 17(16): 1700-1703.

[46] 杨晓晖, 李超, 崔茂香, 等. 黄芪及其发酵物对甲状腺功能减退症大鼠肾损伤和氧化应激的影响[J]. 医学

综述, 2021, 27(15): 3102-3106.

[47] 许嘉慧, 陈清光, 章丽琼, 等. 基于网络药理学和分子对接法探讨黄芪治疗桥本甲状腺炎的机制[J]. 上海中医药杂志, 2021, 55(4): 6-14.

[48] 李超, 刘尊, 于永军, 等. 黄芪制剂对碘缺乏大鼠甲状腺功能影响[J]. 辽宁中医药大学学报, 2020, 22(1): 50-53.

[49] 徐娜, 何小景, 刚新玲, 等. 黄芪酸枣仁汤治疗甲状腺功能亢进症[J]. 中医学报, 2019, 34(2): 375-378.

[50] 李君芳, 赵晖, 张秋霞, 等. 黄芪穴位注射对运动性疲劳大鼠下丘脑-垂体-肾上腺轴的影响[J]. 世界中西医结合杂志, 2012, 7(11): 941-943, 984.

[51] 温嘉玮, 冯荣萍, 沈志鸿, 等. 黄芪总黄酮对肺孢子虫肺炎大鼠免疫功能及细胞因子影响[J]. 中国地方病防治, 2023, 38(4): 335-337.

[52] 黄旖琳. 基于甜味受体调控巨噬细胞吞噬作用探究黄芪多糖增强其吞噬免疫功能机制[D]. 重庆: 西南大学, 2023.

[53] 穆秉桃, 于婧文, 刘春云, 等. 黄芪甲苷对实验性自身免疫性脑脊髓炎小鼠 T 细胞免疫调节的影响[J]. 中国组织工程研究, 2024, 28(7): 1057-1062.

[54] 田秀秀, 李美霖, 龚宇航, 等. 黄芪-山楂对多囊卵巢综合征大鼠卵巢生殖功能的影响及炎性作用机制[J]. 海南医学院学报, 2023, 29(17): 1309-1314.

[55] 朱嵩岳, 伯乐, 杨光照, 等. 黄芪改善衰老小鼠生殖功能的抗氧化机制研究[J]. 中国药业, 2020, 29(13): 44-47.

[56] 甄景波, 李文平, 李华健, 等. 单侧睾丸扭转对生殖细胞凋亡及黄芪保护作用的实验研究[J]. 现代泌尿外科杂志, 2009, 14(5): 372-374.

[57] 刘红, 王增四, 高文, 等. 黄芪甲苷对 STZ 诱导的糖尿病大鼠肾组织内质网应激及 CHOP 信号通道的影响[J]. 中国医院药学杂志, 2021, 41(13): 1318-1322.

[58] 钱乐, 胡青, 颜俊锋, 等. 黄芪水提液对老年大鼠膀胱功能及组织学的影响[J]. 浙江中医药大学学报, 2018, 42(1): 29-34.

[59] 陈光亮, 刘海鹏, 程芳. 防己黄芪汤对大鼠膀胱过度活动症的防治作用[J]. 安徽中医学院学报, 2013, 32(4): 75-79.

[60] 罗孟雄, 林桂涛. 黄芪不同溶剂提取物抑制前列腺增生的研究[J]. 山东科学, 2018, 31(3): 23-27.

[61] 郑英松, 熊国锋, 林敏. 黄芪多糖调控 p38 MAPK/NF-κB 通路减轻脂多糖诱导鼻黏膜上皮细胞炎症损伤的实验研究[J]. 中国现代医生, 2023, 61(25): 105-109, 119.

[62] 邢莎莎, 虎娜, 田瑞莹, 等. 黄芪甲苷减轻环磷酰胺诱导的早发性卵巢功能不全模型大鼠卵巢炎症反应[J]. 中国病理生理杂志, 2023, 39(4): 684-693.

[63] 焦士军, 李岩, 韦中阳, 等. 黄芪总黄酮通过调节 Notch-Wnt 信号通路对强直性脊柱炎模型大鼠炎症反应和成纤维细胞成骨转化的影响[J]. 广东药科大学学报, 2022, 38(3): 43-48.

[64] 池杨峰, 刘爽, 黄洁波, 等. 黄芪汤通过 TLR4/NF-κB 信号通路改善糖尿病肾病大鼠炎症反应的研究[J]. 临床肾脏病杂志, 2022, 22(1): 39-45.

[65] 陈林. 黄芪多糖、香薷挥发油联合用药对"肺气虚"证小鼠免疫调控及体外抗菌作用的实验研究[D]. 成都: 成都中医药大学, 2011.

[66] 徐阳, 周鑫, 牛欣悦, 等. 黄芪在抗菌肽 Brevinin-2Ta 治疗创面感染耐药鲍曼不动杆菌中的增效机制研究[J]. 中国中西医结合外科杂志, 2023, 29(4): 434-439, 433.

[67] 吴振波, 邵淑蓉, 陈虹宇. 黄芪多糖对呼吸道合胞病毒所致幼鼠肺部感染的抗病毒作用及其机制[J]. 解放军医学杂志, 2022, 47(4): 346-352.

[68] 罗宏伟, 李焱. 黄芪苷对丙型肝炎病毒的抑制作用[J]. 中国生物制品学杂志, 2017, 30(6): 623-627.

[69] 郝晋芳, 孙晨曦, 杜建平, 等. 黄芪注射液对肠道病毒 71 型感染引起的细胞凋亡及自噬的抑制作用[J]. 中国生物制品学杂志, 2023, 36(1): 53-58+69.

[70] 梁羽茜. 黄芪注射液及黄芪水煎剂体外抗 H1N1 流感病毒活性及机制研究[D]. 北京: 北京中医药大学, 2022.

[71] 徐敏, 程迎迎, 李鹏飞, 等. 黄芪皂苷对不同类型乳腺癌细胞的作用效应及机制研究[J]. 世界中医药, 2023, 18(6): 783-787.

[72] 孟丹丹, 李宗新, 贾瑞雪, 等. 黄芪甲苷抗肿瘤作用机制研究进展[J]. 中草药, 2023, 54(3): 1002-1009.

[73] 赵凯. 黄芪皂苷Ⅱ对肾透明细胞癌凋亡、迁移和侵袭的作用和机制研究[D]. 沈阳: 辽宁中医药大学, 2023.

[74] 王亮萍, 王鸿程, 林晶, 等. 黄芪扶正汤抑制人甲状腺乳头状癌细胞的机制研究[J]. 医学理论与实践, 2020, 33(17): 2794-2797, 2801.

[75] 秦永燕, 王妤婕, 李颖, 等. 黄芪多糖对果蝇寿命和抗氧化作用的影响[J]. 食品工业科技, 2020, 41(2): 288-291.

[76] 岳慧英, 秦亚莉, 李鹏, 等. 黄芪不同部位黄酮含量及抗氧化活性比较研究[J]. 中药材, 2020, 43(12): 2901-2904.

[77] 范丽娜, 陈丽娟, 刘芳. 黄芪多糖对大鼠慢性难愈合创面的作用及其对 PTEN、AKT 和 VEGF 蛋白表达的影响[J]. 中国中医药科技, 2022, 29(1): 36-40.

[78] 夏丽英. 现代中药毒理学[M]. 天津: 天津科技翻译出版公司, 2005.

[79] 陈莹, 谢强敏, 沈文会, 等. 黄芪注射液的大鼠长期毒性研究[J]. 浙江中医杂志, 2000, 35(8): 28-29.

[80] 苗培福. 黄芪的心血管药理作用及临床应用研究[J]. 中国中医药现代远程教育, 2019, 17(17): 36-38.

[81] 李金荣. 黄芪炙甘草汤治疗心血管病症患者疗效分析[J]. 亚太传统医药, 2018, 14(8): 176-177.

[82] 李太荣, 李方方, 谭福英. 防己黄芪汤加味治疗高血压肝肾阴虚证早期肾损伤的疗效研究[J]. 实用中医内科杂志, 2022, 36(8): 137-139.

[83] 张君君, 李霞, 刘娟娟. 加味黄芪建中汤联合西药治疗消化性溃疡脾胃虚寒证临床研究[J]. 新中医, 2023, 55(17): 51-55.

[84] 宋保华. 黄芪白术汤加减对便秘患儿结肠传输功能及 T 淋巴细胞亚群的影响[J]. 光明中医, 2021, 36(14): 2287-2289.

[85] 黄茂, 鲁志力, 饶睿, 等. 黄芪颗粒联合匹多莫德口服溶液治疗儿科呼吸系统反复感染随机对照研究[J]. 成都中医药大学学报, 2017, 40(1): 60-62.

[86] 崔艳染. 黄芪酸枣仁汤治疗甲状腺功能亢进症临床观察[J]. 实用中医药杂志, 2023, 39(8): 1513-1515.

[87] 郝珊瑚, 纪立秋, 王治国, 等. 黄芪注射液联合 [131]I 核素治疗分化型甲状腺癌临床研究[J]. 西部中医药, 2020, 33(3): 97-100.

[88] 赵梦恬, 赵宏谋, 徐军奎, 等. 冰石愈伤软膏配合内补黄芪汤治疗足部慢性创面的临床疗效研究[J]. 足踝外科电子杂志, 2021, 8(2): 35-39.

淡豆豉

【来源】豆科大豆属植物大豆 *Glycine max* (L.) Merr. 黑色的成熟种子经蒸罨发酵等加工而成[1]。主要分布于我国东北、华北、华东、华中各省, 其中东北为主要产区。黑龙江省是大豆主产区, 分布广泛, 以黑河市种植面积最大。

【性味与归经】 苦、辛，平。归肺、胃经。

【功能与主治】 解肌发表，宣郁除烦。主治外感表证，寒热头痛，心烦，胸闷，不眠。

【药理作用】

1. 对神经系统的作用

大豆异黄酮（SI）对神经退行性病变有显著的治疗作用，大豆异黄酮通过抗氧化应激，抗神经毒物性物质损伤，促进神经营养因子表达，保护血脑屏障，降低炎性反应达到抗阿尔茨海默病的作用[2]。大豆异黄酮能够改善大鼠卵巢切除模型的认知功能，通过抗氧化活性减轻一氧化氮和β-淀粉样蛋白肽（β-AP）毒性，改善β-AP导致的阿尔茨海默病动物模型神经元死亡的损伤，并通过抗炎活性、调节细胞信号通路和抗氧化活性减少神经元死亡并防止神经系统退化[3]。通过芽孢杆菌发酵的大豆发酵品含有高含量的 γ-聚-L-谷氨酸（γ-PGA），可以有效地提高葡萄糖代谢和记忆功能，也可以改善记忆功能[4]。大豆苷元能通过增加脑源性神经生长因子的表达，发挥保护神经元的作用，从而发挥抗抑郁作用[5]。大豆中的明染料木素在全脑缺血模型研究中有很好的神经保护作用[6]，它可以抑制脑外伤后血脑屏障的破坏、脑水肿、颅内压增高及神经行为的紊乱。对比研究了染料木素、大豆苷元及二者混合物对 PC12 神经保护作用的影响，发现染料木素显著降低了 ROS 水平，提高了 MDA 含量，大豆苷元及混合物显著降低了 LDH 释放量，提高了 GSH 的含量。并且染料木素和大豆苷元混合液增加了胆碱系统的代谢，比单一的染料木素和大豆苷元表现出更好的神经保护作用[7]。

2. 对心血管系统的作用

发酵大豆对心血管疾病有一定的预防和改善作用，其含有的大豆异黄酮对心血管疾病有积极的治疗作用，大豆异黄酮能够改善血管内皮细胞功能和降低血管通透性，使炎症因子水平降低，活性氧生成减少[2]。大豆异黄酮可使受体发生正向调节，使受体活性增加，从而促进胆固醇的清除，使用乙醇洗脱法使大豆蛋白中异黄酮含量由 9.41mg/kg 降至 0.97mg/kg，以此蛋白喂饲青春期罗猴，并与喂饲未经洗脱的大豆蛋白组比较，发现未洗脱组的总胆固醇（TC）、低密度脂蛋白（LDL）、极低密度脂蛋白（VLDL）及载脂蛋白（ApG-β）等含量显著低于洗脱组，雌猴高密度脂蛋白（HDL）显著高于洗脱组；若将洗脱下的异黄酮加回到被洗脱过的去蛋白组中，则两组血脂无显著差异[8]。淡豆豉提取物可以通过降低氧自由基的产生，降低血清中 TC、TG、LDL 含量，减少血管内皮下过剩胆固醇堆积及泡沫细胞的形成，同时提高血管壁的生物学功能，减少内皮损伤，促进动脉壁脂质消除，使血管抗炎、抗氧化功能增强，改善血流动力学，从而影响其他因子达到对早期动脉硬化（AS）的预防和治疗作用[9]。

3. 对消化系统的作用

淡豆豉对肠道菌群具有调控作用，可以把不溶性高分子物质分解成为可溶性低分子化合物，保留了大豆异黄酮和低聚糖等原有功能性物质，这些物质都有利于有益菌生长。随着有益菌的增加，它们分泌的短链脂肪酸抗菌物质也会增加，最终降低肠道 pH 值，抑制有害菌生长[10]。

4. 对内分泌系统的作用

淡豆豉异黄酮对降低血糖、血脂、胆固醇、防治 2 型糖尿病有显著功效[11]。其降血脂的机制为增强 LDL-C 受体活性、抑制毛细血管内皮细胞增殖、抑制主动脉平滑肌细胞、抑制血管渗透性因子诱导的冠状动脉舒张[12]。大豆异黄酮不仅能够有效降低糖尿病患者血糖水平，并且对于糖尿病引发的心肌损伤、动脉硬化、心血管以及白内障等多种并发症具有治疗和延缓作用[13-16]。大豆的 α-葡萄糖苷在发酵过程中活性显著增加，尤其是在中后期有大幅增加达到较高水平，可以对高血糖和 2 型糖尿病起到治疗作用[17]。淡豆豉异黄酮能明显改善胰岛素抵抗（IR）大鼠的糖耐量，明显降低空腹血糖、空腹血清胰岛素和糖化血红蛋白水平，增加胰岛素敏感指数[18]。淡豆豉对糖尿病小鼠血糖紊乱有调节作用[19]，可降低血压，对葡萄糖引起的链脲佐菌素糖尿病大鼠的血糖升高有明显的降低作用，并明显降低血糖曲线下面积（AUC），改善糖耐量[20]。

5. 对免疫系统的作用

大豆异黄酮对单核吞噬细胞的辐射损伤有一定防护作用，有效减少了其吞噬清除异物功能的降低幅度。小鼠受到 4Gy 辐射后，耳郭肿胀率明显降低，迟发型变态反应强度减弱，表明辐射使小鼠的 T 细胞功能受损；补充大豆异黄酮后耳郭肿胀有所升高，因此大豆异黄酮对辐射引起 T 细胞免疫功能损伤可能具有保护作用。大豆异黄酮对辐射小鼠的 B 淋巴细胞功能也具有较好的保护作用，小鼠受到 4Gy 辐射后，对进入体内的 SRBC 产生的特异性抗体能力极其低下，血清溶血素水平仅为正常小鼠的 4%，说明辐射使 B 淋巴细胞功能及其介导的体液免疫功能严重受损；补充大豆异黄酮后血清溶血素值明显提高[21]。大豆异黄酮对免疫系统具有积极的保护作用。

6. 对生殖系统的作用

环磷酰胺（CTX）可以抑制雄性小鼠的精子生成过程，对雄性小鼠的生殖功能造成一定损伤，而大豆异黄酮对 CTX 所致雄性小鼠生殖毒性有明显改善作用。大豆异黄酮能够显著抑制环磷酰胺造成的雄性小鼠生殖系统损伤，能够改善环磷酰胺所引起的雄性小鼠精子密度降低、畸变率升高，可以升高激素水平以维持正常的生理功能，其作用机制可能与抑制 NF-κB 相关的氧化应激通路功能，从而抑制睾丸组织细胞的氧化应激损伤有关[22]。大豆异黄酮实质上是一种内分泌干扰物，极有可能影响，甚至打破人体原有的内分泌平衡，长期摄入大豆异黄酮含量高的食品极有可能会改变女性月经周期，甚至会影响发育和生殖功能[23-25]。

7. 对泌尿系统的作用

淡豆豉中的大豆异黄酮可诱导尿道下裂，大豆异黄酮属于环境内分泌干扰物（EEDs）中有植物雌激素效应的一类物质，近年来发现男性尿道下裂发病率的显著上升与 EEDs 有着密切的关系[26]。雄性生殖系统是植物雌激素作用的靶器官，植物雌激素染毒可导致小鼠体内睾酮水平明显下降，诱发尿道下裂、隐睾、附睾发育不良等雄性泌尿生殖畸形[27]。母鼠孕期或哺乳期暴露于大豆中的 4,5,7-三羟基异黄酮下，其后代尿道下裂、隐睾发病率增加，精子生成减少，肛门生殖距离缩短，阴道开放延迟，这可能包括雌激素受体依赖和非依赖两方面机制[28]。

8. 抗病原微生物

淡豆豉中的大豆苷元、大豆皂苷、大豆异黄酮等多种生物活性物质，具有潜在的抗病原微生物作用[29]。大豆异黄酮可以通过抑制神经氨酸酶活性发挥直接抗病毒作用且具有调节宿主细胞免疫的功能[30]。大豆异黄酮和大豆皂苷不同剂量复合物对小鼠进行灌胃，通过脾淋巴细胞转化功能试验、抗体生成细胞检测等证明适宜剂量的大豆复合物和大豆皂苷可以增强小鼠 T、B 淋巴细胞活性，增强单核巨噬细胞吞噬能力，同时增强了小鼠的非特异性免疫、细胞免疫和体液免疫[31]。大豆苷元可以通过调节 MEK/ERK 信号通路激活 5-脂氧合酶，发挥抗流感病毒活性[32,33]。淡豆豉能够抑制流感病毒的吸附、抑制病毒基因的转录和蛋白表达、抑制子代病毒的释放，通过影响流感病毒的生命周期，起"祛邪"作用[29]。

9. 抗恶性肿瘤的作用

淡豆豉醇提物对肿瘤生长有明显的抑制作用，可使瘤重显著降低，用稻瘟霉分生孢子法初筛，四唑盐（MTT）比色法研究中药淡豆豉醇提物（SAE）对人肝癌细胞株 SMMC-7721 和 QSG-7701 生长的影响，并与其原料黑豆醇提物（HAE）作对比，SAE 可显著抑制 SMMC-7721 和 QSG-7701 生长，并且具有一定的时间、剂量依赖关系，作用强于 HAE。说明 SAE 体外具有抗肝癌细胞作用[34]。淡豆豉提取物能够通过调控 lncRNA miR155HG/miR-409-3p 表达，抑制肺癌细胞 A549 细胞的增殖、迁移和侵袭[35]。淡豆豉上清液可通过激活半胱天冬酶 8 和线粒体而诱导人肝癌细胞 Hep 3B 死亡[36]。大豆异黄酮可降低 LDL 颗粒在动脉壁上的沉积，从而调节血脂，抗氧化，调节免疫，改善机体内环境，从而起到抑制肿瘤生长的作用[37]。肺腺癌患者血脂及脂蛋白代谢均有异常，血清 TC、HDL 及 LDL 较健康人群有不同程度降低，TG 升高，但淡豆豉粉干预后可使标注化疗患者的血脂更接近正常水平，而且可降低复发率。淡豆豉可以改善肺腺癌患者血脂，对于肺腺癌患者疾病的治疗、监测及转归有一定的指导意义[38]。淡豆豉异黄酮提取物作用于人乳腺癌细胞

（MCF-7）24h 的 IC_{50} 为（7.58±1.57）mg/L，并且与 MCF-7 接触后，抑制效果立刻产生，则可能与持续占据 ER 导致 MCF-7 细胞增殖能力下降有关。说明纯种发酵淡豆豉具有明显的抗乳腺癌的作用[39]。

10. 其他

淡豆豉具有抗抑郁和防止骨质疏松的作用。淡豆豉炮制后期出现高含量 γ-氨基丁酸，且能明显改善小鼠的快感缺失、行为绝望等抑郁症状，表现出良好的抗抑郁作用，可能与 γ-氨基丁酸含量有关[40]。淡豆豉还可以通过调节肠道微生物群中神经递质相关系统型的组成来减轻抑郁症状。淡豆豉具有防止骨质疏松的作用；从淡豆豉中分离得到的大豆苷、大豆苷元、染料木素、染料木苷等异黄酮成分能够促成骨细胞增殖[41,42]。

【毒性作用】

淡豆豉是由大豆经过长时间发酵形成的一种物质，在长期摄入之后会增加致癌风险。若频繁食用淡豆豉，可能会使得自身出现温寒失调，导致机体存在脾胃虚寒、大便溏泄等多种异常现象。

【临床应用】

1. 治疗神经系统疾病

以栀子豉汤为基础方治疗失眠。水煎服，每日 1 剂，治疗 7 日为 1 个疗程。结果显示：显效 34 例（79.1%），有效 7 例（16.3%），无效 2 例（4.6%），总有效率为95.4%[43]。

2. 治疗消化系统疾病

将 368 例反流性食管炎患者随机分为治疗组和对照组各 184 例，治疗组男 83例，女 101 例；对照组男 81 例，女 103 例。治疗组患者按疗程服用栀子豉汤加味（栀子、淡豆豉、丹参各 10g，蒲公英、茯苓各 15g），对照组患者给予奥美拉唑治疗。治疗组患者愈显率为 91.30%，明显高于对照组的 80.43%，且治疗组患者用药过程中无不良反应发生[44]。

3. 治疗呼吸系统疾病

淡豆豉解表散邪，透热外出，可以发散邪气。某患者患有新型冠状病毒感染，入院后，用藿香、羌活、苍术、淡豆豉、生姜、防风、连翘、马勃八味药，患者已无明显咽部不适，偶有鼻塞，无咳嗽，咳痰，无发热，畏寒；舌淡红，苔白腻，脉沉滑。于入院后第 5 天复查各项指标均正常，入院后第 8 天，体温已连续正常 3 天，且间隔 24h 咽拭子核酸检测呈阴性，经专家组评估符合国家新型冠状病毒感染的肺炎诊疗方案中解除隔离和出院标准，患者出院居家观察。出院后要求患者注意休息，增强免疫力，避免受凉、感冒[45]。

4. 治疗癌症

对 48 例肺癌根治术后化疗患者使用淡豆豉进行治疗，治疗后患者无复发情况，淡豆豉可降低动脉胆固醇含量，改善患者体内的血脂，改良癌症预后环境，降低复发率[38]。淡豆豉异黄酮可以通过持续占据人体内的雌激素受体降低 MCF-7 的细胞增殖能力，接触癌症细胞时可直接产生抑制作用，异黄酮物质的抑制能力与其浓度和作用时间呈正相关[46]。

5. 治疗腹泻

可治疗腹泻。某患者 4 岁，晚上睡觉总是不盖被子，一到夏天经常肚子疼，喜欢吃冰激凌、冰镇西瓜等。用淡豆豉、生姜、白葱三味药且都切细，盐半碗，放在一起炒热，以毛巾包好敷在脐上，效果明显。

【食疗方法】

淡豆豉葱白煲豆腐：豆腐 2～4 小块，淡豆豉 12g，葱白 15g，生姜 1～2 片。先将豆腐放入锅中，用油略煎，然后放入淡豆豉，加清水 150mL（约 1 碗半），煎取 80～90mL，放入葱白、生姜，煮沸后取出即成。趁热服用，淡豆豉、生姜等可不吃。服后盖上被子，微出汗。每日 1 剂，可连续服 1～3 日。本药膳方具有发散风寒，清咽止咳的功效。适用于外感风寒、伤风鼻塞、流清涕、打喷嚏、咽痒咳嗽等。

葱豉黄酒汤：连须葱白 30 克，淡豆豉 15 克，黄酒 50 克。先将淡豆豉加适量水煎煮约 10min，再放入洗净切碎的连须葱白，继续煎煮 5min，滤出煎液，加入黄酒，趁热服用。每日分 2 次服。有解表散寒之功效。适用于风寒感冒，症见恶寒重发热轻，头痛鼻塞，流清涕，舌苔薄白，脉浮紧。

淡豆豉茶：淡豆豉 10g，薄荷 3g。将豆豉洗净，打碎，与薄荷一起放入茶杯，用沸水冲泡。代茶服用。有疏散风热、解表除烦之功效。适用于风热感冒之发热、恶寒、鼻塞、头痛、身不汗出，或微汗出、咽痛、口渴、舌红、脉数。风寒感冒不宜服用。

淡豆豉三豆饮：绿豆、黑豆、黄豆、淡豆豉各一把，4～5 倍水，炖煮 2h 以上，过滤趁热饮，频服。有滋阴润燥、健胃温脾之功效。主治小儿食积发热、舌苔厚腻、大便臭、有口气等。

【不良反应】

患者女，29 岁，处方：栀子，淡豆豉。服药六次后出现脾胃虚寒、大便溏泻等异常现象。脾胃虚弱的患者不可以长期吃，会加重肠胃的负担，出现食物消化不良，哺乳期间的女性尽量也不要吃，容易减少乳汁的分泌。

【参考文献】

[1] 南京中医药大学. 中药大辞典[M]. 上海: 上海科学技术出版社, 2006: 2526.

[2] 李硕, 王建. 大豆异黄酮临床应用的研究进展[J]. 大豆科学, 2020, 39(4): 633-640.

[3] Jang C H, OH J, Lim J S, et al. Fermented soy products: Beneficial potential in neurodegenerative diseases[J]. Foods, 2021, 10(3): 636.

[4] Jeong D Y, Ryu M S, Yang H J, et al. γ-PGA-Rich Chungkookjang, short-term fermented soybeans: prevents memory impairment by modulating brain insulin sensitivity, neuro-inflammation, and the gut-microbiome-brain axis[J]. Foods, 2021, 10(2): 221.

[5] 孙进平, 钱坤. 大豆苷元对慢性应激抑郁大鼠行为学及海马部脑源性神经生长因子表达的影响[J]. 医药导报, 2011, 30(4): 446-449.

[6] 张敏, 吴运莉, 印酬, 等. "一测多评"法测定淡豆豉药材中4种黄酮类成分[J]. 中国药学杂志, 2014, 49(19): 1740-1743.

[7] Soukup S T, Al-Maharik N, Botting N, et al. Quantification of soy isoflavones and their conjugative metabolites in plasma and urine: an automated and validated UHPLC-MS/MS method for use in large-scale studies[J]. Anal Bioanal Chem, 2014, 406(24): 6007-6020.

[8] 张静. 中药淡豆豉有效成分含量与结构分析以及降血糖机理研究[D]. 北京: 北京化工大学, 2008.

[9] 田鹏娜. 淡豆豉对早期动脉粥样硬化损伤的保护作用及机制研究[D]. 石家庄: 河北医科大学, 2007.

[10] 马艳莉, 李里特. 发酵豆制品酿造过程中组分和营养功能因子的变化及调控[J]. 食品科学, 2012, 33(3): 292-299.

[11] 田赛赛, 何金城, 韩燕, 等. 大豆及其发酵品的活性成分研究进展[J]. 药学服务与研究, 2016, 16(1): 15-18.

[12] 曲衍衍, 陈晓辉, 张忠东, 等. 栀子豉汤回流提取工艺的优化[J]. 中成药, 2018, 40(7): 1514-1518.

[13] 马善峰, 关宿东, 汪思应. 大豆异黄酮对糖尿病大鼠心肌损伤保护的实验研究[J]. 实用医学杂志, 2005, 21(7): 673-675.

[14] 尹学哲, 全吉淑, 金泽武道, 等. 大豆异黄酮和皂甙对糖尿病大鼠抗动脉粥样硬化活性的研究[J]. 中华预防医学杂志, 2004, 38(1): 26-28.

[15] 牛丽颖, 王鑫国, 葛喜珍, 等. 淡豆豉提取物降糖有效部位研究[J]. 中药药理与临床, 2004, 20(5): 21-22.

[16] 薛晓鸥, 金哲, 魏育林, 等. 葛根提取物对去卵巢大鼠阴道子宫及垂体-性轴激素变化的影响[J]. 北京中医药大学学报, 2002, 25(6): 28-30.

[17] Lee J H, Hwang C E, Son K S, et al. Comparisons of nutritional constituents in soybeans during solid state fermentation times and screening for their glucosidase enzymes and antioxidant properties[J]. Food Chem, 2019(272): 362-371.

[18] 刘姣, 田义龙, 李琛, 等. 淡豆豉异黄酮浓缩物对大鼠胰岛素抵抗的改善作用[J]. 食品工业科技, 2012, 33(10): 347-348, 361.

[19] 王鑫国, 葛喜珍, 白霞, 等. 淡豆豉对去卵巢大鼠脂代谢的影响[J]. 中药材, 2003, 26(9): 652-654.

[20] 牛丽颖, 常淑凤, 刘姣, 等. 淡豆豉正丁醇提取物对糖尿病大鼠血糖及糖耐量的影响[J]. 时珍国医国药, 2008, 19(6): 1398-1399.

[21] 贾海泉, 金宏, 李培兵, 等. 大豆异黄酮对辐射小鼠免疫功能的防护作用[J]. 解放军预防医学杂志, 2011, 29(6): 402-404.

[22] 路倩, 来永巍, 王艳春, 等. 大豆异黄酮对环磷酰胺损伤雄性小鼠生殖功能的修复作用[J]. 中国兽医杂志, 2023, 59(6): 131-137.

[23] 陈丽. 大豆异黄酮对雌性巴马香猪子宫发育和血清免疫指标的影响及其机理[D]. 长沙: 湖南农业大学, 2017.

[24] 王文祥, 蔡淑凤, 张文昌. 大豆异黄酮持续暴露对小鼠卵巢发育影响[J]. 中国公共卫生, 2015, 31(5): 597-599.

[25] Meena R, Supriya C H, Pratap R K, et al. Altered spermatogenesis,steroidogenesis and suppressed fertility in

adult male rats exposed to genistein, a non-steroidal phytoestrogen during embryonic development[J]. Food Chem Toxicol, 2017(99): 70-77.

[26] 张霄. 大豆异黄酮诱导小鼠先天性尿道下裂模型的建立及发病机制的初步探讨[D]. 太原: 山西医科大学, 2009.

[27] Zhang Y, Jiang X , Chen B. Reproductive and developmental toxicity in F1 Sprauge - Dwaley male rats exposed to dinbutyl phthalate in utero and during lactation and determination of its NOAEL[J]. Reprod Toxicol , 2004, 18(5): 669-76.

[28] Yamada G, Satoh Y, Baskin L S, et al. Cellular and molecular mechanisms of development of the external genitalia. Differentiation[J]. 2003, 71(8): 445-460.

[29] 何泳愉. 淡豆豉水煎液抗流感病毒作用及机制研究[D]. 杭州: 浙江省医学科学院, 2023.

[30] Liu A L, Wang H D, Lee S M, et al. Structure-activity relationship of flavonoids as influenza virus neuraminidase inhibitors and their in vitro anti-viral activities[J]. Bioorganic & Medicinal Chemistry, 2008, 16(15): 7141-7147.

[31] 靖雪妍. 大豆复合物和大豆皂苷的免疫调节作用研究[D]. 长春: 吉林大学, 2007.

[32] Horio Y, Sogabe R, Shichiri M, et al. Induction of a 5-lipoxygenase product by daidzein is involved in the regulation of influenza virus replication[J]. J Clin Biochem Nutr, 2020, 66(1): 36-42.

[33] Horio Y, Isegawa Y, Shichiri M. Daidzein phosphorylates and activates 5-lipoxygenase via the MEK/ERK pathway: a mechanism for inducing the production of 5-lipoxygenase metabolite that inhibit influenza virus intracellular replication[J]. J Nutr Biochem, 2023(114):109276.

[34] 毛俊, 李铁军, 黄晓瑾, 等. 中药淡豆豉提取物的体外抗肿瘤作用研究[J]. 解放军药学学报, 2003, 19(6): 407-410.

[35] 陈怡, 刘洋, 覃业优, 等. 淡豆豉的生理活性和生产工艺研究进展[J]. 食品安全质量检测学报, 2020, 11(17): 5948-5954.

[36] Su C L, Wu C J, Chen F N, et al. Supernatant of bacterial fer- mented soybean induces apoptosis of human hepatocellular carcinoma Hep 3B cells via activation of caspase 8 and mitochondria[J]. Food Chem Toxicol, 2007, 45(2): 303-314.

[37] 李娜, 黄庆柏. 淡豆豉中的异黄酮成分及药理作用与临床应用[J]. 中国现代中药, 2008, 10(7): 18-19.

[38] 康宏春. 淡豆豉对肺腺癌癌患者术后血脂及化疗效果的影响[J]. 山西职工医学院学报, 2018, 28(4): 11-13.

[39] 刘力豪, 蔡琨, 王晓敏. 纯种发酵淡豆豉异黄酮提取物对人乳腺癌细胞 MCF-7 的生长影响[J]. 中国民族民间医药, 2016, 25(7): 23-27.

[40] 陈青峰, 贺婧, 谢小梅, 等. 淡豆豉炮制中 γ-氨基丁酸含量测定及其抗抑郁作用研究[J]. 药物评价研究, 2021, 44(4): 688-694.

[41] 冯薇, 刘敏彦, 李琛, 等. 淡豆豉化学成分及其体外促成骨细胞增殖活性研究[J]. 中国药学杂志, 2016, 51(3): 203-206.

[42] 牛丽颖, 王鑫国, 任艳青, 等. 淡豆豉提取物对去卵巢骨质疏松大鼠骨微细结构的改善作用[J]. 中成药, 2010, 32(11): 1874-1876.

[43] 卢雨蓓. 栀子豉汤加味治疗不寐 43 例[J]. 河南中医, 2005, 25(3): 38.

[44] 陈芳瑜. 栀子豉汤治疗反流性食管炎 184 例临床观察[J]. 海峡药学, 2004, 16(5): 132-133.

[45] 柴顺林, 魏婷, 宁生荣, 等. 中西医结合治疗一例新型冠状病毒肺炎出院患者的疗效观察[J]. 甘肃科技, 2020, 36(20): 154-155.

[46] 董淑翔. 淡豆豉的药理作用及临床运用研究进展概述[J]. 中医临床研究, 2021, 13(30): 139-141.

紫苏

【来源】唇形科紫苏属植物紫苏 *Perilla frutescens* (L.) Britt.的干燥茎、叶（或嫩枝叶）和成熟果实[1]。主要分布于我国东北、华北、华中、华南、西南及台湾等地，且均有野生种和栽培种。黑龙江省主要分布在佳木斯市桦南县，种植于桦南镇、土龙山镇、孟家岗镇、石头河子镇、闫家镇、驼腰子镇、梨树乡、大八浪乡、金沙乡、明义乡等 192 个行政村。

【性味与归经】辛、温。归肺、脾经。

【功能与主治】解表散寒，行气化痰，安胎，解鱼蟹毒。主治风寒表证，咳嗽痰多，胸脘胀满，恶心呕吐，腹痛吐泻，胎气不和，妊娠恶阻，食鱼蟹中毒。

【药理作用】

1. 对神经系统的影响

紫苏叶提取物对 D-半乳糖衰老小鼠学习记忆障碍具有明显影响，能够有效地提高衰老小鼠脑 SOD 和 GSH-Px 水平，使 MDA、NO、NOS、Ach-E 水平降低，并改善海马 CA1 区神经细胞受损状态[2]。这和紫苏中含有的花色苷能减轻氧化应激对神经细胞的损伤有关[3]。研究发现紫苏子油能促进小鼠学习记忆功能，与调节小鼠脑内的核酸及蛋白质，调节单胺类神经递质含量有关[4]。通过建立亚急性衰老模型，研究紫苏提取物苏子油对小鼠记忆力的影响，发现紫苏子油能缩短衰老小鼠水迷宫登台潜伏期，并随用药时间的延长作用逐渐增强[5]。

2. 对心血管系统的作用

紫苏叶挥发油对 KCl 预收缩的离体大鼠胸主动脉环具有良好的舒张作用，KCl 通过高 K^+ 去极化，使细胞膜上的电压依赖性电通道（VDCCs）开放，外钙内流，细胞内游离 Ca^{2+} 浓度升高，血管平滑肌出现收缩[6]，紫苏叶挥发油舒张血管作用是通过影响 KCl 导致的 VDCCs 开放，减少胞外 Ca^{2+} 的内流而实现[7]。从紫苏挥发油中提取紫苏醇发现对 3T3-L1 脂肪细胞[8]和 ICR 肥胖小鼠[9,10]均有一定抑制作用。通过减少 ICR 肥胖小鼠的体重、内脏脂肪量及附睾脂肪量，降低血糖、胰岛素水平。可抑制其甾醇调节元件结合蛋白-1c 和基转移酶等脂肪合成基因。也能降低固醇酰辅酶 A 脱氢酶-1 抗体和脂肪酸合成酶靶基因的表达水平，表明紫苏叶醇提物可通过影响脂肪转录因子的基因和蛋白表达来影响脂质代谢，这为临床研究肥胖症和相关的代谢综合征药物提供了实验依据[11]。

紫苏叶提取物可起到对抗家兔动脉粥样硬化、调节血脂的作用。通过对家兔用基础饲料和高脂饲料进行喂养，发现实验前家兔各指标无明显差异，实验后高脂组各项指标值波动范围大。调查结果发现，紫苏叶提取物可改善家兔动脉粥样硬化程度，且改善程度与药物剂量成正比。紫苏叶提取物调整血脂代谢作用是其对抗动脉粥样硬化的药理基础[12]。

3. 对消化系统的作用

紫苏多糖对小鼠肝损伤有保护作用，紫苏多糖低、中、高剂量组对 CCl_4 肝损伤模型组小鼠血清中 ALT 活性和 AST 活性均具有显著的降低作用。通过肉眼和显微镜观察，与 CCl_4 肝损伤模型组小鼠相比，紫苏多糖低、中、高剂量组小鼠的肝脏外观颜色更加鲜艳，更富有弹力，肝脏表明的斑点状坏死灶明显减轻，肝脏系数和脾脏系数比 CCl_4 模型组也有所降低[13]。

紫苏叶油可显著增强模型大鼠结肠环行肌条收缩波平均振幅以及结肠平滑肌细胞收缩率，由此可见，紫苏叶油对结肠平滑肌收缩有直接的兴奋作用。作用机制与介导胞外扩内流相关，且不经由胆碱能受体作用途径。细胞质中浓度是平滑肌活动的决定因素，紫苏叶油有不同程度降低模型大鼠结肠平滑肌细胞膜电位的作用，表明平滑肌细胞膜去极化，促进细胞外钙离子内流引起平滑肌收缩。紫苏可通过调整适宜的细胞膜流动性，维持平滑肌细胞正常的内环境及生理功能[14]。

紫苏叶石油醚提取物和醇提物具有促进肠胃消化吸收的作用，能增加大鼠小肠炭末推进百分率与胃部总酸度和总酸排出量，且呈现量效关系[15]。紫苏叶醇提物能降低葡聚糖硫酸钠诱导的小鼠结肠炎模型血清中 TNF-α、IL-17A 和 IL-10 的水平，抑制促炎细胞因子的产生并升高 IL-10 的水平[11]。

4. 对内分泌系统的作用

研究表明，紫苏对抑制胆固醇升高、肥胖有显著功效。高脂膳食喂养小鼠 12 周后，小鼠血清 TC、TG 显著升高，血清中 LDL-C 相较对照组（CON）也明显升高。紫苏油干预后，TC、TG 下降明显，LDL-C 下降尤其显著。紫苏油及虾青素的联合干预作用对 ABCG5、ABCG8 的下调作用存在一定的协同作用，可以降低胆固醇的外排。紫苏油对高脂膳食诱导的脂质代谢紊乱有一定的调节作用，机制与下调胆固醇合成及胆汁酸重吸收相关基因及蛋白表达有关。抑制内源性胆固醇的合成，阻碍胆汁酸的肝肠循环[16]。

在小鼠附睾脂肪组织中的紫苏叶提取物显著抑制了 PPAR-γ 和 C/EBPα 的基因表达，这一结果导致了小鼠的内脏和附睾脂肪量减少和体重降低。此外，紫苏叶提取物还抑制脂肪合成转录因子 SREBP1 的基因表达及其靶基因（如 *FAS*、*SCD1* 和 *GPAT*）的表达以及增加与脂肪酸氧化关联的酶-肉碱棕榈酰转氨酶（CPT1）的基因表达。实验结果表明，紫苏叶提取物抑制合成代谢途径和刺激分解代谢途径，增加能量消耗。综上所述，紫苏叶提取物通过抑制 PPAR-γ、C/EBPα、SREBP1 及其靶基因的表达，使小鼠体重、内脏脂肪重量、附睾脂肪重量及 TG、TC 等的指标显著降低，从而会起到改善肥胖的作用[9]。

5. 对泌尿系统的作用

紫苏叶对肾脏具有很好的保护作用，通过激活 Sesn2/AMPK/mTOR 信号通路，促进肾小球局部自噬信号通路激活，发挥肾脏保护作用，显著改善糖尿病肾病（DN）模型大鼠的肾脏功能，具有良好的 DN 药物开发前景。紫苏叶能够显著改善 DN 模型大鼠的肾小球纤维化病变情况，肾小球局部 Sesn2 的表达明显增加，提示紫苏叶的肾脏保护作用可能与 Sesn2 调控的自噬信号通路有关。且紫苏叶可以显著上调 DN 模型大鼠肾脏样本中 Sesn2 的表达，引起下游的 AMPK 磷酸化并抑制 mTOR 的磷酸化，从而激活自噬途径，清除受损细胞器，保护足细胞[17]。通过 HE 染色法观察不同浓度的紫苏叶对高尿酸血症小鼠的肾脏保护作用，结果显示给药组小鼠的肾小管的管腔明显扩张，灌胃给药后管腔扩张缩小，且上皮细胞空化、萎缩以及坏死的现象明显改善，尤其在紫苏叶高浓度给药组效果更显著。综上所述，紫苏叶可以降低血清中尿酸水平，促进肾脏对尿酸的排泄作用，对肾组织具有一定的保护作用[18]。

6. 抗炎作用

紫苏醛具有显著的抗炎功效，研究表明紫苏醛能够抑制右旋葡聚糖硫酸钠（DSS）诱导的促炎细胞因子基因和结肠基质金属蛋白酶-9 的表达，使得结肠损伤平均降低 35.3%[19]。紫苏醛对小鼠感染真菌性角膜炎有很好的缓和作用，可明显降低小鼠的角膜浑浊度和溃疡面积，研究表明紫苏醛可以通过激活 Nrf2/HO-1 信号通路，抑制 Dectin-1 介导的炎症反应，减少中性粒细胞浸润来降低真菌性角膜炎的炎症反应。紫苏提取物对慢性阻塞性肺疾病具有明显的治疗作用，其机制是减轻肺组织炎性细胞浸润，降低白细胞（淋巴细胞、中性粒细胞和巨噬细胞）数量和炎症介质 IL-4、IL-6、IL-17A、干扰素-γ（IFN-γ），并且抑制了 TLR4/Syk/PKC/NF-κB p65 在体内的表达和磷酸化有关[20]。紫苏叶水提物对粉尘螨（DFE）引起的小鼠皮炎也有改善作用，能抑制表皮和真皮层的增生和炎症细胞浸润，降低血清骨膜素和胸腺的胸腺活化调节趋化因子（TARC）水平，抑制脾 T 细胞的 CD_4^+/CD_8^+ 比率，从而起到治疗作用[21]。

7. 抗菌作用

紫苏叶中黄酮类物质能够抑制细菌、真菌的生长，具有抗菌作用[22]，研究发现黄酮提取物对大肠杆菌、金黄色葡萄球菌、霉菌及酵母菌均具有一定的抗菌活性。黄酮提取物对四种菌的抑制作用依次为：大肠杆菌>金黄色葡萄球菌>酵母菌>霉菌。大肠杆菌的最小抑菌浓度（MIC）、最小杀菌浓度（MBC）分别为 0.625mg/mL、1.3mg/mL，金黄色葡萄球菌的 MIC、MBC 分别为 1.25mg/mL、2.5mg/mL，酵母菌的 MIC、MBC 分别为 2.5mg/mL、4.8mg/mL，霉菌的 MIC、MBC 分别为 2.5mg/mL、5mg/mL[23]。

8. 对恶性肿瘤的作用

紫苏叶的挥发油（主要成分为紫苏醛）、紫苏酮、紫苏醇等对肿瘤细胞的增殖、侵袭、转移有明显的抑制作用，且能诱导癌细胞凋亡[24-28]。人结直肠癌裸鼠通过腹腔注射浓度为 50mg/kg 紫苏异酮，能够降低细胞克隆生成能力、减少 DNA 损伤修复，从而增加结直肠癌细胞放疗敏感性，作用机制为紫苏异酮通过 PI3K/Akt 通路抑制乏氧关键分子 HIF-1α 的蛋白表达，进而改善肿瘤的乏氧状态，降低放疗抵抗性从而促进细胞凋亡、抑制细胞增殖，调控细胞内质网应激蛋白的表达来发挥对肺癌细胞的放疗增敏作用[29]。研究表明，加入浓度为 0.01mg/mL、0.05mg/mL、1mg/mL 紫苏醇（PA）提取物能增加肺癌 A549 细胞中的凋亡蛋白 caspase-3 的活性，且随着紫苏醇的浓度升高，肺癌细胞 A549 的生长、侵袭能力，COX-2、VEGF、HIF-1α 和 NF-κB 的表达量都在不断减弱[30]。紫苏醛通过抑制 NF-κB 途径的激活和前列腺癌细胞中破骨细胞生成以抑制前列腺癌的骨转移[25]。紫苏醇通过抑制 Notch 信号通路的活性及增加被转录因子 Snail 调控的钙黏蛋白 E（E-cadherin）的表达，抑制肝癌细胞的侵袭和转移[26]。

9. 抗氧化作用

紫苏叶中提取的黄酮类物质具有良好的抗氧化活性，对 DPPH 自由基、羟基自由基清除率 IC_{50} 值分别为 0.130mg/mL、0.032mg/mL。采用超声辅助法从紫苏叶中提取花色苷，发现紫苏叶花色苷对 2,2′-联氮-双(3-乙基-苯并噻唑啉-6-磺酸)二胺盐（ABTS）自由基、羟自由基和 DPPH 自由基的清除率分别为 47.85%、51.27% 和 84.42%[31]。此外，从紫苏叶中分离得到以 β-糖苷键为主的多糖，测得其对 DPPH 自由基的 IC_{50} 值为 0.027mg/mL，表明紫苏叶多糖具有良好的抗氧化活性[32]。

10. 其他

紫苏叶对 IgA 肾病、慢性肾衰竭有改善作用[33]。紫苏叶中有效成分可通过对血管平滑肌细胞增殖的正调控，改善慢性肾衰竭[34]。紫苏油通过阻断血栓素的形成来抑制血小板聚集，从而延缓动脉壁氧化损伤后的血栓形成，起到抗凝作用[35]。紫苏精油能增加 GABAAα1 和 GABAAα2 阳性细胞的表达和蛋白水平，还增加下丘脑和大脑皮质中 GABAAα1 mRNA 和 GABAAα2 mRNA 的水平，通过 GABA 能通路发挥镇静催眠作用[36]。

【毒性作用】

给予紫苏挥发油后，各组小鼠均出现明显毒性反应，如精神萎靡，毛发蓬松，活动减少，体重减轻，甚至死亡等现象，剂量越高越明显。给药后共观察 7 天，第一天除最小剂量外均开始出现死亡，共死亡了 11 只雄鼠和 10 只雌鼠，未见性别差异。实验第 3 天后未见动物死亡，存活小鼠精神状态好转，可见紫苏叶挥发油具有较大急性毒性。解剖后可见肠黏膜大量充血、肿胀，余下脏器未见异常改变，可能与挥发油的强刺激性有关。由此可见，紫苏挥发油在用量上宜谨慎[37]。

【临床应用】

1. 治疗消化系统疾病

对 100 例肝硬化合并门静脉高压性胃病患者：对照组口服盐酸普萘洛尔，治疗组在对照组基础上加服加味紫苏陈平汤治疗。实验结果为治疗组显效 31 例，有效 14 例，无效 5 例，总有效率 90%；对照组 50 例，显效 21 例，有效 18 例，无效 11 例，总有效率 78%。两组比较差异有统计学意义，治疗组胃黏膜改善情况显著优于对照组[38]。半夏厚朴汤合左金丸加减治疗反流性食管炎，服药 1 周，症状缓解，诉大便仍黏，加陈皮 12g。服药 1 周，症状减轻，继予前方 7 剂，患者症状缓解。随访 1 月，未复发[39]。

香苏饮治疗胃下垂效果显著，香苏饮和枳术汤加味治疗证属脾虚胃痞，肝郁气滞型胃下垂 1 例，方药组成：紫苏梗 12g，炒香附、陈皮、枳实、佛手、鸡内金各 9g，炒白术、炙甘草各 6g。日一剂，分两次温服。7 剂药后胃脘痞胀及脐上下坚硬明显减轻，加炒枳壳 9g，15 剂，症状全部缓解，更以枳术丸调理[40]。

2. 治疗呼吸系统疾病

予半夏厚朴汤加减治疗慢性咽炎急性发作疗效显著，紫苏叶芳香，可宣肺疏肝，并助厚朴行气宽胸，宣通郁气。患者服药 1 周，声音嘶哑缓解，症状仍有，声音可出，继服药物 1 周，声音正常，无嘶哑，无痰，气短症状缓解。随访 2 月，未复发，疗效满意[39]。

3. 治疗泌尿系统疾病

苏叶地黄汤对治疗早中期慢性肾衰竭（CRF）疗效显著，将 68 例 CRF 患者在基础治疗同时予以苏叶地黄汤口服，结果显示，68 例患者中显效 43 例，稳定 14 例，无效 11 例，有效率为 83.80%。表明苏叶地黄汤能有效改善早中期 CRF 患者肾功能[41]。

4. 治疗其他疾病

可治疗早期妊娠流产，该方由太子参、黄芪、紫苏梗等中药组成，每日 1 剂，水煎 2 次取汁 200mL，分 2 次服下。结果表明，经 14 天治疗益气滋肾安胎方与黄体酮（对照组）临床总有效率无显著性差异，对再次流产的发生率也能起到显著的控制作用，具有一定的临床应用价值[42]。

用香苏饮治疗经期紫癜，患者月经时皮下出血，饮食不香。日 1 剂，服 5 剂后，斑块减退，疹点渐无，原方加牡丹皮 15g，继续服 2 个月，经期来时，不现紫癜[43]。

【食疗方法】

螃蟹与紫苏是餐桌上一对密不可分的绝佳伴侣。中国自古就有食蟹的传统，螃蟹、河豚等河鲜味道鲜美，但是都具有一定的毒素，而紫苏却能解鱼蟹毒，搭配紫苏不仅升华了海鲜的美妙滋味，而且祛腥排毒，使得美食者放下心来大快朵颐。

紫苏子汤团：紫苏子 300g，糯米粉 1000g。调料：白糖、猪油。将紫苏子淘洗干净，沥干水，放入锅内炒熟，出锅晾凉研碎，放入猪油、白糖拌匀成馅。将糯米粉用沸水和匀，做成一个个粉团，包入馅即成生汤团，入沸水锅煮熟，出锅即成。此汤团由紫苏子与健脾胃的糯米组成，具有宽中开胃、理气利肺的功效。适用于咳喘痰多、胸膈满闷、食欲不佳、消化不良、便秘等病症。脾胃虚弱泄泻者忌食用。

紫苏粥：紫苏叶 6g，粳米 50g，红糖适量。粳米用清水淘洗干净。砂锅内加入适量水，放入紫苏叶，煮沸 1min，去渣取汁备用。锅内加水，烧开，加入粳米煮粥，待粥熟时，再加入紫苏叶汁和红糖，搅匀即成。紫苏叶辛温，有散寒解表、行气宽中的功效。紫苏叶能扩张毛细血管，刺激汗液分泌而发汗，其浸液对流感病毒有抑制作用。紫苏叶与粳米同煮，有和胃散寒作用。此粥用于体弱婴儿，对偶感风寒易患感冒者有效。

紫苏麻仁粥：紫苏子 10～15g，火麻仁 10～15g，粳米 100g。先将紫苏子、火麻仁捣烂如泥，然后加水慢研，滤汁去渣，再同粳米煮为稀粥食用。具有润肠通便功效。适用于老人、产妇、病后等大便不通、燥结难解的患者。

【不良反应】

紫苏不适合于阴虚体虚以及糖尿病这两类人群服用。身体虚弱肠胃功能较弱者服用紫苏会出现身体排汗量加大引起身体脱水和肠胃不适造成腹泻腹痛的不良反应；紫苏含有挥发物质，糖尿病患者体服用会引起血糖升高，加重病情。

紫苏子对气虚、阴虚还有温病的患者会造成气阴两亏。紫苏子不能和鲤鱼一起食用，可能会引起皮肤出现毒疮。严重感染的患者，如果使用紫苏子会造成身体出现高热，还有虚火旺盛、血热妄行，出现皮肤出血点、牙龈出血、咽喉疼痛等症状。紫苏子会导致人体出现过敏的副作用，在临床上紫苏子的使用，最好是在医生的指导下合理使用。

【参考文献】

[1] 南京中医药大学. 中药大辞典[M]. 上海: 上海科学技术出版社, 2006: 2526.

[2] 王虹, 顾建勇, 张宏志. 紫苏提取物对 D-半乳糖衰老小鼠学习记忆障碍的改善作用[J]. 中成药, 2011, 33(11): 1859-1864.

[3] 薄敏智, 邸伟, 刘丹平, 等. 紫苏叶提取物对帕金森小鼠模型的神经行为学及氧化应激的作用[J]. 世界最新医学信息文摘, 2017, 17(74): 15-16.

[4] 周丹, 韩大庆, 王永奇. 紫苏子油对小鼠学习记忆能力的影响[J]. 中草药, 1994, 25(5): 251-252.

[5] 王亚萍, 陈锴, 符兆英, 等. 紫苏子油对衰老小鼠记忆力和对正常小鼠镇静作用的影响[J]. 中国老年学杂志, 2016, 36(7): 1544-1546.

[6] 盛艳梅. 灯盏细辛有效组分视神经保护与钙拮抗作用的相关性研究[D]. 成都: 成都中医药大学, 2005.

[7] 周勤梅, 谯明鸣, 彭成, 等. 紫苏叶挥发油舒张血管作用及其活性物质探究[J]. 天然产物研究与开发, 2019, 31(11): 1949-1953, 2000.

[8] 郑峰, 权海燕, 全吉淑, 等. 紫苏叶提取物对 3T3-L1 脂肪细胞的影响[J]. 时珍国医国药, 2018, 29(2): 281-284.

[9] 朴颖, 费宏扬, 权海燕. 紫苏叶提取物对肥胖小鼠的影响及作用机制[J]. 中华中医药杂志, 2017, 32(9): 3992-3996.

[10] Shen YE, Zhu Ming, Zhai Ming Yue, et al. Effects of Perilla frutescens leaf total flavonoid on enzyme of lipoprotein metabolism and antioxidation in hyperlipidemia rats[J]. Applied mechanics &, materials, 2014, 644-650: 5256-5258.

[11] 唐飞, 冯五文, 敖慧. 紫苏叶药理作用研究进展[J]. 成都中医药大学学报, 2021, 44(4): 93-97, 112.

[12] 梁景岩, 王英歌. 紫苏提取物抗家兔动脉粥样硬化作用研究[J]. 亚太传统医药, 2015, 11(16): 18-19.

[13] 李冲伟, 宋永, 孙庆申. 微波辅助提取紫苏多糖及保肝降酶活性的研究[J]. 中国农学通报, 2014, 30(9): 285-290.

[14] 刘蓉. 紫苏调节胃肠动力障碍大鼠肠运动功能的机理研究[D]. 天津: 天津医科大学, 2009.

[15] 岳鉴, 郝靖, 杜天宇, 等. 紫苏叶促进大鼠肠胃消化吸收作用的研究[J]. 武汉轻工大学学报, 2014, 33(1): 21-25.

[16] 冯涵. 紫苏油与虾青素联合作用调节高脂小鼠脂代谢与肠道菌群的研究[D]. 武汉: 武汉轻工大学, 2020.

[17] 薛剑, 乔晨. 紫苏叶提取物通过 AMPK/mTOR 自噬信号通路改善糖尿病肾病大鼠肾脏损伤研究[J]. 中医药学报, 2023, 51(9): 18-22.

[18] 张蕾, 郝婧玮, 景云荣, 等. 紫苏叶对高尿酸血症模型小鼠的影响[J]. 江苏农业科学, 2020, 48(12): 156-159.

[19] Uemura T, Yashiro T, Oda R, et al. Intestinal anti-inflammatory activity of perillaldehyde[J]. J Agric Food Chem, 2018, 66(13): 3443.

[20] Yuan J, Li X, Fang N, et al. Perilla leaf extract (PLE) attenuates COPD airway inflammation via the TLR4/Syk/PKC/NF-κB pathway In Vivo and In Vitro[J]. Front Pharmacol, 2022(12): 763624.

[21] Komatsu K, Takanari J, Maeda T, et al. Perilla leaf extract prevents atopic dermatitis induced by an extract of dermatophagoides farinae in NC/Nga mice[J]. Asian Pac J Allergy, 2016, 34(4): 272-277.

[22] 张婉萍, 陈婕, 王恒, 等. 紫苏叶的活性成分及生物活性研究进展[J]. 食品与发酵工业, 2023, 49(20): 361-368.

[23] 刘思佳, 邢钰彬, 星萍, 等. 紫苏黄酮抗菌活性表征[J]. 食品研究与开发, 2021, 42(23): 163.

[24] 袁芃, 牛晓涛, 宋梦薇, 等. 紫苏挥发油对人肺癌细胞的体外抑制作用研究[J]. 食品科技, 2017, 42(2): 235.

[25] Lin Z Y, Huang S, Linghu X T, et al. Perillaldehyde inhibits bone metastasis and receptor activator of nuclear factor-κB ligand (RANKL) signaling-induced osteoclastogenesis in prostate cancer cell lines[J]. Bioengineered, 2022, 13(2): 2710-2719.

[26] 马永. 紫苏醇通过 Notch 信号通路抑制肝癌细胞侵袭和转移的实验研究[D]. 南京: 南京医科大学, 2016.

[27] 王颖. 紫苏异酮对肝癌细胞的放疗增敏及其作用机制探讨[D]. 广州: 南方医科大学, 2013.

[28] Kwon S J, Lee J H, Moon K D, et al. Isoegomaketone induces apoptosis in SK-MEL-2 human melanoma cells through mitochondrial apoptotic pathway via activating the PI3K/Akt pathway[J]. International Journal of Oncology, 2014, 45(5): 1969-1976.

[29] 吴冠楠, 还向坤, 吴晓宇, 等. 紫苏异酮对人结直肠癌裸鼠移植瘤放疗增敏作用及其分子机制的初步研究[J]. 肿瘤综合治疗电子杂志, 2020, 6(2): 109.

[30] 刘行仁, 白义凤, 梁良, 等. 紫苏醇对肺癌A549细胞增殖和侵袭的抑制作用机制的研究[J]. 中国免疫学杂志, 2017, 33(6): 859.

[31] 王月, 赵彦巧, 李建颖. 超声辅助提取紫苏叶花色苷及其抗氧化活性研究[J]. 食品研究与开发, 2022, 43(4):

128-135.

[32] 张红娇. 紫苏多糖的分离纯化、结构表征及应用研究[D]. 太原: 中北大学, 2022.

[33] Makino T, Ono T, Matsuyama K, et al. Suppressive effects of Perilla frutescens on IgA nephropathy in HIGA mice[J]. Nephrol Dial Transplant, 2003, 18(3): 484.

[34] 王泽鹏, 张法荣. 基于网络药理学的苏叶黄连汤治疗慢性肾衰竭机制研究[J]. 山东中医药大学学报, 2021, 45(2): 209.

[35] Jang J Y, Kim T S, Cai J M, et al.Perilla oil improves blood flow through inhibition of platelet aggregation and Thrombus formation[J]. Lab Anim Res, 2014, 30(1): 21.

[36] Zhong Y, Zheng Q, Hu P, et al. Sedative and hypnotic effects of Perilla frutescens essential oil through GABAergic system pathway[J]. J Ethnopharmacol, 2021(279): 113627.

[37] 文莉. 湖北紫苏叶挥发油的小鼠急性毒性试验[J]. 中国药师, 2006, 9(11): 1034-1035.

[38] 惠桃, 胡静雪, 郭新建, 等. 加味紫苏陈平汤联合盐酸普萘洛尔治疗门脉高压性胃病临床研究[J]. 陕西中医, 2017, 38(5): 554-555.

[39] 刘瑶, 史雯, 林禹舜. 半夏厚朴汤的临床应用体会[J]. 名医, 2021(6): 105-106.

[40] 柴巍, 柴崑, 柴岩, 等. 柴瑞霭辨证治疗胃下垂经验举偶[J]. 山西中医, 2005, 21(3): 11-13.

[41] 孙响波, 于妮娜. 苏叶地黄汤治疗慢性肾衰竭临床观察[J]. 中医学报, 2015, 30(200): 136-137.

[42] 柳宝翠. 益气滋肾安胎方治疗早期妊娠流产临床疗效观察[J], 中国民康医学, 2013, 25(8): 54-55.

[43] 承颖亮. 香苏饮临床新用举隅[J]. 新疆中医药, 2002, 20(1): 60-61.

蒲公英

【来源】 为菊科蒲公英属植物蒲公英 *Taraxacum mongolicum* Hand.-Mazz.、碱地蒲公英、东北蒲公英、异苞蒲公英、亚洲蒲公英、红梗蒲公英等同属多种植物的干燥全草[1]。碱地蒲公英主产于东北、华北、西北、西南；东北蒲公英、异苞蒲公英主产于东北；亚洲蒲公英主产于东北、西北及内蒙古、河北、四川等地；红梗蒲公英主产于东北及内蒙古、新疆等地。黑龙江省主要分布在鸡西市所辖虎林市、密山市、鸡东县。

【性味与归经】 苦、甘，寒。归肝、胃经。

【功能与主治】 清热解毒，消痈散结。主治乳痈，肺痈，肠痈，疔疮肿毒，目赤肿痛，感冒发热，咳嗽，咽喉肿痛，胃炎，肠炎，痢疾，肝炎，胆囊炎，尿路感染，蛇虫咬伤，烧烫伤。

【药理作用】

1. 对心血管系统的作用

蒲公英对心血管系统有显著的影响。以高脂小鼠为模型，比较蒲公英酸奶与乳酸菌降糖、降脂的效果，发现蒲公英酸奶组小鼠肝组织无异常情况，且相比于单品，血糖和总胆固醇（TC）显著低于其他组[2]。蒲公英根和叶提取物可减少氧化应激和降低血清中的总胆固醇、三酰甘油、低密度脂蛋白胆固醇的水平，提高血清中高密度脂蛋白胆固醇的水平，可有效防止氧化应激相关的动脉粥样硬化，降低致动脉粥样硬化指数，限制动脉粥样硬化的程度，研究者将这种积极变化归因于菊苣酸[3,4]。

2. 对消化系统的作用

蒲公英对肝、胆、胃肠道具有保护作用。蒲公英水提物能减轻大鼠肝细胞病变程度，增强琥珀酸脱氢酶活性，提高糖原含量，降低酸性磷酸酶活性[5]。蒲公英叶治疗效果显著，可以提高肝脏和肌肉蛋白中腺苷一磷酸（AMP）活化蛋白激酶（AMPK）的活性。蒲公英叶通过 AMPK 途径，显著抑制小鼠肝脏的脂质积累，降低胰岛素抵抗和脂质。采用蒲公英治疗肥胖相关非酒精性脂肪性肝病是一种有潜力的方法[6]。蒲公英提取物可能通过抑制胃酸分泌、促进胆汁分泌[7]和引起胆囊收缩[8]而对胃肠道起到保护作用。蒲公英提取物对胃酶分泌抑制率可达 97.6%[9]。蒲公英多糖被证明具有调节肠道菌群的作用[10]，能够抑制溃疡性结肠炎合并菌群失调小鼠血清中尿酸（UA）、NO 的产生、调节正常菌群和益生菌数量，对改善林可霉素致小鼠肠道菌群失调有明显的作用[11]。

3. 对内分泌系统的作用

蒲公英提取物具有抗糖尿病活性，归功于倍半萜类、甾醇类和酚酸类物质[12-14]。通过细胞和动物实验，对蒲公英根提取物降血糖的作用进行探讨，结果证明其可以提高糖尿病小鼠的葡萄糖耐受力，并能改善小鼠血脂异常[15]。蒲公英能降低 TG 且能较明显升高 HDL-C，但对 TG 和 LDL-C 的效果并不明显，对调节脂质代谢和降血脂有一定作用[16]。

4. 对免疫系统的作用

蒲公英具有明显的免疫调节功能。蒲公英多糖纳米乳能显著提高健康小鼠胸腺、脾脏等免疫器官指数，其能够刺激机体体液免疫、细胞免疫和非特异性免疫，增强小鼠免疫力和对疾病的抵抗力[17]。蒲公英水煎液及其多糖提取物可提高巨噬细胞吞噬指数水平、小鼠抗体生成水平和巨噬细胞的吞噬率。说明蒲公英及其多糖提取物具有上调免疫功能低下机体的作用[18]。蒲公英具有明显增加小鼠脾淋巴细胞增殖的作用，对氢化可的松所致的免疫抑制有保护作用，主要作用于 T 淋巴细胞，可增强细胞免疫功能[19]。

5. 抗炎镇痛作用

蒲公英可影响促炎症介质的表达。蒲公英全株乙醇提取物能抑制小鼠 RAW 264.7 巨噬细胞内炎症因子 NO 的分泌，且不产生细胞毒性，同时抑制 IL-1β 生成，降低 iNOS、COX-2、NF-κB 等蛋白促炎基因表达，显示较高的抗炎活性，这种作用可能与木犀草素或木犀草素-7-葡萄糖苷的存在有关，木犀草素-7-葡萄糖苷通过降低诱导型一氧化氮合酶和环氧合酶的表达且不伴随酶活性的降低而发挥作用[20,21]。

构建溃疡性结肠炎小鼠模型，给予蒲公英多糖治疗，发现蒲公英多糖能降低溃疡性结肠炎合并菌群失调小鼠血清中 UA、NO 的产生，减弱炎症因子的表达，并对正常菌群和益生菌数量具有调节作用[11]。蒲公英花提取物中所含的木犀草素和木犀草素-7-O-β-D-葡萄糖苷（<20μmol/L）可下调诱导型一氧化氮合酶（iNOS）和环氧化酶 2（COX-2）的表达，在不影响酶的活性下影响一氧化氮、前列腺素 E2 和促炎症细胞因子（TNF-α 和 IL-1）的产生[22]。

6. 抗真菌作用

蒲公英抑菌谱广泛，具有明显的抗菌作用。其抗菌原理可能为抑制细胞壁、蛋白质和核物质的合成[23]，加速破坏细胞膜的完整性导致细胞通透性增加，使金属离子、蛋白质和糖类物质渗出，造成细胞代谢紊乱，从而导致细胞死亡。蒲公英全草、根、茎、叶和花均有抑菌效果，不同部位抑菌能力有所不同，运用打孔法与超高液相色谱串联质谱的分析方法，比较蒲公英根、茎叶和花三种不同部位提取物对五种不同菌种的抑制作用，醇提法对这五种菌种的抑制效果高于水提法，花提取物的抑菌效果最强，茎叶次之，根最弱[24]。蒲公英的茎对变形链球菌的抑制能力最强，而蒲公英的花和全草对黏性放线菌的抑制效果最好[25]。蒲公英水、醇提物对大肠杆菌、肺炎克雷伯氏菌、金黄色假单胞菌和金黄色葡萄球菌细菌均有抑制活性，且抑菌活性具有浓度依赖性，其中大肠杆菌对被测试的 2 种提取物最敏感，蒲公英乙醇提取物的抑菌活性高于蒲公英水提物[26]。

7. 对恶性肿瘤的作用

蒲公英可以减轻抗肿瘤药物的副作用以及作用于肿瘤微环境[27,28]。蒲公英的抗肿瘤作用机制包括通过诱导细胞凋亡、影响细胞周期而抑制肿瘤细胞的增殖、抑制肿瘤新生血管生成以及在线粒体和基因水平发挥抗肿瘤活性[29,30]。蒲公英所含的萜类化合物对肿瘤有一定抑制作用，蒲公英萜醇能对胃癌 AGS 细胞的 G_2/M 期产生阻滞作用，使胃癌细胞不能正常有丝分裂，从而使其分裂能力降低，削弱其增殖[31]。蒲公英甾醇能显著抑制人舌鳞癌细胞 CAL-27 的增殖，其机制与线粒体介导的癌细胞凋亡有关，并且促进细胞色素 C 释放和促凋亡蛋白 caspase-3 表达，并显著抑制抗凋亡蛋白 Bcl-2 的表达。蒲公英甾醇可以抑制人舌癌 CAL-27 细胞的增殖，通过促进线粒体中的细胞色素 C 快速释放到胞质中，加速促凋亡蛋白 caspase-3 和抑制抗凋亡蛋白 Bcl-2 的表达，并且随着甾醇浓度的升高，抑制效果呈上升趋势[32]。蒲公英提取物可抑制人肝癌 SMMC-7721 细胞增殖、黏附及运动[33]。蒲公英根提取物能选择性地有效诱导白血病（CMML）细胞和人 T 细胞白血病 Jurkat 细胞的凋亡和自噬，且呈时间-剂量依赖关系[34]。

8. 抗氧化

蒲公英具有良好的抗氧化活性。蒲公英叶、花提取物富含多酚、类黄酮等酚类化合物（类黄酮和香豆酸衍生物），其还原活性相当于抗坏血酸的 40%，可作为天然的抗氧化剂[35,36]。蒲公英抗氧化作用可能与其含有大量酚类化合物有关，即类黄酮和库马酸衍生物[37]。在小鼠高脂肪和高胆固醇饮食中加入含有蒲公英的混合叶菜后，小鼠的抗氧化剂水平和抗氧化酶的活性均有增加，血浆、肝脏、心脏和肾脏的脂质过氧化作用明显降低[38]。蒲公英多糖也被证明有一定的抗氧化能力，对新疆野生蒲公英分级沉淀后依次得到 4 个具有抗氧化活性蒲公英多糖样品，当多糖质量浓度为 0.5mg/mL 时，对 DPPH 自由基清除率达到 84.32%[39]。

9. 抗疲劳

蒲公英多糖对小鼠抗疲劳作用显著。检测指标包括小鼠力竭游泳时间、血清尿素氮及肝糖原。结果发现蒲公英多糖的各个剂量组均有效增强小鼠的抗疲劳效果，其中多糖浓度为 0.5g/kg 的剂量组效果最佳[40]。其抗疲劳机制为促进机体对乳酸的清除能力，促进肝糖原储备，并通过增加能量物质的储备，为机体提供更多的能量，从而发挥抗疲劳作用[41]。

10. 其他

蒲公英具有抗血栓形成的作用[42]。

【毒性作用】

蒲公英一般无毒性，但要注意副作用。

【临床应用】

1. 治疗呼吸系统疾病

选择 200 例呼吸系统感染患者并随机分为两组，包括治疗组 152 例、对照组 48 例，其中治疗组运用复方蒲公英注射液进行肌内注射。对照组运用病毒唑、头孢噻肟钠进行静脉滴注。疗程均为 3~7 天。治疗结果显示治疗组在治愈率、有效率及平均退热时间上均优于对照组，且治疗组 152 例患者均未发现不良反应。说明复方蒲公英注射液治疗呼吸系统感染，安全性高且临床疗效确切[43]。

考察蒲公英胶囊治疗孕妇急性上呼吸道感染的临床疗效。治疗组包括孕妇急性上呼吸道感染患者 78 例，采用蒲公英胶囊治疗。对照组选择 47 例患者配合双黄连口服液治疗。比较两组疗效发现，治疗组总有效率为 93.59%，显著高于对照组的 70.21%。说明蒲公英胶囊治疗孕妇急性上呼吸道感染具有显著疗效，且无明显不良反应[44]。

2. 治疗消化系统疾病

自拟方（蒲公英 24g，谷芽 10g，石斛 15g，炒白芍 10g，北沙参 10g，炙甘草 6g）可用于治疗胃脘痛，患者服药 5 剂，胃脘灼痛减轻，嗳腐止。继以原方加太子参 10g，再进 5 剂，诸症转愈[45]。

处方（蒲公英 60g，枳壳 10g，杏仁 10g，川厚朴 10g，白芍 10g，瓜蒌子 10g，大黄 10g）用于大便干燥、排便困难等症状，患者服药 3 剂，大便通畅，小便淡黄，腹胀口干臭均瘥，继以每日用蒲公英 50g、甘草 5g，浓煎代茶，连服 2 周，随访半年未发[45]。

3. 治疗免疫系统疾病

自拟方（蒲公英 30g，牡蛎 15g，夏枯草 15g，浙贝母 10g，法半夏 10g，黄芩 10g，枳壳 10g，甘草 6g）治疗瘰疬，患者颈项及两侧耳后淋巴结肿大如豆粒，个数不等，皮色不变，按之坚实，推之不动，不热不痛，舌红苔黄腻，脉滑数，服药 7 剂，瘰疬如故，但舌转淡红、苔转薄，脉滑。继以原方加减连服 2 个月，诸症悉平，随诊一年未复发[45]。

4. 治疗其他疾病

用单味蒲公英治疗流行性腮腺炎 50 例，有效率为 100%[46]。将鲜蒲公英捣烂另加鸡蛋清 1 个、白糖少许，调糊外敷治疗小儿流行性腮腺炎，并与板蓝根注射液、普济消毒饮治疗对比观察，结果治愈天数分别为 8.07 天、7.9 天、8.1 天，三者无显著差异[47]。

用单味蒲公英水煎口服法治疗产后急性乳腺炎 25 例，有效率可达 100%且无明显不良反应[48]。用单味蒲公英 60g 煎 30min 至 300mL 分 3 次口服治疗急性乳腺炎 76 例，1 周后有效率达 91.3%[49]。用新鲜蒲公英 160g，每日分 4 次煎服，连服 3 日，治疗急性乳腺炎 20 例，总有效率为 95%。本病属中医乳痈范畴。病多为肝胃不和、脉络阻塞、气滞血凝、邪毒蕴结而成肿块。乳房属阳明胃经，乳头属厥阴肝经。用蒲公英 60g，配丝瓜络 20g、赤芍 30g，每日 1 剂，水煎服，一般 3 天可愈。

以蒲公英为主组成生化公英回乳汤、公英三麦饮、公英当归芍药散三个药方，用于回乳、更年期综合征、腹痛等妇科疾病，并取得了良好的临床疗效。其中公英回乳汤（含蒲公英 30g），能使患者尽快回乳，并且使恶露消除。公英三麦饮（含有蒲公英 30g），此方治疗更年期综合征具有显著疗效。公英当归芍药散（含有蒲公英 30g），此方可以治疗妇人腹痛，有药到病除之效[50]。

用蒲公英汤治疗大面积皮肤损伤伴感染患者 30 例（男 20 例、女 10 例），其中包括四肢溃疡 22 例，腰骶部溃疡 6 例，颈部及腹部溃疡各 1 例。治疗结果痊愈 15 例，显效 10 例，有效 4 例，无效 1 例。由于蒲公英对金黄色葡萄球耐药菌株和溶血性链球菌有较强的杀灭作用，因此蒲公英汤治疗感染且脓液较多的创面具有良好疗效[51]。

用蒲公英治疗乳头状皮肤病患者 204 例（男 103 例、女 101 例），按照患者疣的形态分类，呈乳头状 178 例，扁平状 23 例，不规则丝状 3 例，所有患者均有不同程度的局部瘙痒感。治疗后，所有患者均痊愈，随访观察，未见复发，说明蒲公英治疗乳头状皮肤病方面，临床疗效显著且稳定[52]。

【食疗方法】

蒜蓉蒲公英：蒲公英 500g，蒜蓉适量。将蒲公英去杂洗净，入沸水锅焯一下，捞出放入凉水中洗净，挤干水分，切碎放盘内，撒上蒜蓉、麻油、精盐，拌匀即成。功效：有助于增强人体免疫功能，提高抗病防病能力。适用于急性乳腺炎、淋巴结炎、瘰疬（淋巴结核）、疔疮肿毒、急性结膜炎等病症。

蒲公英炒肉丝：猪肉 100g，蒲公英鲜叶或花茎 250g。将蒲公英鲜叶或花茎去杂洗净，沥水，切段。猪肉洗净切丝。油锅烧热，下肉丝煸炒，加入芡汁炒至肉熟时，投入蒲公英鲜叶或花茎段炒至入味，出锅装盘即成。功效：清热解毒，利尿散结。

蒲公英绿豆汤：蒲公英 100g，绿豆 50g。将蒲公英去杂洗净，放汤锅内，加入适量水煎煮，煎好后取滤液，弃去渣，将滤液再放入汤锅内，加入绿豆，煮至熟烂，加入白糖拌匀即成。此汤由蒲公英与绿豆相配而成，具有清热解毒、利尿消肿的功效。

蒲公英玫瑰花茶饮：蒲公英根、玫瑰花瓣各适量。挖取野生蒲公英根，洗净，切段，烘炒制成茶；野生玫瑰花瓣，洗净，自然阴干；取蒲公英根茶 2g、玫瑰花 1g，做成蒲公英玫瑰茶包即可。每天取一包，热水冲泡代茶饮。蒲公英和玫瑰花，都是药食两用的草药植物，蒲公英性质寒，而玫瑰花性质温和，二者搭配，可以中和寒性，不寒不燥。并且玫瑰花可强肝养胃、疏肝解郁，温养人的心肝血脉，二者搭配在一起，护肝养肝、排毒效果更佳。

蒲公英红枣饮：蒲公英根茎、红枣各适量。蒲公英根茎洗干净，切段；将红枣剪 7 刀，放到煲里。约 400mL 的水，把水煮开后，直接冲到已放好红枣的煲里，盖上锅盖，等 8h 后，开火，加入蒲公英根茎段，炖煮 1h 后。喝汤、吃红枣即可。蒲公英煮红枣，不仅能保护肝脏，还可以提高肝脏排毒能力。还能减少血液中的毒素含量，减少生病次数。如果脸上有斑，蒲公英泡红枣喝，有很好的帮助。

【不良反应】

蒲公英对于低血压患者、慢性肠炎患者、体寒者、过敏者都有一定的副作用，首先正常人服用蒲公英也需要适量，否则轻者引起恶心、呕吐、腹部不适的情况，严重者更是腹泻不止，如果长期大剂量服用，还会导致肾小管变窄，上皮细胞混浊、肿胀等现象。

其次对于过敏人群服用蒲公英更为危险，通常的过敏反应是浑身瘙痒，同时还会出现荨麻疹。然后接着对于脾胃比较虚弱的人，也不建议服用，因为蒲公英是一种性寒的食物会影响消化、吸收。最后不建议低血压患者服用，因为蒲公英本身含有可以降低血压的多糖，对低血压患者会出现严重的副作用，因此一定要谨慎对待。

【参考文献】

[1] 南京中医药大学. 中药大辞典[M]. 上海：上海科学技术出版社，2006: 2526.

[2] 葛艳艳, 张灵智, 崔萍, 等. 蒲公英酸奶的降糖降脂作用研究[J]. 中兽医医药杂志, 2020, 39(4): 89-93.

[3] Olas B. New Perspectives on the effect of dandelion, its food products and other preparations on the cardiovascular system and Its diseases[J]. Nutrients, 2022, 14(7): 1350.

[4] Choi U K, Lee O H, Yim J H, et al. Hypolipidemic and antioxidant effects of dandelion (Taraxacum officinale) root and leaf on cholesterol-fed rabbits[J]. International Journal of Molecular Sciences, 2010, 11(1): 67-78.

[5] 金政, 金美善, 李相伍, 等. 蒲公英对四氯化碳损伤原代培养大鼠肝细胞的保护作用[J].延边大学医学学报, 2001, 24(2): 95-98.

[6] Davaatseren M, Hur H J, Yang H J, et al. Taraxacum official (dandelion) leaf extract alleviates high-fat diet-induced nonalcoholic fatty liver[J]. Food Chem Toxicol, 2013(58): 30-36.

[7] Li Y, Chen Y, Sun-Waterhouse D. The potential of dandelion in the fight against gastrointestinal diseases: A review[J]. Ethnopharmacol, 2022(293): 115272.

[8] González-Castejón M, Visioli F, Rodriguez-Casado A. Diverse biological activities of dandelion[J]. Nutr Rev, 2012, 70(9): 534-547.

[9] 尤春来, 韩兆丰, 朱丹, 等. 蒲公英对大鼠胃酸分泌的抑制作用及其时胃酸刺激药的影响[J]. 中药药理与临床, 1994, 10(2): 23-26.

[10] 石丹, 张宇. 蒲公英多糖对小鼠肠道微生态的调节作用[J]. 微生物学免疫学进展, 2016, 44(3): 49-53.

[11] 周亚妮, 郭耀东, 刘成飞, 等. 蒲公英多糖对溃疡性结肠炎合并菌群失调小鼠肠道菌群调节及抗炎作用研究[J]. 生物医学工程与临床, 2022, 26(4): 414-419.

[12] Choi J, Yoon K D, Kim J. Chemical constituents from Taraxacum officinale and their α-glucosidase inhibitory activities[J]. Bioorg Med Chem Lett, 2018, 28(3): 476-481.

[13] Wirngo F E, Lambert M N, Jeppesen P B. The physiological effects of dandelion (*Taraxacum officinale*) in type 2 diabetes[J]. The Review of Diabetic Studies: RDS, 2016, 13(2-3): 113-131.

[14] Kim J H, Baik S H. Preparation and characterization of fermented dandelion (*Taraxacum officinale*) beverage using Lactobacillus acidophilus F46 having cinnamoyl esterase activity[J]. Food Sci Biotechnol, 2015, 24(2): 583-593.

[15] 吴亚楠, 邹辉, 刘玉茜, 等. 蒲公英根不同多糖组分的降血糖作用及调控途径研究[J]. 食品与发酵工业, 2021, 47(15): 90-97.

[16] 王月娇, 沈明浩. 蒲公英对小鼠抗疲劳和降血脂及胃黏膜损伤恢复作用的试验[J]. 毒理学杂志, 2009, 23(2): 143-145.

[17] 马红梅, 朱芸菲, 魏军, 等. 藏蒲公英多糖纳米乳对小鼠免疫机能的影响[J]. 江苏农业科学 2013, 41(1): 214-215.

[18] 宋宝辉, 念红. 蒲公英及其多糖提取物对小鼠免疫功能的调节研究[J]. 中国食物与营养, 2011, 17(10): 68-70.

[19] 凌云, 单晶, 张雅琳, 等, 中药蒲公英对小鼠脾淋巴细胞增殖的影响[J]. 解放军药学学报, 2005, 21(1): 73-74.

[20] Lis B, Olas B. Pro-health activity of dandelion (*Taraxacum officinale* L.) and its food products-history and present[J]. J Funct Foods, 2019(59): 40-48.

[21] Nan L, Choo B K. Antioxidant and anti-inflammatory effects of taraxacum hallaisanense Nakai extracts[J]. Korean J Org Agr, 2018, 26(3): 501-514.

[22] Hu C, Kitts D D. Dandelion (Taraxacum officinale) flower extract suppresses both reactive oxygen species and nitric oxide and prevents lipid oxidation in vitro[J]. Phytomedicine, 2005, 12(8): 588-597.

[23] 刘锡光, 胡远扬, 何华钧, 等. 大蒜、黄连、蒲公英对金黄色葡萄球菌作用的超微结构观察[J]. 中西医结

合杂志, 1986, 6(12): 737-739, 710.

[24] 罗利利, 薛姑美, 綦湘帆, 等. 蒲公英不同部位抑菌作用及代谢物差异 UPLC-MS/MS 分析[J]. 核农学报, 2022, 36(6): 1183-1192.

[25] 杨倩, 朱思颖, 石绍芳, 等. 蒲公英全草不同部位醇提物对致龋菌的影响[J]. 大理大学学报, 2019, 4(4): 18-21.

[26] Oseni L A, Yussif I. Screening ethanolic and aqueous leaf extracts of Taraxacum offinale for in vitro bacteria growth inhibition[J]. J Pharm Biomed Sci, 2012, 20(6): 1-4.

[27] 谭婉燕, 肖蒙. 蒲公英抗肿瘤作用研究进展[J]. 医药导报, 2017, 36(9): 1021-1023.

[28] 呼永华. 蒲公英的抗癌机理研究[J]. 西部中医药, 2018, 31(1): 132-134.

[29] 熊富良, 吴珊珊, 李心愿, 等. 蒲公英抗肿瘤活性的研究进展[J]. 中国药师, 2016, 19(7): 1363-1366.

[30] Ma P, Dong X, Swadley C L, et al. Development of idarubicin and doxorubicin solid lipid nanoparticles to overcome Pgp-mediated multiple drug resistance in leukemia[J]. J Biomed Nanotechnol, 2009, 5(2): 151-161.

[31] 谭宝, 石海莲, 季光, 等. 蒲公英萜醇和乙酰蒲公英萜醇对胃癌细胞株 AGS 细胞周期和凋亡的影响[J]. 中西医结合学报, 2011, 9(6): 638-642.

[32] 刘学超, 关键, 张国梁, 等. 蒲公英甾醇对人舌癌 CAL-27 细胞增殖的影响及机制[J]. 微量元素与健康研究, 2020, 37(2): 39-41.

[33] 母慧娟, 母珍珍, 张淑娜, 等. 蒲公英含药血清对人肝癌 SMMC-7721 细胞增殖、黏附和运动的影响[J]. 中国药师, 2019, 22(9): 1583-1586.

[34] Ovadje P, Chochkeh M, Akbari-Asl P, et al. Selective induction of apoptosis and autophagy through treatment with dandelion root extract in human pancreatic cancer cells[J]. Pancreas, 2012, 41(7): 1039-1047.

[35] Hagymási K, Blázovics A, Fehér J, et al. The in vitro effect of dandelion's antioxidants on the microsomal lipid peroxidation[J]. Phytother Res, 2000, 14(1): 43-44.

[36] 侯京玲, 周霄楠, 冯沙沙, 等. 蒲公英不同提取物抗炎效果研究[J]. 中国兽医杂志, 2017, 53(3): 64-66.

[37] 刘亦菲, 刘兆薇, 任一冉, 等. 蒲公英化学成分、药理作用研究进展及质量标志物预测分析[J/OL]. 中华中医药学刊: 1-19[2024-04-08].

[38] Kim M Y, Cheong S H, Kim M H, et al. Leafy vegetable mix supplementation improves lipid profiles and antioxidant status in C57BL/6J mice fed a high fat and high cholesterol diet[J]. J Med Food, 2009, 12(4): 877-884.

[39] 郭慧静, 陈国刚, 赵志永. 蒲公英多糖的分级醇沉及其降血糖和抗氧化活性研究[J]. 农产品加工, 2021(4): 1-5, 10.

[40] 杨晓杰, 付学鹏, 刘泽东. 蒲公英多糖抗疲劳作用研究[J]. 时珍国医国药, 2008, 19(11): 2686-2687.

[41] 胡宝生. 不同剂量蒲公英多糖对小鼠的抗疲劳作用[J]. 中国老年学杂志, 2014, 34(19): 5515-5516.

[42] 周震. 蒲公英药理研究与临床应用[J]. 光明中医, 2009, 24(9): 1801-1802.

[43] 闻萍. 复方蒲公英注射液佐治呼吸系统感染 152 例疗效观察[J]. 安徽中医临床杂志, 2002, 16(6): 459.

[44] 阮淑萍. 蒲公英胶囊治疗孕妇急性上呼吸道感染疗效观察[J]. 中国中医急症, 2009, 18(5): 680-681.

[45] 吴家瑜. 蒲公英的临床应用[J]. 中华中医药学刊, 2007, 25(12): 2646-2648.

[46] 王新, 王兰, 王洲. 单味蒲公英治疗流行性腮腺炎 50 例[J]. 中国社区医师, 2002, 18(11): 32.

[47] 曾白莹, 姜云福. 蒲公英外敷治疗小儿流行性腮腺炎疗效观察——附 150 例病例报道[J]. 湖北中医杂志, 1988(3): 18-19.

[48] 林洁, 王琴. 单味蒲公英煎剂治疗产后急性乳腺炎 25 例[J]. 实用医药杂志, 2007, 24(8): 943-943.

[49] 张宝华. 单味大剂量蒲公英治疗急性乳腺炎疗效观察[J]. 中国医学杂志, 2004, 2(7): 420-421.

[50] 桂凤云. 蒲公英在妇科的临床应用[J]. 甘肃中医, 2010, 23(7): 33-34.

[51] 黄学红, 陈珏, 沈慧玲. 蒲公英汤治疗皮肤溃疡30例[J]. 实用中医药杂志, 2006, 22(4): 238.

[52] 张志浩, 张富彬, 于丽, 等. 蒲公英治疗乳头状皮肤病204例[J]. 中医外治杂志, 2000, 9(5): 53-55.

蜂蜜

【来源】 蜜蜂科蜜蜂属动物中华蜜蜂 *Apis cerana* Fabr.或意大利蜜蜂 *A.mellifera* L.所酿的蜜糖[1]。主要分布于我国长江流域和黄河流域的大部分地区,主要有河南、山西、山东、河北、浙江、甘肃、广东、福建等省。东北地区主要分布在完达山脉、大兴安岭、小兴安岭、长白山脉,其中黑龙江省主要分布在饶河黑蜂国家级自然保护区、虎林市、宝清县等地。

【性味与归经】 甘,平。归脾、肺、大肠经。

【功能与主治】 补中,润燥,止咳,解毒。外用生肌敛疮。主治脘腹虚痛,肺燥咳嗽,肠燥便秘,疮疡,风疹,烫伤,手足皲裂。外用治疮疡不敛,水火烫伤。

【药理作用】

1. 对神经系统的作用

蜂蜜对增强记忆力以及抗阿尔茨海默病有积极的治疗作用。大量临床研究发现蜂产品在改善学习和记忆方面具有一定的积极作用。研究饲喂大蜜蜂蜂蜜对去除卵巢大鼠海马体形态和记忆功能的影响,与未经饲喂蜂蜜的去除卵巢大鼠相比,饲喂大蜜蜂蜂蜜增强了大鼠海马体 CA2、CA3 和 DG 区神经元的增殖,改善了大鼠的短期和长期记忆功能[2],且无刺蜂的蜂蜜通过调节脑衍生的神经营养因子和肌醇三磷酸酯增强了小鼠的空间记忆能力[3]。在基于秀丽隐杆线虫(CL4176)的阿尔茨海默病模型中,麦卢卡蜂蜜可通过调控热激蛋白 HSP-16.2 和转录因子 SKN-1/NRF2 通路,减少氧化应激,延缓 β-淀粉样蛋白诱导的行动麻痹,从而具有抗阿尔茨海默病的潜力[4]。

2. 对心血管系统的作用

蜂蜜对心血管有积极的保护作用。蜂蜜中有含量高又易被人体吸收的葡萄糖,能营养心肌和改善心肌的代谢功能,能使心血管舒张并改善冠状血管的血液循环[5]。蜂蜜对冠心病有良好的防治效果,亦有利于保护心脏,其作用机制是蜂蜜富含维生素、具有抗氧化性和抗菌性、对血压和血糖有双向调节作用、能促进肝脏的脂肪代谢,并且由于蜂蜜还富含葡萄糖,它能为心脏的工作提供足够的能量,有利于对心脏的保护[6]。蜂蜜对大鼠动脉粥样硬化具有预防和治疗作用,蜂蜜中的一种海藻糖可以缩小动脉斑块,可用于治疗动脉粥样硬化[7]。

3. 对消化系统的作用

蜂蜜对胃黏膜以及肛肠有很好的保护作用。蜂蜜能升高胃组织 SOD 活性、抑制 MDA 含量，通过清除氧自由基，减轻脂质过氧化来保护胃黏膜[8]，与蜂蜜本身具有消除自由基、抑制活性氧自由基活性、抗氧化应激等作用密不可分[9]。蜂蜜能显著降低模型组大鼠胃黏膜 TNF-α、IL-8、ET-1 含量，改善胃黏膜微循环，减轻胃黏膜的炎性损伤[8]。蜂蜜具有抗菌作用，且能通过提供营养、控制创面感染、抗炎、清除坏死组织、调节创面愈合相关细胞因子等途径促进创面愈合，因此蜂蜜在肛肠术后肛管创面换药中也能起到很好的作用[10]。

4. 对内分泌系统的作用

蜂蜜对高脂血症有积极的治疗作用。蜂蜜可以预防高脂血症的发生，是由于野桂花蜂蜜含有丰富的酚类化合物，而蜂蜜中的酚类化合物有抗氧化能力，能消除阴离子自由基、亚硝酸盐自由基、脂质过氧化自由基等[11]，进而降低胆固醇的堆积。

5. 对免疫系统的作用

蜂蜜免疫调控作用的关键物质可能是蜂蜜中所含的蛋白成分，主要是 Apa1 糖蛋白，因为含有该蛋白成分的金合欢蜂蜜可以刺激鼠巨噬细胞分泌 TNF-α，而脱蛋白的蜂蜜则不起作用[12]。蜂蜜在一定程度上可以缓解白细胞数目和淋巴细胞数目的升高。三聚氰胺与三聚氰酸联合攻毒时会导致白细胞数目和淋巴细胞数目显著增高，说明二者同时进入体内对白细胞和淋巴细胞产生了影响，而试验组与对照组相比没有表现出显著性差异，说明蜂蜜在一定程度上缓解了白细胞数目和淋巴细胞数目的升高[13]。

6. 对泌尿系统的作用

蜂蜜水溶液能引起肾脏皮质单核细胞趋化蛋白 1（MCP-1）、TGF-β1 因子水平升高，TNF-α 水平降低，因此蜂蜜引起的血尿酸水平升高对肾脏组织具有比较明显的损伤。蜂蜜及果糖溶液均能够引起大鼠肾小管嗜碱性病变，且蜂蜜引起肾小管嗜碱性病变程度更为严重，具有剂量依赖性。蜂蜜水溶液在引起大鼠血尿酸水平升高的同时，粪尿酸排泄减少，说明蜂蜜对肠-肾组织损伤程度大于相同浓度的果糖溶液[14]。

7. 抗炎镇痛作用

抗炎作用是蜂蜜产生伤口愈合机制的一部分，因为炎症是伤口愈合的一部分[15]。蜂蜜可以通过对核因子 κB（NF-κB）活力的抑制作用降低血清中白介素-1β（IL-1β）和 IL-6 水平，并上调 IL-10 水平，进而发挥抗炎作用[16]。细菌感染经常导致急性炎症，蜂蜜中的过氧化氢和防御素-1 等成分能直接作用于致病菌，抑制细菌生长，减轻炎症反应[17]。蜂蜜调控巨噬细胞的成熟过程和功能，在生理状态下，蜂蜜对巨噬细胞的活力和吞噬能力无抑制作用，并通过降低细胞内 caspase 活性和改善线粒体呼吸作用而抑制吞噬细胞的凋亡。然而，在脂多糖（LPS）诱导的强烈炎症反应下，蜂蜜抑制巨噬细胞的吞噬能力,并抑制单核细胞向巨噬细胞的转化,减轻炎症反应[18]。研究蜂蜜对大鼠急慢性炎症及一氧化氮生成的作用,在角叉菜胶所致大鼠炎症模型实验中,蜂蜜显著降低了大鼠后爪的肿胀程度;在棉球致大鼠肉芽肿瘤模型实验中,蜂蜜显著降低了肉芽肿瘤的重量;在甲醛所致大鼠炎症模型实验中,蜂蜜显著缓解了大鼠关节炎的症状[19]。

8. 抗真菌作用

蜂蜜具有积极的抗菌作用。在蜂蜜的所有组分中,有机酸和各种氧化酶的生物活性是蜂蜜消炎杀菌必需的物质基础,具有广谱的抗菌活性,且其抗菌活性没有产生耐药性的危险[19]。蜂蜜的非过氧化氢调节主要是通过甲基乙二醛(MGO)来发挥抗菌作用,且 MGO 含量与抗菌活性密切相关,MGO 含量越高,则抗菌效果越好[20]。蜂蜜中的咖啡酸、咖啡酸苯乙酯等多种多酚类化合物具有良好的抑制病毒 3-胰凝乳蛋白酶样蛋白酶活性的潜力,从而抑制病毒复制[21]。蜂蜜具有抗菌活性的潜在机理可能是蜂蜜中的糖、过氧化氢、甲基乙二醛、酚类化合物等化学成分能够穿透细菌生物膜从而杀灭病原菌[22,23]。

9. 对恶性肿瘤的作用

蜂蜜对部分肿瘤有比较明显的抑制作用,可作为防癌、抗癌的辅助药物用于临床。蜂蜜可防止大鼠五种类型肿瘤的转移,并能增强 5-氟尿嘧啶和环磷酰胺等化疗药物的效果[24]。在细胞水平上,蜂蜜的抗癌活性主要体现在对乳腺癌、肠癌、肝癌等癌症的干预作用,其作用机制包括免疫调节、诱导癌细胞凋亡、氧化应激稳态调节和抗增殖作用[25,26]。蜂蜜通过线粒体膜的去极化能诱导各种类型的癌细胞发生凋亡,能通过上调促凋亡蛋白和调节抗凋亡蛋白的表达,诱导结肠癌细胞凋亡,增强了 caspase-3、肿瘤抑制蛋白 p53 和促凋亡蛋白 Bax 的表达,同时下调了抗凋亡蛋白 Bcl2 的表达。麦卢卡蜂蜜能诱导 caspase-9 激活执行蛋白质 caspase-3,从而发挥其对癌细胞的凋亡作用。蜂蜜中的蜂王浆蛋白(apalbumin-1 和 apalbumin-2)有抗肿瘤属性,这些蛋白质能刺激巨噬细胞释放细胞因子如 TNF-α、IL-1 和 IL-6[27]。蜂蜜的抗癌成分具有中度抗肿瘤和显著的抗肿瘤转移作用,可增强环磷酰胺和 5-UF 的疗效,且可以减少毒性[6]。

10. 抗氧化作用

蜂蜜的抗氧化能力主要与酚酸类、黄酮类、氨基酸以及美拉德产物的含量有关[10]。荆条蜜能抑制 DNA 损伤、抑制血清脂质化,对机体中自由基的清除效果显著,提高氧自由基的吸收能力,其抗氧化作用的物质主要是酚类化合物[28]。它可以将自身的氢提供给引起脂质过氧化的自由基,从而转变成稳定的酚基自由基,抑制脂质过氧化[29]。蜂蜜中黄酮类化合物是一种重要的抗氧化成分,含量约为 20mg/kg,主要是以糖苷和配基形式存在[6],比较了 4 种百花蜜的乙醚提取物和水提物,乙醚浸取法能提取出较多的黄酮类化合物，有利于细胞膜氧化还原酶对人体红细胞细胞外的铁氰化物进行清除[30]，故具有很好的抗氧化作用。蜂蜜中脯氨酸的含量和自由基清除能力显著相关，因此蜂蜜清除自由基的能力还与脯氨酸的含量密切相关[31]。

11. 其他作用

蜂蜜具有促进组织再生、治疗创面的作用[10]。蜂蜜可通过提供创面营养、控制创面感染、抗炎、清除坏死组织、调节创面愈合相关细胞因子等多条途径促进创面愈合[32,33]。用蜂蜜治疗的白兔角膜上皮愈合情况比对照组（生理盐水滴眼）的效果显著，且角膜水肿的消退情况也非常显著[34]。生蜂蜜敷料换药后可起到清除坏死组织、控制感染、促进肉芽生长及创周上皮扩张效果[35]。蜂蜜还能够增强机体免疫功能、促进糖代谢、解毒[6]。增强机体免疫功能是通过增强体液免疫功能来实现的。促进糖代谢发现给家兔口服或静脉注射蜂蜜均可以迅速促进家兔体内糖原的形成，肝细胞对蜂蜜的摄取最好，且不易引起高血糖。解毒作用，蜂蜜以多种形式使用可以明显地减弱乌头碱的毒性，且以水煎液效果最好。蜂蜜口服还可以明显改善酒精中毒的症状，具有解酒毒的作用[36]。

【毒性作用】

对天然存在于蜂蜜中的蔗糖异构体松二糖的急性毒性进行检测，松二糖染毒ICR 小鼠未见急性毒性表现，食水消耗量和脏器系数未见异常，$LD_{50}>10g/(kg \cdot bw)$，而针对蜂蜜在加热、保存过程中形成的非天然存在的化合物 5-羟甲基糠醛（5-HMF）的研究，发现 5-HMF 含量受蜂蜜本身的理化特性（pH、含水量、总酸度和矿物质含量）、花卉来源以及储存容器等因素影响，5-HMF 大鼠经口 LD_{50} 为 2.5g/（kg·bw），且在鼠伤寒沙门氏菌回复突变试验中表现出致突变性[37,38]。蜂蜜小鼠急性经口毒性半数致死剂量（LD_{50}）及 95%可信区间：雌性小鼠 LD_{50} 92.6g/（kg·bw）[63.6～135.0g/（kg·bw）]；雄性小鼠 LD_{50} 92.6g/（kg·bw）[57.0～150.0g/（kg·bw）]。哺乳动物红细胞微核试验、体外哺乳类细胞 TK 基因突变试验、细菌回复突变试验结果均为阴性，依据食品安全国家标准，蜂蜜小鼠急性毒性分级判定为实际无毒，未见明显的急性毒性及致突变性[39]。

【临床应用】

1. 治疗神经系统疾病

将 62 例心脏神经症患者随机分为对照组和治疗组，治疗组在原用药基础上辅以蜂蜜口服，结果显示治疗组治愈率显著提高[40]。

2. 治疗心脑血管疾病

静脉炎是由于血管内壁受到不同因素的刺激使血管壁发炎，出现静脉局部疼痛、红肿、水肿的现象，严重者局部静脉呈条索状，甚至出现硬结的炎性改变。采用浓绿茶加蜂蜜与如意金黄散混合外敷治疗静脉炎，疗效显著[41]。用中药五黄散加蜂蜜外敷治疗 50 例静脉炎患者，治疗后沿患处静脉走向的皮肤红、肿、热、痛等症状消退，静脉无压痛，血管变软，弹性恢复[42]。

3. 治疗消化系统疾病

六神丸联合蜂蜜治疗 132 例有口腔溃疡的手足口病患儿，在对照组基础上，将六神丸碾成细粉末，用炼制的熟蜂蜜按 1∶1 的比例调匀成稀糊状，均匀涂于溃疡表面，每日 3 次，总有效率达 90.9%。

患者，男，44 岁，蒙古族，主因"吞咽困难 7 个月，伴不能进食 2 周"门诊以"食管溃疡出血"收入院。患者因长期进食烈酒等辛辣刺激性食物，7 个月前开始出现吞咽困难，伴胸骨后烧灼感，静脉注射相关药物（具体药名剂量不清）治疗 10 余天后，患者吞咽困难、胃灼烧等症状好转，能正常进食。出院后无特殊治疗，于 2 周前又一次喝酒后进食羊肉，病情复发，不能进食来我科就诊。患者神清语利、面色苍白、食欲差、睡眠可、无恶心呕吐及消瘦、稍乏力、二便正常。入院后根据病情静脉滴注注射用泮托拉唑钠 80mg，1 次/天，共 3 天；参芪扶正注射液 250mL，1 次/天，共 3 天。同时给予华蟾素胶囊去掉胶囊壳，把里面的药物 0.5g 与蜂蜜 1 小勺（约 5g）搅拌在一起口服，3 次/天。治疗后第 3 天开始患者吞咽困难明显好转，能进半流食，烧心症状消失，乏力有所好转。连续治疗 10 天，患者面色红润，吞咽困难、烧心、乏力等症状均消失，能正常饮食，出院[43]。

4. 治疗呼吸系统疾病

采用蜂蜜治疗有上呼吸道感染史且出现持续性咳嗽的患儿，每日取 1 汤勺蜂蜜溶于 100mL 温水中，令患儿饮服，发现其能缓解咳嗽症状，尤其在改善夜间咳嗽症状方面疗效突出。

可治疗干燥性鼻炎，蜂蜜有清热、止痛、解毒、滋润的效果。采用纯蜂蜜治疗小儿干燥性鼻炎患者，以 1∶2 的比例稀释成蜂蜜水进行点鼻治疗，有效率达 88.2%，效果显著，且依从性高[44]。

5. 治疗其他疾病

蜂蜜可治疗眼科疾病，将磺胺醋酰钠置于无菌乳钵中研细，加蜂蜜搅拌成细腻糊状，经含量测定、细菌检测后分装配得 10%磺胺醋酰钠蜂蜜眼药，用于治疗各种角膜炎、角膜溃疡、化学伤、机械伤等，均取得了较好的疗效，且无不良反应[45]。

蜂蜜可治疗骨科疾病，将 40 例膝骨关节炎患者随机分为治疗组和对照组，对照组给予蛋黄调配的维药阿萨润霜，治疗组给予蜂蜜调配的维药阿萨润霜，全部受试者均未出现全身不良反应，且治疗组疗效同对照组，但治疗组作用时间更久、安全性更好[46]。

运用蜂蜜水配合补中益气丸内服治疗 80 例老年便秘患者，蜂蜜联合补中益气丸组的总有效率达 87.5%，单用蜂蜜水组总有效率为 60%，说明蜂蜜有增加肠蠕动的作用，对于通便具有积极的作用[47]。

【食疗方法】

蜂蜜核桃肉：蜂蜜 1000mL，核桃肉 1000g，核桃肉捣烂，调入蜂蜜，和匀。每次服食 1 匙，每日 2 次，温开水送服。适宜于虚喘症。

蜂蜜雪梨水：取雪梨 1～2 个，削皮去核切块，放入炖盅内，加少许凉白开，置锅内用文火隔水炖约 1 小时，取出待凉后加入 2 勺左右的蜂蜜搅匀即可喝水吃梨肉，可达到清燥润肺的功效；缓解秋燥引起的口干、口渴、咽干等症。

蜂蜜萝卜汁：取白萝卜 400g，洗净，去皮切碎，用洁净纱布包好榨汁，每次取 60mL 加蜂蜜一匙调匀吞服，每日 3 次，连服 3～5 日，对便秘者疗效较好。

蜜酥粥：蜂蜜适量，酥油 30g，粳米 50g。先将粳米加水煮粥，入酥油及蜂蜜，稍煮。适宜于阴虚劳热、肺痨咳嗽、消渴、肌肤枯槁、口疮等。

油煎鸡蛋蘸蜂蜜：鸡蛋 1～2 个，蜂蜜 1～2 匙。油煎鸡蛋，趁热加入蜂蜜，立即进食，连食 2～3 个月。适宜于小儿支气管哮喘。

蜂蜜萝卜：取鲜白萝卜洗净，切丁，放入沸水中煮沸捞出，控干水分，晾晒半日，然后放锅中加蜂蜜 150g，用小火煮沸调匀，晾冷后服食。适用于消化不良、反胃、呕吐、干咳少痰等。

蜂蜜鲜藕汁：取鲜藕适量，洗净，切片，压取汁液，按 1 杯鲜藕汁加蜂蜜 1 汤匙比例调匀服食。每日 2～3 次。适用于热病烦渴、中暑口渴等。

鲜百合蜂蜜：鲜百合 50g，蜂蜜 1～2 匙。鲜百合放碗中，加蜂蜜拌和，上屉蒸熟。睡前服，适宜于失眠患者常食。

芹菜蜜汁：鲜芹菜 100～150g，蜂蜜适量。鲜芹菜洗净捣烂绞汁，与蜂蜜同炖温服。每日 1 次。适宜于肝炎患者饮用。

蜂蜜首乌丹参汁：制何首乌、丹参各 15g，蜂蜜 15mL。制何首乌、丹参水煎去渣取汁，调入蜂蜜，每日 1 剂。适宜于动脉硬化、高血压者。

【不良反应】

蜂蜜中的葡萄糖和果糖属于单糖，可直接被人体吸收入血。如果一次进食蜂蜜量大，就可使血糖快速上升。长时间过量食用蜂蜜，会导致胰岛素分泌不足，易引发糖尿病。还有蜂蜜含铅，虽然含量很低，但铅元素必定对人体健康是有害的，损伤记忆。

蜂蜜不能同感冒药同服，以免影响药物的治疗作用。蜂蜜还影响身体对对乙酰氨基酚的吸收。泰诺、快克、感立克、感冒清等感冒药都含有对乙酰氨基酚，遇到蜂蜜水后容易形成一种复合物，影响机体对对乙酰氨基酚的吸收。凡含蜂蜜的中成药（如止咳糖浆、川贝枇杷膏等）都不宜和上述感冒药同服。

蜂蜜和豆浆不宜一起冲吃，豆浆蛋白质比牛奶还高，而蜂蜜主要含有葡萄糖和果糖，还含有少量有机酸，两者冲兑时，有机酸与蛋白质结合产生变性沉淀，不能被人体吸收。

【参考文献】

[1] 南京中医药大学. 中药大辞典[M]. 上海：上海科学技术出版社, 2006: 2526.

[2] Rahbi B, Zakaria R, Othman Z, et al. Tualang honey supplement improves memory performance and hippocampal morphology in stressed ovariectomized rats[J]. Acta Histochemica, 2014(116): 79-88.

[3] Mustafa M Z, Zulkifli F N, Fernandez I, et al. Stingless bee honey improves spatial memory in mice, probably associated with brain-derived neurotrophic factor (BDNF) and Inositol 1,4,5-triphosphate receptor type 1 (*Itpr1*) genes[J]. Evid Based Complement Alternat Med, 2019(2019):8258307.

[4] Navarro-Hortal M D, Romero-Márquez J M, Muñoz-Ollero P, et al. Amyloid β-but not Tau-induced neurotoxicity is suppressed by Manuka honey via HSP-16.2 and SKN-1/Nrf2 pathways in an in vivo model of Alzheimer's disease[J]. Food Funct, 2022, 13(21): 11185-11199.

[5] 王春华. 蜂蜜的医疗保健功效[J]. 中国蜂业, 2012, 63(4): 29-30.

[6] 吴国泰, 武玉鹏, 牛亭惠, 等. 蜂蜜的化学、药理及应用研究概况[J]. 蜜蜂杂志, 2017, 37(1): 3-6.

[7] 美研究显示海藻糖有助治疗动脉粥样硬化[J]. 中国食品学report, 2017, 17(6): 89-89.

[8] 梁璐璐. 蜂蜜对急性酒精中毒大鼠胃黏膜损伤的保护作用及其机制的初步研究[D]. 广州：广东药学院, 2016.

[9] 王远, 贾歌, 王萌, 等. 蜂蜜抗氧化活性研究进展[J]. 食品与发酵工业, 2014, 40(7): 111-114.

[10] 谢文闻, 童越敏, 何微莉, 等. 蜂蜜保健和药理作用研究进展[J]. 中国食物与营养, 2012, 18(10): 58-63.

[11] 穆雪峰, 徐响, 孙丽萍, 等. 蜂蜜中酚类物质及其抗氧化活性研究进展[J]. 食品科学, 2011, 32(21): 278-282.

[12] Majtán J, Kovácová E, Bíliková K, et al. The immunostimulatory effect of the recombinant apalbumin 1-major honeybee royal jelly protein-on TNF-α release[J]. International Immunopharmacology, 2006, 6(2): 269-278.

[13] 董俏, 陈欣, 李文, 等. 蜂蜜对三聚氰胺与三聚氰酸攻毒小鼠免疫细胞的调节作用研究[J]. 沈阳农业大学学报, 2017, 48(1): 35-41.

[14] 许秀荷, 何晓丽, 周佳顺, 等. 蜂蜜对大鼠血尿酸水平及肾损伤研究[J]. 中国临床药理学与治疗学, 2023, 28(7): 743-750.

[15] Owoyele V B, Adenekan T O, Soladoye O A. 蜂蜜对炎症模型大鼠的抗炎作用及对一氧化氮生成的影响(英文)[J]. 中西医结合学报, 2011, 9(4): 447-452.

[16] Navaei-Alipour N, Mastali M, Ferns G A, et al. The effects of honey on pro- and anti-inflammatory cytokines: A narrative review[J]. Phytother Res, 2021, 35(7): 3690-3701.

[17] Almasaudi S. The antibacterial activities of honey[J]. Saudi J Biol Sci, 2021, 28(4): 2188-2196.

[18] Afrin S, Gasparrini M, Forbes-Hernández T Y, et al. Protective effects of Manuka honey on LPS-treated RAW 264.7 macrophages. Part 1: Enhancement of cellular viability, regulation of cellular apoptosis and improvement of mitochondrial functionality[J]. Food Chem Toxicol, 2018(121): 203-213.

[19] 王馨悦, 龚明, 曹春芽, 等. 地龙、蜂蜜抗皮肤炎症研究概述[J]. 中医药导报, 2015, 21(15): 104-105, 108.

[20] 周帆, 陈碧霄, 杨淼, 等. 蜂蜜中抗菌活性成分研究进展[J]. 现代食品, 2020, 6(11): 6-7.

[21] Hashem H. IN silico approach of some selected honey constituents as SARS-CoV-2 main protease (COVID-19) inhibitors[J]. Eurasian Journal of Medicine and Oncology, 2020(4): 196-200.

[22] Kwakman P H S, Velde A A, de Boer L, et al. How honey kills bacteria[J]. FASEB J, 2010, 24(7): 2576-2582.

[23] Bouzo D, Cokcetin N N, Li L, et al. Characterizing the mechanism of action of an ancient antimicrobial, Manuka honey, against Pseudomonas aeruginosa using modern transcriptomics[J]. mSystems, 2020, 5(3):106-120.

[24] 李士骧. 蜂蜜的化学构成及微量元素[J]. 中国养蜂, 2000, 51(6): 38-39.

[25] Afrin S, Haneefa S M, Fernandez-Cabezudo M J, et al. Therapeutic and preventive properties of honey and its bioactive compounds in cancer: An evidence-based review[J]. Nutr Res Rev, 2020, 33(1): 50-76.

[26] Cianciosi D, Forbes-Hernández T Y, Ansary J, et al. Phenolic compounds from Mediterranean foods as nutraceutical tools for the prevention of cancer: The effect of honey polyphenols on colorectal cancer stem-like cells from spheroids[J]. Food Chem, 2020(325): 126881.

[27] 陈伊凡, 胡福良. 蜂蜜抗癌作用机理[J]. 蜜蜂杂志, 2014, 34(12): 9-10.

[28] 王远. 荆条蜜的理化性质及其抗氧化活性研究[D]. 西安: 西北大学, 2015.

[29] 曹炜, 卢珂, 陈卫军, 等. 不同种类蜂蜜抗氧化活性的研究[J]. 食品科学, 2005, 26(8): 352-356.

[30] 顾雪竹, 李先端, 钟银燕, 等. 蜂蜜的现代研究及应用[J]. 中国实验方剂学杂志, 2007, 13(6): 70-72.

[31] Saxena S, Gautam S, Sharma A. Physical, biochemicaland antioxidant properties of some Indian honeys[J]. Food Chem, 2009, 5(1): 391-397.

[32] Tonks A, Cooper R A, Price A J, et al. Stimulation of TNF-alpha release in monocytes by honey[J]. Cytokin, 2001, 14(4): 240-242.

[33] Tonks A, Cooper R A, Jones K P, et al. Honey stimulates inflammatory cytokine production from monocytes[J]. Cytokine, 2003, 21(5): 242-247.

[34] 詹行楷, 赵建浩, 辜春绒, 等. 消毒蜂蜜治疗碱性角膜烧伤的动物实验研究. 中国热带医学, 2006, 6(2): 319-320.

[35] 潘文东, 文大江, 吴婷, 等. 生蜂蜜治疗难愈创面的临床研究. 西南军医, 2010, 12(3): 193-194.

[36] 郭冬生. 蜂蜜应用的相关进展[J]. 中国蜂业, 2010, 61(8): 43-44.

[37] 刘自平. 蜂蜜中毒性成分的研究[J]. 赤峰学院学报: 自然科学版, 2013, 29(7): 26-27.

[38] Islam M N, Khalil M I, Islam M A, et al. Toxic compounds in honey[J]. J Appl Toxicol, 2014, 34(7): 733-742.

[39] 聂燕敏, 张维, 李子南, 等. 药食同源物质蜂蜜急性毒性和致突变性研究[J]. 毒理学杂志, 2023, 37(2): 115-120.

[40] 黄金书. 蜂蜜辅助治疗中学生心脏神经官能症疗效观察[J]. 现代中西医结合杂志, 2007, 16(16): 2213-2214.

[41] 刘永芳. 浅析浓绿茶加蜂蜜与如意金黄散混合外敷治疗静脉炎的疗效观察[J]. 中国民间疗法, 2017, 25(10): 24-25.

[42] 党保玲, 汤文英, 刘丹凤. 五黄散加蜂蜜外敷治疗静脉炎效果观察[J]. 白求恩医学杂志, 2015, 13(1): 108-109.

[43] 王斯日古冷. 华蟾素胶囊联合蜂蜜治疗食管溃疡出血1例[J]. 中国中西医结合消化杂志, 2019, 27(12): 950-951.

[44] 王素琴. 蜂蜜水治疗小儿干燥性鼻炎的临床观察[J]. 大家健康: 学术版, 2015, 9(11): 99-100.

[45] 肖克来提, 郭美玲. 蜂蜜眼药的制备及含量测定[J]. 中国民族医药杂志, 2003, 9(1): 36.

[46] 徐菁, 程少丹, 黄仲义, 等. 蜂蜜与蛋黄调配的维药阿萨润霜治疗膝骨关节炎的对比研究[J]. 风湿病与关节炎, 2012, 1(6): 5-7.

[47] 胡凤君. 补中益气丸加蜂蜜对老年便秘患者疗效观察[J]. 中国民康医学, 2014, 26(3): 93-94.

薤白

【来源】本品为百合科植物小根蒜 *Allium macrostemon* Bge.或薤 *Allium chinense* G.Don 的干燥鳞茎[1]。主要分布于我国东北、湖北、河北、广西、江苏等地[2]。

【性味与归经】辛、苦，温。归心、肺、胃、大肠经。

【功能与主治】通阳散结，行气导滞。用于胸痹心痛，脘腹痞满胀痛，泻痢后重。

【药理作用】

1. 对心血管系统的作用

冠心病大鼠腹腔注射不同剂量的薤白皂苷后，血清中 LDH、CK-MB、cTnI 水平均显著低于模型对照组，纤维蛋白原的扩散面积较模型组也明显下降，同时 ADP 诱导的血小板 PI3K 表达和 Akt 磷酸化受到抑制，薤白皂苷减轻大鼠心肌细胞损伤的作用可能是通过抑制体内外血小板 PI3K/Akt 信号通路来抑制 ADP 诱导的血小板聚集来实现[3]。

薤白提取物能延长异丙肾上腺素作用的小鼠常压缺氧存活时间，对抗垂体后叶素所致的大鼠急性心肌缺血作用，并能明显保护缺血再灌注引起的大鼠心肌的损伤[4]。薤白提取物可有效保护束缚应激所致抑郁状态导致的血管内皮结构和分泌功能损伤，可通过增强介导舒血管作用的 5-HT1D mRNA 和蛋白表达，抑制介导缩血管作用的 5-HT2A mRNA 和蛋白表达，从而对抑郁状态大鼠血管内皮功能发挥保护作用[5]。

薤白可以改善气滞型大鼠血管内皮损伤，起到保护血管内皮免受损伤的作用。与模型组相比，薤白组血管环氧合酶-2（COX-2）和诱导型一氧化氮合酶（iNOS）的蛋白含量降低，两者的相互作用减弱，且血管内皮的病理损伤明显减轻。其作用机制可能与升高 COX-2 和 iNOS 蛋白含量有关[6]。薤白能舒张已被氯化钙（$CaCl_2$）、氯化钾（KCl）和去甲肾上腺素（NE）收缩的兔主动脉条，使 NE、KCl、$CaCl_2$ 的剂量-效应曲线非平行右移，最大效应降低，其松弛血管平滑肌的作用不依赖于阻断 α-受体或 β-受体，而是通过阻断钙通道实现[7]。

瓜蒌薤白白酒汤对家兔心肌缺血再灌注损伤的心肌有保护作用，其机制可能与抑制 MDA 的生成有关，但不能增强 SOD 的活性，低剂量药物组疗效优于高剂量组[8]。

瓜蒌薤白半夏汤，能通过多个靶点和多条通路抑制 IL-6、IL-1β 和 TNF-α 水平，从而发挥抗动脉粥样硬化（AS）作用[9]。

加减瓜蒌薤白半夏汤能减少再灌注损伤导致的细胞凋亡，其机制之一可能与提高血浆 SOD 活性，减少脂质过氧化反应，下调 Bax 蛋白表达，上调 Bcl-2 蛋白表达有关[10]。

2. 对呼吸系统的作用

薤白能下调豚鼠哮喘模型血清中 IL-6、血栓素 B_2（TXB_2）的水平，以及 TXB_2/6-Keto-$PGF_{1\alpha}$ 的比值，上调 6-酮-前列腺素 $F_{1\alpha}$（6-Keto-$PGF_{1\alpha}$）水平。薤白平喘作用机制可能通过抑制炎症反应，缓解慢性炎症，进而缓解支气管平滑肌痉挛[11]。

瓜蒌薤白汤能明显减轻平阳霉素所致的大鼠肺泡炎及纤维化程度，抑制支气管肺泡灌洗液中层粘连蛋白、Ⅲ型前胶原含量的增高。其作用机制可能与瓜蒌薤白汤提高肺组织及血清中超氧化物歧化酶（SOD）的活力，清除下呼吸道上皮层慢性炎症过程中产生过多的自由基有关[12]。

3. 对内分泌系统的作用

薤白类固醇样结构的化合物作用于高脂肪饮食喂养患有高血糖、高脂血症及内脏肥胖的 C57BL/6 小鼠，能轻度或中度抑制高脂肪饮食喂养的 C57BL/6 小鼠的血糖、肝糖、血清总胆固醇及内脏脂肪堆积。其降血糖作用可能与增加胰岛素敏感性有关，而减肥作用可能与提升内脏脂肪细胞总脂酶活性、上调过氧化物酶体增殖物扩散激活受体-γ2 的表达有关[13]。

4. 对免疫系统的作用

薤白挥发油可以提高 S180 荷瘤小鼠免疫功能的调节作用。S180 荷瘤小鼠腹腔注射薤白挥发油、大蒜油、环磷酰胺（CPA）、生理盐水，连续 10 天。结果薤白挥发油能够明显抑制肿瘤的生长，抑瘤率为 60.86%；与 CPA 组、对照组相比能够使荷瘤小鼠的脾脏指数明显增加，巨噬细胞吞噬率明显提高，脾细胞增殖指数明显升高；与大蒜油组相比，各项指标均无显著性差异。其作用机制可能与抑制体内肿瘤生长有关[14]。

薤白能提高小鼠免疫力，可能促进巨噬细胞分泌 1L-1、1L-2、TNF 等细胞因子的活性、增强对自然杀伤细胞的毒性作用，即增强机体非特异性免疫功能，同时增强机体的特异性免疫功能[15]。

薤白能使环磷酰胺造成的小鼠免疫功能抑制的动物模型的胸体、脾体系数恢复至正常水平，使受抑制的中枢淋巴器官和外周淋巴器官的功能得以恢复，并有升高趋势。薤白还可以使受免疫抑制小鼠的血清半数溶血值恢复至阴性水平，使小鼠受抑制的体液免疫功能得到恢复[16]。

5. 抗菌作用

薤白水浸提取物具有广泛的抑菌能力，在较高浓度下，浸提物抑菌能力较强，随着稀释倍数增大，其抑菌能力依次减弱；另外，抑菌能力在菌间差异较大，其对金黄色葡萄球菌抑制作用最强，对沙门氏菌的抑制作用最弱[17]。

薤白乙醇提取物对大多数细菌都有抑菌作用，且抑菌能力受温度和 pH 值的影响较大，在 50～60℃时抑菌活性最强，大于 100℃时开始下降；在中性及其附近抑菌活性较强，随酸性和碱性的增强，抑菌活性逐渐下降[18]。

小根蒜汁对革兰阳性和阴性细菌、啤酒酵母菌及霉菌均有明显的抑制作用，且最低抑菌浓度（MIC）较低，对细菌和霉菌的抑制效果分别为：金黄色葡萄球菌>枯草芽孢杆菌>大肠杆菌>普通变形杆菌>四联球菌>产气肠杆菌>八叠球菌；绿色木霉>米曲霉>匍枝根霉>橘青梅；121℃湿热处理 25min 后小根蒜汁的抑菌效应下降趋势不明显，说明小根蒜汁具有良好的热稳定性；同时发现抑菌活性物质在鳞茎及蒜苗中均有分布，且鳞茎的抑菌活性高于蒜苗[19]。

6. 对恶性肿瘤的作用

薤白皂苷通过 Hep G2 细胞中的线粒体介导途径诱导 G_2/M 细胞周期阻滞和凋亡[20]；薤白总皂苷有显著的抑制 HeLa 细胞增殖和诱导凋亡作用，其作用机制可能与其降低 HeLa 细胞线粒体膜电位，上调 Bax mRNA 表达，下调 Bcl-2 mRNA 表达以及增强 caspase-9 和 caspase-3 的活性有关[21]；macrostemonoside A 则可通过诱导 ROS 产生来抑制结直肠癌细胞的生长并诱导细胞凋亡[22]。

薤白挥发油在体内外对 S180 和 H22 均有抑制作用，能够破坏细胞核、细胞器，直接作用于肿瘤细胞，并促进细胞 wtp53 基因 mRNA 表达，诱导细胞凋亡。而且对腹水型肉瘤（S180）和腹水型肝癌（H22）小鼠的肿瘤生长有明显的抑制作用，高剂量组抑瘤率分别为 60.86%、52.99%[23]；薤白挥发油呈剂量依赖性诱导人胃癌细胞 SGC-7901 凋亡，促进 p53 蛋白表达可能是其作用途径之一[24]。

薤白凝集素（糖蛋白）也具有抗癌作用，通过上调 caspase-3 和 Bax 蛋白的表达从而诱导人肝癌 Hep-3B 细胞凋亡，约 60μg/mL 薤白凝集素对 Hep-3B 细胞的抑制率达 50%[25]。

薤白 40%醇沉多糖组分 AMP40-2 对人肺癌细胞 A549 的生长具有一定的抑制作用，AMP40-1 和 AMP40-2（400μg/mL）对人胃癌细胞 BGC-823 作用 72h 后，抑制率分别达到 85.95%和 52.63%[26]。

网络药理学预测得到薤白中 macrostemonoside E、N-香豆素酰酪胺、槲皮素等 11 个治疗肺癌的有效成分和有效靶点 30 个，并推断其作用机制可能与 AGE-RAGE、PI3K-Akt 等信号通路有关，且 JUN、MAPK1、MAPK3 等靶点基因可能起着关键性的作用[27]。

7. 抗氧化作用

薤白总皂苷对 DPPH、$O_2^{-}\cdot$、·OH 自由基的清除率分别达 77.30%、95.95%和 91.96%，其抗氧化能力随着浓度的增加呈逐渐增强的趋势，且薤白叶片的总皂苷在一定浓度下抗氧化能力强于鳞茎[28]。薤白总皂苷能够提高体内抗氧化能力，高剂量组（200mg/kg）大鼠血清中 GSH-Ps、SOD 水平分别升高 25%、23%，且显著降低 MDA 水平[29]。

薤白多糖半纯品（PAM）及 3 种精制多糖（Ⅰb，Ⅱa 和Ⅲ′）具有体外抗氧化活性。PAM 具有抗羟基自由基（·OH）和超氧阴离子（$O_2^{-\cdot}$）的双重功效，且呈剂量依赖关系；3 种精制多糖清除·OH 和 $O_2^{-\cdot}$ 的活性较弱，且程度均不相同[30]。

薤白乙醚提取物及其原汁对·OH 具有清除作用，并能保护 DNA 的氧化损伤，作用强度与浓度存在正比关系[31]。

薤白原汁能提高氧应激态大鼠血清的 SOD 和过氧化氢酶（CAT）的活性，对 T 淋巴细胞有保护作用，能抑制血清过氧化脂质形成，且对 Fenton 反应生成的羟自由基也有清除作用，并能使大鼠血清抗坏血酸自由基自旋浓度降低，使血清发光最大值和积分值均显著降低[32]。

8. 其他作用

薤白呋甾皂苷具有抑制二磷酸腺苷（ADP）诱导的人类血小板聚集、抑制 P-蛋白和整合素 β-3 表达的作用，同时抑制钙动员，大幅度减少磷酸化 Akt 的蛋白表达，从而达到抑制血小板活化聚集的作用[33]。

薤白苷 E 和 F 均能不同程度地抑制 ADP 诱导的血小板聚集。其中薤白苷 F 的 IC_{50} 为 0.020mmol/L，作用较强，其抑制作用强于阿司匹林 50 倍左右[34]。

薤白水提物具有抗抑郁活性，其作用机制可能与脑神经再生及脑源性神经营养因子的释放有关[35]。

【毒性作用】

小白鼠灌胃给药，薤白及其复方的口服半数致死量均大于各自临床常用量的 100 倍，毒性很低。测得小鼠腹腔注射的半数致死量为薤白（70.12±3.49）g/kg，复方（48.72±1.79）g/kg，毒性顺序为复方大于薤白，腹腔注射的中毒症状相似。均见活动减少、四肢乏力、软瘫、抽搐[36]。

【临床应用】

1. 治疗心血管系统疾病

将 66 例窦性心动过缓患者随机分为两组，治疗组和对照组。治疗组服用瓜蒌薤白半夏汤，每日 1 剂，早晚分服；对照组服用阿托品 0.3～0.6mg，每日 3 次。结果治疗组显效率为 80.0%，总有效率为 97.1%；对照组显效率为 41.9%，总有效率为 67.7%[37]。

瓜蒌薤白桂枝汤治疗慢性心功能不全 128 例，心功能Ⅱ级 43 例有效率达 100%；心功能Ⅲ级 62 例中有效率 90.3%；心功能Ⅳ级 23 例中总有效率 86.7%。而对照组（32 例）各项指标治疗前后无明显差异[38]。

瓜蒌薤白温心口服液治疗小儿病毒性心肌炎 32 例，症状总有效率 97.36%，心电图复常率 47.37%，改善率 36.66%，以及各种心肌酶复常率均显著高于对照组[39]。

瓜蒌薤白半夏汤（瓜蒌 15g、薤白 9g、半夏 9g、桑白皮 10g、水菖蒲 12g、葶苈子 12g、茯苓 9g）治疗慢性肺源性心脏病 50 例，治愈 32 例，占 64%，明显好转 16 例，占 32%，无效 2 例，占 4%，总有效率为 96%。18 例随访 5 年以上病情稳定，无复发现象，现不服它药[40]。

冠心病心绞痛患者 90 例，随机分成两组，治疗组和对照组各 45 例，对照组给予吸氧、阿司匹林肠溶片、硝酸酯类、β-受体阻滞剂和钙通道阻滞剂、抗凝等常规治疗。治疗组在此基础上加用瓜蒌薤白半夏汤合并丹参饮，每日 1 剂，水煎分两次服用，15 天为 1 疗程。结果：心绞痛症状消失或发作次数及硝酸甘油用量减少 80% 以上。有效：心绞痛发作次数及硝酸甘油用量减少 50%～80%。无效：心绞痛发作次数及硝酸甘油用量减少不足 50%[41]。

自拟补气活血汤加减（人参 10g、薤白 10g、黄芪 20g、太子参 20g、瓜蒌 15g、丹参 15g、赤芍 15g、甘草 5g）治疗冠心病心绞痛 80 例，每日 1 剂，水煎服，并与地奥心血康 60 例，作对照观察。治疗组总有效率为 88.8%，对照组总有效率为 61.7%。其中丹参、薤白有宽胸理气、活血化瘀作用，能明显改善胸闷、心绞痛症状[42]。

2. 治疗呼吸系统疾病

单味薤白治疗慢性阻塞性肺疾病（COPD）急性发作期并发肺动脉高压，将 122 例患者随机分为治疗组和对照组，对照组给予吸氧、平喘、扩管、抗感染等基础治疗，治疗组在对照组的治疗基础上加薤白浓缩颗粒 3.6g（相当于中药饮片 12g）口服，2 组疗程均为 4 周。结果患者胸闷气急、发绀和呼吸困难等临床症状均有明显改善，治疗组和对照组总有效率分别为 57.6% 和 36.2%，对照组平均肺动脉压（mPAP）无明显下降，而治疗组明显下降，随访 3 个月后，两组 mPAP 比较无显著性差异[43]。

枳实薤白桂枝汤、人参汤治疗慢性支气管炎迁延期 30 例，并与金匮肾气丸对照组比较。治疗组在咳嗽、咳痰、哮鸣音显控率，改善小气道通气障碍等方面，高于对照组，并有减少感冒发作次数、降低过氧化脂质（LPO）含量、提高 SOD 和免疫球蛋白等作用[44]。

千金苇茎汤合瓜蒌薤白杏仁汤治疗慢性阻塞性肺疾病急性加重期（痰瘀阻肺型）。将 80 例患者随机分为治疗组和对照组。对照组予西医常规治疗，治疗组在西医常规治疗基础上，加服千金苇茎汤合瓜蒌薤白杏仁汤（芦根 35g、生薏苡仁 30g、冬瓜子仁 30g、全瓜蒌 30g、桃仁 12g、薤白 12g、杏仁 12g、葶苈子 15g、大枣 3 枚），1 剂/日，两组疗程均为 10 日。结果治疗组总显效率 87.5%，对照组总显效率 65.0%，治疗组优于对照组。在改善肺功能（FEV1、FEV1%）、动脉血气（PaO$_2$、PaCO$_2$）、生存质量测评等指标，治疗组优于对照组[45]。

3. 治疗内分泌系统疾病

60 岁女性患者，阵发性胸闷伴乏力 3 年，加重 1 月。患者有冠心病 3 年，糖尿病 15 年，平素血糖控制不佳，阵发性胸闷、心悸、易疲乏无力。虽经多方治疗，只能见其短期疗效。近 1 月逐渐加重，体力明显不如以前，动则气短乏力。患者就诊时形体略胖，面色萎黄，口唇紫暗，心悸，气短，胸闷，纳差，便稀，日 1~2 次，舌暗偏紫，苔白厚，脉沉细涩。服用方药二陈汤合桃红四物汤合瓜蒌薤白半夏汤加减（陈皮 12g、清半夏 9g、茯苓 30g、瓜蒌 10g、薤白 10g、红花 12g、炒苍术 30g、黄芪 30g、川芎 15g、地龙 15g、丹参 30g、芥子 12g、泽兰 12g）。14 剂，水煎服，日 1 剂。二诊时病情稍有改善，汤药守上方去瓜蒌，另外黄芪改用 50g 以增强补气之力。三诊时胸闷、气短明显缓解，偶有乏力，纳食可，二便调[46]。

62 岁女性患者有 2 型糖尿病病史 15 年，就诊时口服阿卡波糖联合二甲双胍降糖。双足麻木、刺痛，走路时脚如踏海绵样感觉，四肢发凉，舌质红，舌苔白腻，脉细滑。近日自测空腹血糖 8.3mmol/L 左右，餐后 2h 血糖 10.2mmol/L 左右。服用方药二陈汤合补阳还五汤合四藤一仙汤加减（陈皮 12g、清半夏 6g、茯苓 30g、白术 30g、黄芪 15g、桃仁 10g、红花 12g、桂枝 12g、川芎 12g、僵蚕 10g、地龙 15g、鸡血藤 30g、钩藤 15g、海风藤 15g、络石藤 15g、威灵仙 15g），14 剂，水煎服，日 1 剂。二诊时，双足刺痛、麻木及踩海绵样感觉减轻，仍四肢发凉，舌脉同上，上方基础上加三七粉 3g（冲服）。三诊，四肢转温，足麻、刺痛及踩海绵样感觉基本消失。自测血糖达标[46]。

4. 治疗恶性肿瘤疾病

埃克替尼联合二陈汤合瓜蒌薤白半夏汤（炙甘草 5g、乌梅 6g、法半夏 15g、橘红 15g，茯苓 15g、瓜蒌 15g、薤白 15g、紫菀 12g、款冬花 12g、生姜 9g）治疗晚期非小细胞肺癌（NSCLC），将 40 例 NSCLC 患者根据药物治疗差异分为两组（均 20 例），其中对照组仅采取埃克替尼进行治疗，研究组在上述基础上采取二陈汤合瓜蒌薤白半夏汤进行研究。结果治疗后研究组除 CD_3^+ 其他均优于对照组，且治疗组痰证明显缓解或消失，研究组治疗总有效率 90.00%，明显高于对照组 70.00%[47]。

5. 治疗其他疾病

薤白组合制剂可改善患者肾功能、增加尿量。将 120 例早期慢性肾功能衰竭及尿毒症患者，随机分为对照组和治疗组，每组 60 例，对照组给予控制血压（硝苯地平缓释片、贝那普利片、倍他乐克片）；纠正贫血，促红素；利尿，呋塞米片等对症支持治疗。治疗组在对照组的基础上加用薤白组合制剂，0.5g/粒，2 粒/次，3 次/日，口服，治疗后治疗组与对照组相比肾功能及 24h 尿量有所改善[48]。

瓜蒌薤白半夏汤加减方治疗小儿叹气症痰浊闭阻证。叹气症患儿 38 例，采用组内前后对照，给予瓜蒌薤白半夏汤加减方加减，水煎服，每日 1 剂，分次温服，共治疗 2 个疗程（8 周）。治疗 8 周后：治愈 20 例，显效 10 例，有效 5 例，无效 3 例，总有效率 92.11%，愈显率 78.95%，治愈率 52.63%。治疗后主症（长叹气或深吸气、胸闷气短、时感憋气）、次症（烦躁、痰多、心悸、乏力、食欲不振、大便稀溏、恶心欲呕）均明显改善，改善情况与治疗时间成正比。治疗前后心肌酶（AST、CK-MB、LDH）有显著改善。心电图治疗前后对比，异常心电图消失率为 81.82%[49]。

【食疗方法】

薤白葛丹猪心汁：由新鲜薤白 250g、丹参 250g、葛根 250g、新鲜猪心 1 个、黄酒 2 勺、蜂蜜 250g 组成，具有行气活血、通络止痛的作用，适用于气滞血瘀型冠心病，可见心胸刺痛、胸闷者[50]。

薤白粥：薤白 15g，葱白 2g，煮熟，对患有冠心病、心绞痛的患者有缓解作用[51]。

薤白饮品：将薤白汁液与红枣、山楂混合，加入蜂蜜、纯净水等调制，混合搅拌，制作保健饮料，有降血脂、防止动脉粥状硬化、抗癌、防衰等功效[52]。

【不良反应】

薤白为常用中药，不良反应少，但服用过多对胃黏膜有刺激，溃疡患者不宜常用；平时胃气虚寒者，服本品后往往发生噫气，也不宜多用[53]。1 例患者在治疗过程中，因在方剂中加用薤白，而引起严重腹泻，一天达 8 次以上，泻下黄水样便，经鉴定确为小根蒜的鳞茎，没有发霉，且其他患者用后无任何不适[54]。

【参考文献】

[1] 南京中医药大学. 中药大辞典[M]. 上海：上海科学技术出版社，2006: 2526.

[2] 农彩丽，吕淑娟，韦锦斌. 薤白药用价值的研究进展[J]. 中国现代中药，2012, 14(11): 21-24.

[3] Feng H, Wang Z P, Wang C S, et al. Effect of furostanol saponins from Allium macrostemon Bunge bulbs on platelet aggregation rate and PI3K/Akt pathway in the rat model of coronary heart disease[J]. Evid Based Complement Alternat Med, 2019(22): 1-7.

[4] 吴波，陈思维，曹虹，等. 薤白提取物对心肌缺氧缺血及缺血再灌注心肌损伤的保护作用[J]. 沈阳药科大学学报，2001, 18(2): 131-133.

[5] 魏聪，张彦芬，贾振华，等. 束缚应激对大鼠主动脉 5-HT1D 和 5-HT2A 受体表达的影响及通心络、薤白提取物的干预作用[J]. 中国老年学杂志，2010, 30(24): 3668-3671.

[6] 冀召帅，吴以岭，贾振华，等. 薤白对气滞型血管损伤 COX-2 和 iNOS 含量及相互作用的影响[J]. 北京中医药大学学报，2008, 31(12): 835-838, 867-868.

[7] 吴波，曹红，陈思维，等. 薤白提取物对兔离体主动脉条的作用[J]. 沈阳药科大学学报，2000, 17(6): 447-449, 455.

[8] 周波，仲维娜，陈飞，等. 瓜蒌薤白白酒汤对心肌缺血再灌注损伤 SOD、MDA 变化的新探讨[J]. 中医药学报，2009, 37 (6): 48-50.

[9] 丁桃. 基于 PI3K/Akt 信号通路探讨小檗碱调控自噬对 LPS 诱导巨噬细胞炎症反应的干预作用及机制[D]. 江西：江西中医药大学，2023.

[10] 靳秀明，刘贵京，王庆书，等. 加减瓜蒌薤白半夏汤对大鼠缺血再灌注心肌细胞凋亡的影响[J]. 辽宁中医

杂志, 2006, 33(9): 1205-1206.

[11] 张海涛, 张映铭, 王彩英, 等. 薤白提取物对哮喘豚鼠血清 IL-6、TXB$_2$ 及 6-Keto-PGF$_{1\alpha}$ 的影响[J]. 放射免疫学杂志, 2012, 25(2): 154-156.

[12] 宋建平, 田黎, 李瑞琴, 等. 瓜蒌薤白汤对肺纤维化大鼠肺组织及血清中超氧化物歧化酶活力的影响[J]. 河南中医, 2005, 25(8): 22-24.

[13] Weidong Xie, Yaou Zhang, Nali Wang, et al.Novel effects of macrostemonoside A, a compound from *Allium macrostemon* Bung, on hyperglycemia, hyperlipidemia, and visceral obesity in high-fat diet-fed C57BL/6 mice[J]. European Journal Pharmacol, 2008, 599(1-3): 159-165.

[14] 张卿, 高尔, 侯琦, 等. 薤白挥发油对 S180 荷瘤小鼠免疫功能的影响[J]. 潍坊医学院学报, 2008, 24(2): 94-95.

[15] 万京华, 章晓联, 辛善禄. 薤白对小鼠免疫功能的影响[J]. 承德医学院学报, 2005, 22(3): 188-190.

[16] 高敏, 刘佳, 吴克枫, 等. 野生薤白对小鼠免疫功能的影响[J]. 贵州医药, 2004, 28(10): 932-933.

[17] 陈锡雄. 薤白抑菌作用的初步研究[J]. 杭州师范学院学报(自然科学版), 2004, 3(4): 337-340.

[18] 张传军, 刘超, 姜晓坤. 薤白乙醇提取物的抑菌特性[J]. 食品科学, 2011, 32(5): 119-122.

[19] 张香美, 刘焕云, 王春霞, 等. 小根蒜抑菌作用的初步研究[J]. 安徽农业科学, 2005, 33(9): 1676-1677.

[20] Wang Y H, Yi X M, Xiang L M, et al. Furostanol saponins from Chinese onion induce G$_2$/M cell-cycle arrest and apoptosis through mitochondria-mediate pathway in HepG2 cells[J]. Steroids, 2019, 148(14): 11-18.

[21] 罗涛, 石孟琼, 刘雄, 等. 薤白总皂苷对人宫颈癌 Hela 细胞增殖与凋亡作用的影响[J]. 疑难病杂志, 2012, 11(10): 762-765.

[22] Wang Y H, Tang Q C, Jiang S X, et al. Anti-colorectal cancer activity of macrostemonoside a mediated by reactive oxygen species[J]. Biochem Biophys Res Commun, 2013, 441(4): 825-830.

[23] 张卿, 高尔. 薤白挥发油抗肿瘤作用的实验研究[J]. 肿瘤, 2003, 23(3): 228-231.

[24] 吴志民, 张岂凡, 薛英威, 等. 薤白挥发油诱导人胃癌细胞的凋亡[J]. 中国临床康复, 2006, 10(19): 115-117.

[25] Xiao X Q, He H, Ding X Z, et al. Purification and cloning of lectin that induce cell apoptosis from *Allium chinense*[J]. Phytomedicine, 2015, 22(2): 238-244.

[26] 张占军, 王富花, 曾晓雄. 薤白多糖抑瘤及神经营养活性研究[J]. 食品研究与开发, 2015, 36(5): 107-110, 115.

[27] 卢可, 方刚. 基于网络药理学探讨薤白治疗肺癌的作用机制[J]. 湖南中医杂志, 2020, 36(6): 142-147, 158.

[28] 关峰, 张凤兰, 郝丽珍, 等. 薤白总皂苷的抗氧化活性[J].植物生理学报, 2014, 50(4): 382-388.

[29] 雷荣剑, 李军, 金圣煊, 等. 薤头总甾体皂苷对高脂大鼠降脂作用研究[J]. 中成药, 2013, 35(8): 1615-1619.

[30] 夏新奎, 张建新. 薤白多糖抗氧化活性研究[J]. 信阳农业高等专科学校学报, 2007, 17(4): 138-139.

[31] 丁丰, 焦淑萍, 方良. 薤白提取物清除羟自由基及抗 DNA 损伤作用的实验研究[J]. 中药材, 2005, 28(7): 592-593.

[32] 李向红, 段绍瑾, 顾丽贞, 等. 薤白对大鼠血清抗坏血酸自由基和血清发光的影响[J]. 中药材, 1995, 18(10): 521-523.

[33] Ou W C, Chen H F, Zhong Y, et al. Inhibition of Platelet Activation and Aggregation by Furostanol Saponins Isolated From the Bulbs of *Allium macrostemon* Bunge[J]. Am J Med Sci, 2012, 344(4): 261-267.

[34] 彭军鹏, 陈浩, 乔艳秋, 等. 大蒜中 2 种新的甾体皂苷成分及其对血液凝聚性的影响[J]. 药学学报, 1996, 31(8): 607-612.

[35] Seungjoo L, Dong H K, Chang H L, et al. Antidepressant-like activity of the aqueous extract of Allium macrostemon in mice[J]. J Ethnopharmacol, 2010, 131(2): 386-395.

[36] 陈彬, 张世玮, 陆茵. 瓜蒌薤白药对大鼠心功能及血液流变学的影响. 南京中医药大学学报, 1996, 12(2): 26.

[37] 李廷荃, 王晞星. 栝楼薤白半夏汤治疗窦性心动过缓36例临床观察[J]. 中西医结合心脑血管病杂志, 2003, 1(9): 497.

[38] 杨旭. 瓜蒌薤白桂枝汤治疗慢性心功能不全128例[J]. 四川中医, 2000, 18(12): 19-20.

[39] 朱倩, 刘士敬. 瓜蒌薤白温心汤治疗小儿病毒性心肌炎38例[J]. 中国中医药科技, 1998, 5 (4): 246-247.

[40] 赵映云. 瓜蒌薤白半夏汤加减治疗肺心病50例[J]. 现代中西医结合杂志, 2003, 12(3): 273.

[41] 李庆玉. 瓜蒌薤白半夏汤合丹参饮治疗冠心病心绞痛90例[J]. 中国临床保健杂志, 2009, 12(6): 630.

[42] 张秋霞, 王杰. 补气活血汤治疗冠心病心绞痛80例[J]. 陕西中医, 2003, 24(2): 100-101.

[43] 范长秋, 蒋文凤, 饶光雄, 等. 单味薤白治疗慢性阻塞性肺疾病急性发作期并发肺动脉高压疗效观察[J]. 中国中医基础医学杂志, 2011, 17(1): 87-88.

[44] 昊肇庆, 曹世宏, 韩树人, 等. 枳实薤白桂枝汤合人参汤治疗慢性支气管炎30例临床观察[J]. 南京中医药大学学报, 1996, 12(4): 20-21.

[45] 杨栓柱, 王文, 李猛, 等. 千金苇茎汤合瓜蒌薤白杏仁汤治疗慢性阻塞性肺疾病急性加重期临床研究[J]. 陕西中医, 2019, 40(5): 600-603.

[46] 刘亚丽, 霍沁艳. 尹翠梅治疗糖尿病性血管病变临床体会[J]. 山西卫生健康职业学院学报, 2021, 31(2): 77-79.

[47] 梁于娟. 埃克替尼联合二陈汤合栝蒌薤白半夏汤治疗晚期非小细胞肺癌临床疗效观察[J]. 临床医药文献电子杂志, 2019, 6(43): 35-36.

[48] 温文斌, 亢雪峰, 郭辽朵, 等. 薤白组合制剂对早期尿毒症患者肾功能逆转及尿量增多临床效果分析[J]. 中国初级卫生保健, 2021, 35(6): 79-81.

[49] 麦秀静. 瓜蒌薤白半夏汤加减方治疗小儿叹气症痰浊闭阻证的临床疗效观察[D]. 南京: 南京中医药大学, 2019.

[50] 杨周赟. 中医食疗对冠心病防治的影响研究[J]. 中西医结合心血管病电子杂志, 2021, 9(14): 25-27.

[51] 关峰. 薤白皂苷生物活性及其降解产物的研究[D]. 内蒙古: 内蒙古农业大学, 2015.

[52] 张香美, 刘月英, 贾月梅, 等. 小根蒜研究现状及其开发利用[J]. 安徽农业科学, 2006, 34(9): 1764-1765.

[53] 张卿, 高尔. 薤白的研究进展[J]. 中国中药杂志, 2003, 28(2): 14-16.

[54] 周海虹. 口服薤白引起严重腹泻1例. 中国中药杂志, 1998(1): 58.

藿香

【来源】 为唇形科藿香属植物藿香 *Agastache rugosa*（Fisch. et Mey.）O.Kuntze 的地上部分[1]。主要分布于我国黑龙江、吉林、辽宁、河北、河南、山东、陕西、安徽、江苏、浙江、广东、福建、湖北、湖南、江西、四川、贵州、云南等地。黑龙江省主要分布在尚志市、拜泉县、泰来县等地区。

【性味与归经】 辛，微温。归肺、脾、胃经。

【功能与主治】 祛暑解表，化湿和胃。主治夏令感冒，寒热头痛，胸脘痞闷，呕吐泄泻，妊娠呕吐，鼻渊，手、足癣。

【药理作用】

1. 对心血管系统的作用

藿香具有抗动脉粥样硬化的作用。藿香地上部分氯仿部位表现出抗炎和抗动脉粥样硬化作用，藿香提取物田蓟苷可调节 iNOS，细胞间黏附分子-1（ICAM-1）和血管细胞黏附分子-1（VCAM-1）在血管中的表达，并因此可以预防早期动脉粥样硬化[2]。藿香挥发油可以通过抑制低密度脂蛋白（LDL）氧化，下调固醇调节元件结合因子和 3-羟基-3-甲基戊二酸单酰辅酶 A 还原酶（HMGR）的表达和上调 LDL 受体表达，预防动脉粥样硬化[3]。

2. 对消化系统的作用

藿香在调节胃肠道，治疗胃肠疾病方面有积极的作用。藿香提取物对小鼠的胃排空有促进作用且优于广藿香，可降低肠推进率，减缓小肠蠕动，促进物质的吸收，推测其原因一方面可能是藿香提取物直接影响小肠吸收功能，另一方面可能是藿香提取物通过促进胃排空，抑制肠推进，增加了口服物质在小肠内停留时间和接触面积[4]。广藿香的水、乙醇、正丁醇、乙酸乙酯、氯仿不同极性部位均能不同程度地增加胃酸分泌，增强胃蛋白酶活性，抑制冰醋酸引起的内脏绞痛并减少由番泻叶引起的腹泻次数[5]。藿香的醇提物可以改善盐酸/乙醇诱导小鼠的胃黏膜损伤，保护胃黏膜，基于 KEGG 网络药理学的分析发现藿香醇提物对胃黏膜损伤的修复机制可能与抑制 PI3K/Akt 和 NF-κB 信号通路中的炎症反应密切相关[6]。

藿香对肠道具有积极作用。广藿香挥发油能显著提高肠黏液分泌量、减少肥大细胞数目并减轻肠黏膜上皮结构的损伤，还能降低血浆二胺氧化酶（DAO）活性[7]。广藿香可以降低血清中一氧化氮（NO）浓度、抑制肿瘤坏死因子-α（TNF-α）水平，以保护和维持肠上皮细胞膜的流动性，且通过提高杯状细胞的分泌功能，增强肠道自身防御体系；所以广藿香可能通过组织形态保护、细胞因子释放抑制、肠上皮细胞膜良好流动性的维持以及增强免疫，实现对肠屏障的保护[8]。

3. 对免疫系统的作用

藿香对免疫系统具有积极的调节作用。采用血清药理学方法，研究广藿香叶挥发油不同时相含药血清对小鼠外周白细胞、腹腔巨噬细胞和脾淋巴细胞的影响。发现 0.8mL/kg 广藿香叶挥发油灌胃小鼠，3h、4h 后对小鼠白细胞具有非常显著的活化作用；6h 后对小鼠白细胞具有显著的活化作用；3h 后对小鼠腹腔巨噬细胞具有显著的活化作用；4h、6h 后对小鼠腹腔巨噬细胞具有非常显著的活化作用；3h、4h、6h 后对小鼠脾淋巴细胞均具有显著的增殖作用。说明广藿香叶挥发油对小鼠具有一定的免疫调节作用[9]。广藿香醇有免疫调节特性，其可能通过激活单核吞噬系统，增强体液免疫应答发挥作用，从而抑制细胞免疫应答[10]。

4. 抗炎镇痛作用

藿香具有显著的抗炎镇痛作用。藿香叶提取物可以通过调节 TNF-α 和 IL-11 水平，抑制一氧化氮合酶（iNOS）在活性氧（ROS）17/2.8 细胞中的表达，治疗 NO 介导的炎症性疾病（如骨质疏松），从而具有抗炎活性[11]。藿香油对一些急性炎症具有较强的抑制作用，对角叉菜胶、蛋清引起的大鼠足肿胀、二甲苯所致的小鼠耳郭肿胀；对物理及化学刺激引起的疼痛有明显的镇痛作用，对由 2,4-二硝基苯酚引起的大鼠发热有一定的解热作用[12]。通过小鼠醋酸扭体反应和福尔马林诱导的舔爪行为两种镇痛实验、λ-型角叉菜胶诱导的小鼠足跖肿胀的抗炎实验证明，可通过广藿香甲醇提取物增加抗氧化酶的活性、降低丙二醛的含量以及调节 COX-2 和 TNF-α 这些炎症介质而发挥抗炎镇痛作用[13]。广藿香醇的体内外抗炎活性较强，可有效抑制脂多糖刺激的巨噬细胞 RAW264.7 细胞炎症反应，主要是通过调节细胞 TNF-α、IL-1β、IL-6、诱导型一氧化氮合酶（iNOS）和 COX-2mRNA 的表达；广藿香醇还可以抑制二甲苯所致的小鼠耳郭肿胀、角叉菜胶致及蛋清致大鼠足肿胀、热板法及醋酸所致的小鼠疼痛广[14-16]。藿香醇能够改善由 DSS 诱导的小鼠溃疡性结肠炎病理模型[17]；广藿香酮能够抑制乙醇或吲哚美辛引起的胃溃疡[18,19]；广藿香醇及广藿香酮均能抵抗紫外辐射的伤害，抗皮肤光老化，对二甲苯致小鼠耳郭肿胀及角叉菜胶致大鼠足肿胀均有显著的抑制作用[20-22]。

5. 抗真菌作用

广藿香酮是抗真菌的主要成分。广藿香对白色念珠菌、新型隐球菌、申克氏孢子丝菌、羊毛状小孢子菌、石膏样小孢子菌、黑根霉菌等多种真菌有明显的抑制作用；广藿香挥发油对新型隐球菌、球毛壳霉和短柄帚霉的抑菌效果比较显著，预示其对隐球菌并发感染及新型隐球菌引起的肺炎、慢性脑膜炎的获得性免疫缺陷综合征（艾滋病）患者（AIDS）有治疗作用[23]。广藿香挥发油对皮肤癣菌具有特异选择性抑制作用，能完全抑制皮肤浅部致病菌如红色癣菌、石膏状小孢菌和絮状表皮癣等真菌的生长繁殖[24]。

6. 抗病原微生物

藿香及提取物具有显著的抗病原微生物作用。广藿香的水提物对金黄色葡萄球菌、枯草杆菌、铜绿假单胞菌、肠炎球菌、产气杆菌均有作用，其中对金黄色葡萄球菌的作用比较明显，但对大肠菌基本没有作用[25]。研究了 4 种来源于藿香和广藿香的挥发油对 16 种皮肤细菌的抑制作用，发现广藿香油的活性最强，它可以完全抑制大部分皮肤细菌，尤其是与人体腋臭和脚气有关的负责菌的生长繁殖，MIC 小于 400μL/L[26]。广藿香油具有较强的抗疟作用，且对伯氏疟原虫抗青蒿琥酯钠株有明显的选择性抑制作用和较强的逆转抗性作用，能逆转伯氏疟原虫抗青蒿琥酯钠株对青蒿琥酯的抗药性及延缓伯氏疟原虫正常株对青蒿琥酯钠抗药性的产生[27]，可能是影响了疟原虫膜的结构和功能，从而使伯氏疟原虫抗药性下降[28]。观察广藿香油对实验性小鼠急性细菌性上呼吸道感染模型的影响，发现广藿香油可减轻耐甲氧西林金黄色葡萄球菌致急性上呼吸道感染（AURI）模型小鼠鼻黏膜组织病理形态改变，减少红细胞渗出及炎性细胞浸润，对此种模型具有一定的防治作用[29]。

7. 对恶性肿瘤的作用

广藿香具有显著的抗肿瘤作用。广藿香水提取物具有特异性诱导子宫内膜Ishikawa癌细胞的作用，发现其水提物能抑制Ishikawa细胞的生长并诱导其凋亡，说明广藿香水提物作为抗肿瘤剂有潜在适用性[30]。研究了广藿香醇对人雄激素非依赖性前列腺癌细胞DU145生长的抑制作用及机制，发现广藿香醇处理组细胞增殖抑制作用明显，细胞出现凋亡形态改变，凋亡率明显升高，增强细胞半胱氨酸天冬氨酸蛋白酶3（caspase-3）和Bcl-2关联X蛋白（Bax）的表达，下调凋亡抑制蛋白Livin和B细胞淋巴瘤/白血病-2蛋白（Bcl-2）的表达，说明广藿香醇可能诱导细胞凋亡来抑制DU145的增殖[31]。从广藿香的地上部分分离出新的成分octaketide和两种其他已知的苯乙醇苷，评估了所有分离株对4种人肿瘤细胞系（A549、SK-OV-3、SK-MEL-2和HCT-15）的抗增殖活性，发现两种苯乙醇苷对4种人肿瘤细胞系均有毒性，说明广藿香地上部分有抗肿瘤活性[32]。广藿香醇在体外能抑制结肠癌细胞HCT116和SW480，且能抑制组蛋白去乙酰化酶2的表达与组蛋白去乙酰化酶的活性，下调原癌基因（cmyc）和激活转录因子NF-κB通路，进而抑制细胞分化和促进细胞凋亡[33]。

8. 抗氧化作用

藿香可以通过抗氧化达到抗老的效果。广藿香油具有显著的抗氧化和清除自由基的作用，其中所含的广藿香醇具有显著抗氧化活性，提示其可能是广藿香油抗氧化作用的药效物质基础之一[34]。采用DPPH法、ABTS法和FRAP法开展藿香的抗氧化活性研究，结果发现藿香乙酸乙酯部位清除2,2'-联氮-双(3-乙基-苯并噻唑啉-6-磺酸)（ABTS）自由基能力最强，且其抗氧化总能力与提取物中总黄酮含量有关[35]。藿香多糖对Fenton反应产生的·OH具有明显的清除作用，有抗氧化活性[36]。此外藿香提取物具有抗氧化作用，还可以缓解紫外光照射下的人体皮肤角质的光老化[37,38]。藿香提取物可以通过调节MAPK/AP-1和TGF-β/Smad通路，减少炎症细胞因子，减轻紫外光诱导的光老化相关症状，如脱水、形成皱纹、表皮增厚等[39]。

9. 其他作用

藿香水提物可显著改善卵巢切除诱导的小鼠的骨小梁减少，骨质流失和骨髓中的脂肪堆积症状。藿香水提物通过抑制受体激活剂诱导激活丝裂原活化蛋白激酶（MAPKs）和核因子-κB（NF-κB）途径，抑制破骨细胞生成，用于预防和治疗女性绝经后骨质疏松症状[40]。

用两种小鼠模型研究了广藿香油对排便和便秘的影响（一种是弛缓性便秘，另一种是由于较低的纤维食物摄入量导致的便秘），结果发现两种模型小鼠嗅了广藿香油后，粪便量和其干重都有所增加，说明广藿香油确实有治疗便秘的作用[41]。

从广藿香的丙酮提取物中分离及鉴定出 3 个新的倍半萜氢过氧化物和 1 个已知的倍半萜广藿香醇，实验研究发现其对美国锥虫病病原体克氏锥虫上鞭毛体显示潜在的抗锥虫活性[42]。

【毒性作用】

部分人会出现肠胃不适，引发头痛、头晕等症状。

【临床应用】

1. 治疗呼吸系统疾病

对 76 例胃肠型感冒患者给予藿香正气液联合常规西药治疗，考察藿香正气液改善胃肠型感冒症状的疗效，藿香正气液联合西药治疗组患者的总有效率为 97.4%，显著高于单纯使用西药治疗组。该研究结果提示，藿香正气制剂用于临床治疗胃肠型感冒，可提高临床有效率，降低并发症发生率[43]。

对 267 例患者开展风热挟湿型感冒的临床研究，对照组患者以银翘解毒片治疗，治疗组以藿香温菊饮治疗。藿香温菊饮治疗发热及改善流行性感冒症状的效果优于对照组，两组方案改善发热的效果具有显著性差异，藿香温菊饮可快速改善流行性感冒的相关症状。广藿香可治疗胃肠型感冒等多种感冒，而感冒多为呼吸道病毒性传染病，极少数与细菌性感染有关，广藿香在临床治疗胃肠型感冒及改善流行性感冒相关症状可能和其抗病毒活性有关[44]。

2. 治疗消化系统疾病

58 例均为门诊病例，其中男性 22 例，女性 36 例；年龄 18～53 岁，平均 35.5 岁；病程 1～18 年。全部病例的诊断标准参照 1999 年罗马标准 Ⅱ：在过去的 12 个月内，至少有几周时间（不必连续）出现腹部不适或疼痛症状，并至少具有下列症状中的 3 种。每日排便次数超过 3 次；排稀溏便或水样便；便急（急需如厕）；排便不尽感，排黏液便，腹部饱胀感，并排除可能的器质性疾患。采用口服藿香正气软胶囊治疗。该胶囊由广藿香油、紫苏叶油、白芷、苍术、厚朴、陈皮、半夏、茯苓、大腹皮等组成，由天津达仁堂制药厂生产。每次 3 粒，每日 2 次。治疗 3 周为 1 疗程。每周随访一次，以观察疗效及副作用，并停用其他中西药物。治疗 1 疗程后，治疗后主要症状积分明显减少，症状显著改善。在 58 例患者中，临床治愈 32 例，占 55.2%；显效 16 例，占 27.6%；有效 4 例，占 6.9%；无效 6 例，占 10.3%。总有效率为 89.7%[45]。

对 100 例小儿轮状病毒性肠炎患者开展研究，对照组患儿以西医常规方法治疗，治疗组患儿采用中医推拿结合藿香散敷脐治疗，其研究结果显示，治疗组患儿的总有效率为90%，显著高于对照组；治疗组患儿呕吐、体温和腹痛等临床指标恢复时间显著缩短，与对照组有显著差异，表明藿香散敷脐联合中医推拿用于小儿轮状病毒性肠炎的疗效显著[46]。

对92例小儿轮状病毒性肠炎患者使用藿香正气滴丸治疗，治疗组患儿在西医常规治疗的基础上给予藿香正气滴丸治疗，结果表明，联合应用藿香正气滴丸患儿的止泻时间、退热时间均明显短于单独使用西医常规治疗的患儿，两者的差异具有统计学意义。上述研究结果提示，藿香正气滴丸可较好地改善病毒性肠炎患儿的临床疗效[47]。

术后肠胀气是由麻醉、手术创伤、切口疼痛、镇痛药物代谢缓慢等原因造成大量空气进入胃肠道、出血导致微循环障碍、肠蠕动恢复延迟引起的不同程度麻痹性腹胀。方中大腹皮具有使胃肠平滑肌张力升高，胃肠蠕动增强的作用；紫苏、生姜、陈皮均能使消化液分泌增加，抑制肠内异常发酵，促进积气排出。将藿香正气水用于妇科术后肠胀气，结果治疗组术后排气时间（20.0±1.2）h 比对照组（48.0±3.8）h 明显缩短[48]。

3. 治疗其他疾病

糖尿病并发症腹泻可能与其自主神经病变和内分泌失调导致的水分、脂肪吸收代谢障碍有关。方中苍术提取物具有降血糖的作用；厚朴、藿香含有挥发油，可增加消化腺分泌，促进脂肪分解吸收；苍术煎剂对抗小肠推进运动具有止泻作用。将64例糖尿病腹泻患者随机分为2组（各32例），治疗组采用藿香正气滴丸治疗，对照组采用盐酸黄连素片治疗，结果总有效率治疗组（93.7%）高于对照组（68.8%），差异有统计学意义[49]。

【食疗方法】

藿香鲫鱼：鲫鱼1条，新鲜藿香50g，豆瓣3g，泡椒5g，生姜、葱花、蒜各3g，盐、油适量。生姜切丝，泡椒与蒜切碎，藿香切成小段并混合葱花，备用。热锅宽油，待油温至六成热后放入鲫鱼，煎炸至双面鱼皮焦黄后捞出。锅内放入豆瓣炒香，随后加入姜丝、泡椒、蒜、葱花及调味品后翻炒。放入炸好的鲫鱼和藿香段，翻炒3min左右，即可装盘。外酥里嫩，细腻鲜香。有芳香化浊，温胃理气之效。适用于胸闷不舒、寒湿阴暑、腹痛吐泻等症。适合不思饮食、脾胃虚弱的人群食用。

藿香粥：藿香叶10g，大米100g，盐2g。将大米淘洗干净，置于清水中浸泡半小时后捞出，沥干水分；藿香叶洗净，切碎。锅置火上，倒入清水，放入大米，以大火煮开。再以小火煮至浓稠状，加藿香叶同煮片刻，调入盐拌匀即可。此粥具有开胃止呕、发表解暑、健脾化湿的功效，常食可预防夏季中暑。

藿香佩兰茶：藿香、佩兰各10g，红茶5g，冰块适量。将藿香、佩兰分别洗净备用。将红茶、藿香、佩兰放入杯中，加入 200mL 沸水冲泡，再加盖闷约 5min。然后倒入杯中晾凉，放入冰块调匀即可。此茶可止呕，止泻，防暑。

【不良反应】

一个 4 岁女幼儿，因厌食、呕吐，诊断为胃肠型感冒，给予藿香正气水 5mL 口服约 15min 后，患儿颜面、颈部、耳郭潮红，皮肤瘙痒，有灼烧感，全身出现红斑皮疹，尤以面颊、颈、胸背部明显，连成片状，考虑为藿香正气水引起过敏反应，立即口服氯丙嗪，外涂炉甘石洗剂后，皮肤瘙痒、红斑皮疹逐渐减轻。

2000 年报道一成年女性患者，因腹胀、恶心而自行口服藿香正气水 10mL。服药后 10min，即感全身瘙痒，发热，躯干、四肢出现红斑皮疹。体检：面部潮红，神志清楚，心肺正常，头面、躯干及四肢皮肤见红色丘疹，尤以颈部、胸背部多见，甚至连成片。考虑为藿香正气水引起的过敏反应。遂嘱其停用此药，经抗过敏治疗后痊愈。

【参考文献】

[1] 中医药大学. 中药大辞典[M]. 上海: 上海科学技术出版社, 2006: 2526.

[2] Hong J H, Choi J H, Oh S R, et al. Inhibition of cytokine-induced vascular cell adhesion molecule-1 expression; possible mechanism for anti-atherogenic effect of *Agastache rugosa*[J]. Febs Lett, 2001, 495(3): 142-147.

[3] Jun H J, Chung M J, Dawson K, et al. Nutrigenomic analysis of hypolipidemic effects of Agastache rugosa essential oils in HepG2 cells and C57BL/6 mice[J]. Food Sci Biotechnol, 2010, 19(1): 219-227.

[4] 陈继兰, 满孝奎, 张慧慧, 等. 藿香及其不同化学组分对小鼠糖代谢功能影响的研究[J]. 中药材, 2015, 38(6): 1266-1269.

[5] 何冰, 陈小夏, 罗集鹏. 广藿香去油部分的 5 种不同极性提取物对胃肠道的影响[J]. 中药材, 2001, 24 (6): 422-424.

[6] Nam H H, Kim J S, Lee J, et al. Pharmacological effects of *Agastache rugosa* against gastritis using a network pharmacology approach[J]. Biomolecules, 2020, 10(9): 1298.

[7] 谢肄聪, 唐方. 广藿香挥发油对肠屏障功能的保护作用[J]. 中草药, 2009, 40(6): 942-944.

[8] 谢肄聪, 唐方. 广藿香对肢体缺血-再灌注大鼠肠上皮细胞膜流动性的保护作用[J]. 中国中西医结合杂志, 2009, 29(7): 639-641.

[9] 齐珊珊, 胡丽萍, 陈文娜, 等. 广藿香叶挥发油对小鼠免疫调节作用的实验研究[J]. 中华中医药学刊, 2009, 27(4): 774-776.

[10] Liao J B, Wu D W, Peng S Z, et al. Immunomodulatory potential of patchouli alcohol isolated from *Pogostemon cablin* (Blanco) Benth (Lamiaceae) in mice[J]. Trop J Pharm Res, 2013, 12(4): 559-565.

[11] Oh H M, Kang Y J, Kim S H, et al. Agastache rugosa leaf extract inhibits the iNOS expression in ROS 17/2.8 cells activated with TNF-alpha and IL-1beta[J]. Arch Pharm Res, 2005, 28(3): 305-310.

[12] Deguerry F, Pastore L, Wu S, et al. The diverse sesquiterpene profile of patchouli, *Pogostemon cablin*, is correlated with a limited number of sesquiterpene synthases[J]. Arch Biochem Biophys, 2006, 454(2): 123-136.

[13] Lu T C, Liao J C, Huang T H, et al. Analgesic and anti-inflammatory activities of the methanol extract from *Pogostemon cablin*[J]. Evid base Compl Alternative Med, 2009, 2011(9): 1-9.

[14] Xian Y F, Li Y C, Ip S P, et al. Anti-inflammatory effect of patchouli alcohol isolated from *Pogostemonis Herba*

in LPS-stimulated RAW264.7 macrophages[J]. Exp Ther Med, 2011, 2(3): 545-550.

[15] Li Y C, Xian Y F, Ip S P, et al. Anti-inflammatory activity of patchouli alcohol isolated from *Pogostemonis Herba* in animal models[J]. Fitoterapia, 2011, 82(8): 1295-1301.

[16] 解宇环, 沈映君, 纪广亮, 等. 香附、藿香挥发油抗炎、镇痛、解热作用的实验研究[J]. 四川生理科学杂志, 2005, 27(3): 137.

[17] Qu C, Yuan Z W, Yu X T, et al. Patchouli alcohol ameliorates dextran sodium sulfate-induced experimental colitis and suppresses tryptophan catabolism[J]. Pharmacol Res, 2017(121): 70-82.

[18] Chen H, Liao H, Liu Y, et al. Protective effects of pogostone from Pogostemonis Herba against ethanol-induced gastric ulcer in rats[J]. Fitoterapia, 2015, 100: 110-117.

[19] Chen X Y, Chen H M, Liu Y H, et al. The gastroprotective effect of pogostone from Pogostemonis Herba against indomethacin-induced gastric ulcer in rats[J]. Exp Bio Med, 2016, 241(2): 193-204.

[20] Feng X X, Yu X T, Li W J, et al. Effects of topical application of patchouli alcohol on the UV-induced skin photoaging in mice[J]. Euro JPharm Sci, 2014(63): 113-123.

[21] 黎玉翠. 广藿香酮及广藿香醇的抗炎、抗真菌活性及药物代谢研究[D]. 广州: 广州中医药大学, 2013.

[22] Wang X F, Huang Y F, Wang L, et al. Photo-protective activity of pogostone against UV-induced skin premature aging in mice[J]. Exp Gerontol, 2016(77): 76-86.

[23] 苏镜娱, 张广文, 李核, 等. 广藿香精油化学成分分析与抗菌活性研究[J]. 中草药, 2001, 32(3): 204-205.

[24] 杨得坡, Chaumont JP, Millet J. 藿香和广藿香挥发油对皮肤癣菌和条件致病真菌的抑制作用[J]. 中国药学杂志, 2000, 35(1): 9-11.

[25] 罗超坤. 广藿香水提物的抗菌实验研究[J]. 中药材, 2005, 28(8): 700-701.

[26] 杨得坡, Jean-Pierre Chaumont, Joëlle Millet. 藿香和广藿香挥发油的抗皮肤细菌活性与化学成分的研究[J]. 微生物学杂志, 1998, 18(4): 1-4+16.

[27] 刘爱如, 于宗渊, 吕丽莉, 等. 广藿香挥发油对青蒿酯钠抗伯氏疟原虫的增效作用和对抗青蒿酯钠伯氏疟原虫的逆转抗性作用[J]. 中国寄生虫学与寄生虫病杂志, 2000, 18(2): 14-16.

[28] 隋在云, 吕丽莉, 刘爱如, 等. 广藿香挥发油对抗青蒿酯钠伯氏疟原虫膜脂质流动性的影响[J]. 中国中西医结合杂志, 2002, 22(S1): 209-210.

[29] 周彦希, 彭成, 万峰, 等. 广藿香油对急性细菌性上呼吸道感染小鼠的影响[J]. 中药药理与临床, 2014, 30(4): 59-62.

[30] Tsai C C, Chang Y H, Chang C C, et al. Induction of apoptosis in endometrial cancer (ishikawa) cells by *Pogostemon cablin* aqueous extract (PCAE)[J]. Int J Mol Sci, 2015, 16(6): 12424-12435.

[31] 蔡剑, 彭成, 朱晓燕, 等. 广藿香醇对人雄激素非依赖性前列腺癌细胞 DU145 生长的抑制作用及机制[J]. 中国实验方剂学杂志, 2014, 20(10): 165-169.

[32] Kim K H, Beemelmanns C, Clardy J, et al. A new antibacterial octaketide and cytotoxic phenylethanoid glycosides from *Pogostemon cablin* (Blanco) Benth[J]. Chem Inform, 2015, 46(39): 2834-2836.

[33] Jin B J, Choi J, Lou Z, et al. Patchouli alcohol, an essential oil of *Pogostemon cablin*, exhibits anti-tumorigenic activity in human colorectal cancer cells[J]. Int Immunopharmacol, 2013, 16(2): 184-190.

[34] Hussain AI, Anwar F, Iqbal T, et al. Antioxidant attributes of four Lamiaceae essential oils[J]. Pakistan J Botany, 2011, 43(2): 1315-1321.

[35] 魏金凤, 王士苗, 沈丹, 等. 藿香与广藿香抗氧化活性研究[J]. 中国实验方剂学杂志, 2014, 20(23): 117-120.

[36] 田光辉, 刘存芳, 辜天琪, 等. 野生藿香中多糖的提取与测定及抗氧化活性研究[J]. 食品工业科技, 2010, 31(2): 249-251.

[37] Oh Y, Lim H W, Huang Y H, et al. Attenuating properties of *Agastache rugosa* leaf extract against ultraviolet-B-induced photoaging via up-regulating glutathione and superoxide dismutase in a human keratinocyte cell line[J]. J Photoch Photobio B, 2016(163): 170-176.

[38] Shin D, Lee Y, Huang Y H, et al. Probiotic fermentation augments the skin anti-photoaging properties of *Agastache rugosa* through up-regulating antioxidant components in UV-B-irradiated HaCaT keratinocytes[J]. BMC Complem Altern Med, 2018, 18(1): 196.

[39] Yun M S, Kim C, Hwang J K. Agastache rugosa Kuntze attenuates UVB-induced photoaging in hairless mice through the regulation of MAPK/AP-1 and TGF-β/Smad pathways[J]. J Microbiol Biotechnol, 2019, 29(9): 1349-1360.

[40] Jang S, Hwang Y H, Kim T, et al. Water extract of *Agastache rugosa* prevents ovariectomy-induced bone loss by inhibiting osteoclastogenesis[J]. Foods, 2020, 9(9): 1181.

[41] Mikuriya N, Kim Y, Fujimura K. The effect of the aroma of Patchouli essential oil on defecation and constipation[J]. Aroma Res, 2004, 5(4): 70-75.

[42] 王洋. 广藿香中新的具抗锥虫活性的倍半萜氢过氧化物[J]. 国外医学(中医中药分册), 2005(6): 358.

[43] 宋宾. 藿香正气胶囊治疗胃肠型感冒的疗效及安全性[J]. 内蒙古中医药, 2017, 36(21): 22-23.

[44] 冯天保, 奚小土. 藿香温菊饮治疗风热挟湿型流行性感冒 136 例疗效观察[J]. 中华中医药杂志, 2012, 27(8): 2234-2236.

[45] 吕丹杨. 藿香正气软胶囊治疗肠易激综合征 58 例临床观察[J]. 浙江中医杂志, 2004, 39(7): 308.

[46] 李娇, 罗光亮. 捏脊、摩腹联合藿香散敷脐治疗小儿轮状病毒性肠炎 50 例临床观察[J]. 中医儿科杂志, 2019, 15(3): 68-71.

[47] 陈晓玲, 王玉玲, 王宇, 等. 藿香正气滴丸治疗小儿病毒性肠炎的疗效研究[J]. 临床医学工程, 2010, 17(6): 116-117.

[48] 陈云燕, 郑虹. 藿香正气水用于治疗妇科术后肠胀气的观察与护理[J]. 福建医药杂志, 2012, 34(3): 170-171.

[49] 谭志雄, 黄梅光. 藿香正气滴丸治疗糖尿病腹泻的疗效研究[J]. 辽宁中医杂志, 2012, 39(7): 1315.

第二部分
保健食品原料类

人参

【来源】 五加科植物人参 *Panax ginseng* C. A. Mey.的干燥根和根茎[1]。主要分布于我国辽宁东部、吉林东半部和黑龙江东部，现今主要以栽培品入药，野生的人参较为稀少。

【性味与归经】 甘、微苦，微温。归脾、肺、心、肾经。

【功能与主治】 大补元气，复脉固脱，补脾益肺，生津养血，安神益智。用于体虚欲脱，肢冷脉微，脾虚食少，肺虚喘咳，津伤口渴，内热消渴，气血亏虚，久病虚羸，惊悸失眠，阳痿宫冷。

【药理作用】

1. 对神经系统的作用

人参皂苷 Rg_1 可以相对减少 2 型糖尿病小鼠的神经元受损，其机制可能与抑制 MAPK-NLRP1 信号通路有关[2]。人参皂苷 Rg_1 对机体内单胺类神经递质和下丘脑-垂体-肾上腺轴具有一定的调节作用，可降低肾上腺酮引发的细胞活力下降状况，从而发挥神经保护功能[3]。人参皂苷 Rg_2 可改善 AD 大鼠脑内 $A\beta$ 的聚集，减少应激蛋白（SP）生成，提高脑内突触素的表达，通过调节单胺类神经递质的含量改善大鼠的学习记忆能力以防治 AD[4]。人参皂苷 Rb_3 能抑制缺氧时大鼠脑组织 GABA 的耗竭，促进抑制性神经递质作用，对缺氧性脑损伤具有保护作用[5]。人参皂苷能够发挥抑制神经兴奋性毒性、减轻氧化应激和神经炎症、维持神经递质平衡、促进神经干/祖细胞增殖、促进神经突起生长和神经网络形成等作用，进而显著改善创伤性脑损伤（TBI）后继发的神经功能损伤[6]。20(*S*)-原人参二醇（PPD）抑制 CUMS 抑郁模型大鼠神经细胞凋亡和神经炎症的机制可能是通过上调单胺神经递质 NE、5-HT 水平，下调 Bax/B 细胞淋巴瘤-2 蛋白比例和蛋白表达以及降低 Iba-1 阳性细胞数量实现[7]。人参蓝莓酵素可以增加神经元的数量和活性，促进神经元的生长和再生，从而提高神经递质的合成和释放[8]。人参各类功效物质可以影响神经递质的释放调节神经中枢缓解疲劳，也可调节糖代谢及乳酸堆积相关靶点缓解机体外周机制[9]。

2. 对心血管系统的作用

人参皂苷属于人参的主要活性成分，能够改善大鼠心动过速，促使其恢复至正常水平，其主要是通过拮抗心肌细胞钙离子、清除自由基、稳定细胞膜等方式维持心肌细胞膜电位，调节心功能及细胞内信号转导途径，具有明显的对抗心律失常作用[10]。人参皂苷 Rg_1 还可明显减少大鼠缺血性/再灌注心律失常的发生率，并减少心肌梗死面积，其机制可能为通过调控内源性线粒体凋亡途径而发挥作用[11]。人参皂苷 Rb_1 可有效减轻川崎病小鼠的心肌损伤，疗效与 Rb_1 使用剂量有关，作用机制可能是人参皂苷 Rb_1 激活 JAK2/STAT3/Bcl-2 信号通路，下调促凋亡相蛋白 cleaved caspase-3 表达，抑制心肌细胞凋亡和炎症[12]。

急性心肌梗死大鼠动物模型在腹腔注射人参皂苷后，通过作用于骨髓多种细胞成分，动员骨髓干细胞，显著性上调血管内皮生长因子及其受体水平，增加微血管新生数量，促进侧支血管生成，为缺血心肌提供血液供应，有效减少心肌细胞和血管内皮细胞的死亡数量，从而达到保护心肌冠状动脉，缩小心肌梗死面积的目的[13]。

3. 对消化系统的作用

人参皂苷 Rb_1 对拘束应激（RS）合并脂多糖（LPS）诱导小鼠免疫性肝损伤有保护作用，其作用机制可能与上调 SIRT3/FoxO3/SOD 功能有关[14]。人参皂苷 Rb_1 还可以通过增加脂联素的水平激活 AMPK 通路减轻肝细胞脂肪堆积，对非酒精性脂肪肝病（NAFLD）小鼠肝脏脂肪变性具有改善作用[15]。人参皂苷 Rg_1 通过参与 IDO1 对 DCs 表型的调控缓解肝纤维化，对 CCl_4 及 BDL 所诱导小鼠的肝纤维化具有改善作用[16]。人参皂苷 CK 还具有抗氧化、抗炎和抑制细胞色素 P450 的功效，在保护肝细胞和调节肝功能的过程中发挥了重要作用[17]。人参多糖能够抑制由于 CCl_4 所引起的血清中谷丙转氨酶、谷草转氨酶的水平升高以及肝组织坏死，这主要与人参多糖中的成分能够诱导抗氧化酶水平的升高有关[18]。

4. 对内分泌系统的作用

人参皂苷 Rg_3 具有降低血糖的作用，在波动性高糖（IHG）状态下，大鼠胰岛素瘤 INS-1 细胞活性降低，但以人参皂苷 Rg_3 治疗后，INS-1 活性增加，同时在 IHG 环境中凋亡减少，增殖增加[19]。

人参可以促进垂体分泌促性腺激素，使大鼠的性成熟过程得以加速，或者是使性已成熟的雌性大鼠的动情期得以延长，将卵巢摘除后该作用便立即消失[20]；人参还可以促进胰岛素分泌和葡萄糖摄取，抑制葡萄糖的肠吸收，减少肝糖分解[21]。

5. 对免疫系统的作用

人参皂苷可作用于机体的免疫器官、免疫细胞和免疫分子，提高机体非特异性免疫和特异性免疫功能[22]。人参皂苷 Rh_1 具有明显增加小鼠的脾及胸腺指数、增强 MΦ 吞噬功能、促进 T 淋巴细胞增殖等作用，可上调免疫功能低下模型小鼠的免疫功能[23]。人参皂苷 Rh_2 的衍生物能够促进 TNF-γ 的分泌和淋巴细胞的增殖，其经过硫酸化修饰后能够显著增强巨噬细胞的功能[24]。人参多糖能够调节机体免疫系统及维持免疫系统正常生理功能，且对特异性或非特异性免疫均具有促进作用，通过激活及诱导 T、B 淋巴细胞增殖，促进脾细胞活化[25]。

6. 对生殖系统的作用

人参皂苷 Rg_1 可上调颗粒细胞上卵泡刺激素受体（FSHr）的表达，减少颗粒细胞凋亡，抑制卵泡闭锁，下调衰老信号通路 P53-P21-P19/stk、P16、Bax-bcl-2 表达，改善 POF 小鼠模型的生殖功能，同时通过抗氧化，抗炎性损伤减轻 POF 小鼠模型卵巢和子宫的病理损害[26]。人参茎叶总皂苷可能通过抑制蛋白激酶 A 途径降低大鼠血清中睾酮的生成，从而抑制睾丸发育和精子生成，影响雄性幼鼠生殖系统的发育[27]。人参多糖可促进低温应激大鼠生殖器官发育，使动情期缩短，受孕率升高，上调黄体生成素与绒毛膜促性腺激素分泌水平。还可促进卵母细胞成熟，能使低温应激大鼠卵巢颗粒细胞蛋白合成增加，而对带卵丘的卵母细胞无作用[28]。

7. 抗炎作用

人参皂苷 Rb_1 能够减轻哮喘模型大鼠肺部炎症反应，其机制可能与人参皂苷 Rb_1 抑制哮喘大鼠肺部 TLR3、TRIF mRNA 和蛋白表达水平进而抑制 TLR3/TRIF 信号通路的激活有关[29]。人参皂苷 Rk_3 通过保护结肠屏障和抑制 NLRP3 炎症小体通路减轻小鼠急性炎症性肠病[30]。人参多糖能够促进软骨细胞糖胺聚糖（GAG）的合成，从而起到抗骨关节炎的作用[31]。

8. 抗菌作用

人参中的亲环素蛋白具有较好的体外抗真菌活性[32]。不同浓度的发酵人参果汁对金黄色葡萄球菌、大肠埃希菌及甲型副伤寒沙门菌有明显抑制作用[33]。人参挥发油可以影响细菌细胞膜、细胞壁的通透性和蛋白质、核酸的合成过程，从而发挥其抑菌作用[34]。

9. 对恶性肿瘤的作用

人参皂苷 Rg_1 的热裂解产物能够升高 H22 荷瘤小鼠血清中肿瘤坏死因子 TNF-α、干扰素 IFN-γ 和白介素 IL-2 水平，促进肿瘤细胞凋亡和坏死[35]。人参皂苷 Rg_3 能够显著抑制小鼠非小细胞肺癌 Lewis 细胞（LLC）中 PD-L1 表达，通过抑制 PI3K/Akt/mTOR 通路，阻断 PD-L1 介导的肿瘤细胞，增强 T 细胞的免疫应答作用，抑制 LLC 生长[36]。人参皂苷 Rg_5 可以使肿瘤组织发生细胞周期滞留，促其凋亡，对人食管癌的恶化具有显著的抑制作用[37]。人参皂苷 25-OH-PPD 和 25-OCH$_3$-PPD 可以通过阻滞肿瘤细胞分裂周期和诱导细胞凋亡对胰腺癌细胞表现出抑制作用[38]。人参皂苷可抑制黑色素瘤的生长，其机制可能是通过抑制肿瘤内血管生成及阻止肿瘤细胞进入分裂期而发挥作用[39]。人参多糖通过影响髓系抑制细胞（MDSCs）、调节性 T 细胞及免疫因子，改善晚期非小细胞肺癌化疗患者的免疫功能[40]。人参蛋白质可将人乳腺癌 MCF-7 细胞周期阻滞在 G$_1$ 期，并能诱导 MCF-7 细胞的凋亡[41]。

10. 抗衰老作用

人参皂苷 Rg$_1$ 能够拮抗小鼠因衰老造成的海马区受损，该作用或可能与减弱氧化应激水平及下调其下游 p53-p21 信号通路有关[42]。人参花多糖可以显著清除体外的多种自由基，因此也能起到抗衰老的作用[43]。参茸护肤乳具有明显改善皮肤衰老的作用，提高皮肤衰老小鼠的皮肤水分、透明质酸、羟脯氨酸含量及 SOD、GSH-Px 活性，降低 MDA 含量可能是其机制之一[44]。

11. 其他作用

人参挥发油成分在慢性萎缩性胃炎中，可促进胃黏膜水通道蛋白 3、4 水平的上调[45]。人参还有改善睡眠[46]、抗应激等作用。

【毒性作用】

临床运用人参虽安全范围较广，正常剂量下（6～15g）未见明显毒性和不良反应，但应注意其不适用人群（如外感初起，或里热炽盛，或肝阳上亢，以及湿阻、食滞等引起的胸闷腹胀、便溏泄泻）[47]。

【临床应用】

1. 治疗神经系统疾病

将 80 例轻中度血管性痴呆患者随机分为对照组和治疗组各 40 例，对照组予多奈哌齐治疗，治疗组予生脉胶囊治疗，结果治疗组改善了患者的认知功能和日常生活能力，改善中医证候的作用显著优于对照组，且不良反应发生率低，可见生脉胶囊治疗血管性痴呆安全有效[48]。

生脉散加减（合欢花 10g，桑寄生 10g，五味子 6g，郁金 10g，珍珠母 15g，人参 10g，素馨花 10g，酸枣仁 10g，麦冬 15g，远志 10g，白芍 10g）治疗抑郁症早醒疗效确切，可有效改善患者各临床症状，促进睡眠，改善抑郁状态。将 100 例抑郁症患者随机分为对照组和研究组各 50 例，研究组在对照组西医治疗的基础上予生脉散加减治疗，结果治疗组的中医证候积分、睡眠质量评分及抑郁评分均低于对照组，治疗总有效率高于对照组[49]。

2. 治疗心血管系统疾病

独参汤能有效治疗血液透析低血压，且无安全性隐患，24 例患者接受四周治疗后，透析前、后血压均较前明显升高[50]；且独参汤对心源性脑缺氧综合征频繁发作

1例抢救成功，人参4钱（约14.8g）煎汤200mL，6h后终止发作[51]。

人参健心胶囊能够改善患者临床症状，提高生活质量，增加心肌收缩力，改善心脏收缩和舒张功能，治疗60例气虚血瘀型慢性心力衰竭患者四周后，试验组总有效率96.7%，优于单纯采用西药治疗的对照组（73.3%）[52]。

黄芪生脉饮加减治疗病毒性心肌炎恢复期患者，可显著提高疗效，减少疾病复发风险，改善预后。病毒性心肌炎恢复期患者48例，治疗后，总有效率为95.83%，比对照组79.17%高[53]。

3. 治疗呼吸系统疾病

四君子汤（人参、白术、茯苓、甘草）联合西药辨治老年慢性支气管炎80例，随机分为两组，连续治疗1个月后，治疗组总有效率95.00%；对照组总有效率75.00%[54]。

生脉散合补肺汤（黄芪、人参、当归等）加减在哮喘控制方面与西药常规治疗疗效相当，可以用于肺气虚耗型哮喘的临床治疗。70例60~80岁肺气虚耗型哮喘患者随机分为对照组和治疗组各35例，对照组给予常规治疗，治疗组给予生脉散合补肺汤加减免煎剂治疗，经治疗后两组的哮喘控制评估、哮鸣音消失时间、症状积分等指标无明显差别[55]。

4. 治疗其他疾病

枇杷清肺饮联合加味金黄膏能改善肺胃热盛型痤疮患者的临床症状，减少复发率和不良反应。68例肺胃热盛型痤疮患者随机分为对照组与联合组，每组34例，对照组给予阿达帕林凝胶外用联合米诺环素胶囊口服治疗，联合组在对照组的治疗基础上采用枇杷清肺饮联合加味金黄膏外敷治疗。治疗后，联合组的临床总有效率94.1%明显高于对照组61.8%；对照组复发率高于联合组（57.1%比9.1%）；且不良反应也高于联合组（32.4%比11.8%）[56]。

【食疗方法】

我国对人参有很多使用方法，包括煎药服用、隔水蒸、泡茶、泡药酒、切片含以及研粉吞六种，其中，最常见的方法是与其他中草药一起煎熬服用，自古以来我国就有熬参汤及人参炖鸡等食用方法[57]。

【不良反应】

人参使用不当，会产生副作用，阴虚火盛者使用后可出现便秘、鼻衄。人参虽可益气健脾，提高人体消化功能，但若长期过量使用，亦可出现脘腹胀满，亦食欲减退，初感外邪而无虚证时若投人参，也可使表邪久滞不去，加重病情[58]。

口服3%人参酊100mL，可感轻度不安和兴奋，如口服200mL或食入大量的人参粉，可见全身玫瑰疹、瘙痒、头痛、眩晕、体温升高及出血，出血可能是人参急性中毒的特征[59]。

【参考文献】

[1] 南京中医药大学. 中药大辞典[M]. 上海: 上海科学技术出版社, 2006: 2526.

[2] 黄蕾, 汪燕燕, 孙冉, 等. 人参皂苷 Rg$_1$ 通过抑制 MAPK-NLRP1 通路减轻 2 型糖尿病诱导的神经元损伤[J]. 中国药理学通报, 2023, 39(11): 2034-2042.

[3] Yousuf S, Liu H, Yingshu Z, et al. Ginsenoside Rg$_1$ modulates intestinal microbiota and supports re-generation of immune cells in dexamethasone-treated mice[J]. Acta Microbiol Immunol Hung, 2022, 69(4): 259-269.

[4] 高宁辛. 石菖蒲挥发油对 AD 模型小鼠神经元损伤的保护作用及机制探讨[D]. 广东: 广东药科大学, 2018.

[5] 沈洪妹, 张志军, 姜正林. 人参皂苷 Rb$_3$ 对大鼠缺氧性损伤的脑组织神经递质 γ-氨基丁酸的影响[J]. 临床神经病学杂志, 2005, 18(6): 455-456.

[6] Ahmed T, Raza S H, Maryam A, et al. Ginsenoside Rb$_1$ as a neuroprotective agent:a review[J]. Brain Res Bull, 2016(125): 30-43.

[7] Jiang N, Lyu J W, Wang H X, et al. Ginsenoside 20(S)-protopanaxadiol attenuates depressive-like behaviour and neuroinflammation in chronic unpredictable mild stress-induced depressive rats[J]. Behav Brain Res, 2020(393): 112710.

[8] 陶燕. 人参蓝莓酵素对体操运动员抗疲劳能力的影响[J]. 食品研究与开发, 2023, 44(15): 233-234.

[9] 郑怡菲, 李涛, 赵余庆. 人参有效成分抗疲劳作用机制的研究进展[J]. 药物评价研究, 2023, 46(11): 2496-2504.

[10] 张洁. 人参皂苷在心血管系统药理作用的研究进展[J]. 中医临床研究, 2019, 11(7): 141-144.

[11] 申文宇, 李玉东, 杨守忠. 人参皂苷 Rg$_1$ 对大鼠缺血性/再灌注心律失常的作用[J]. 临床心血管病杂志, 2017, 33(5): 465-469.

[12] 齐双辉, 张敏莹, 肖锋, 等. 人参皂苷 Rb$_1$ 激活蛋白酪氨酸激酶 2/信号传导及转录激活蛋白 3 通路减轻川崎病小鼠心肌损伤[J]. 中国小儿急救医学, 2021, 28(3): 209-214.

[13] 陈协辉, 梁进杰, 刘新荪, 等. 人参皂苷 Rg$_1$ 对大鼠心肌梗死后心肌血管再生的影响[J]. 心血管康复医学杂志, 2017, 26(3): 245-250.

[14] 王国恩, 杨帆, 刘心雨, 等. 人参皂苷 Rb$_1$ 改善拘束应激合并脂多糖诱导的小鼠免疫性肝损伤的作用机制研究[J]. 中草药, 2022, 53(13): 4028-4034.

[15] 李雅茹. 人参皂苷 Rb$_1$ 上调脂联素改善肝脏脂肪变性的机制研究[D]. 南京: 南京中医药大学, 2023.

[16] 莫婵. 保肝宁和人参皂苷 Rg$_1$ 对肝纤维化小鼠 IDO1 及树突状细胞的作用机制研究[D]. 广东: 南方医科大学, 2022.

[17] Jung M A, Jang S E, Hong S W, et al. The role of intestinal microflora in anti-inflammatory effect of baicalin in mice [J]. Biomol Ther (Seoul), 2012, 20(1): 36-42.

[18] Shim J Y, Kim M H, Kim H D, et al. Protective action of the immunomodulator ginsan against carbon tetrachloride-induced liver injury via control of oxidative stress and the inflammatory respons[J]. Toxicol Appl Pharma, 2010, 242(3): 31-325.

[19] You J K, Su M P, Hye S J, et al. Ginsenoside Rg$_3$ prevents INS-1 cell death from intermittent high glucose stress[J]. Islets, 2016, 8(3): 57-64.

[20] 宋齐. 人参化学成分和药理作用研究进展[J]. 人参研究, 2017, 29(2): 47-54.

[21] Chen F, Chen Y W, Kang X C, et al. Antiapoptotic function and mechanism of ginseng saponins in rattus pancreatic β-cells[J]. Biol Pharm Bull, 2012, 35(9): 1568-1573.

[22] 陈颖, 黄琦. 人参皂苷免疫调节作用的研究进展[J]. 山西中医学院学报, 2014, 15(5): 75-77.

[23] 张才军, 郭民, 柳波, 等. 人参皂苷 Rh$_1$ 对免疫功能降低小鼠的免疫调节作用研究[J]. 昆明医学院学报, 2009, 30(11): 51-54, 58.

[24] 朱伟, 付本懂, 王鲁, 等. 人参皂苷-Rh$_2$的硫酸化衍生物鉴定及其对小鼠腹腔巨噬细胞功能的影响[J]. 中国兽医学报, 2011, 31(3): 394-398.

[25] 杨珊, 赵暖暖, 杨鑫, 等. 人参活性成分及药理作用研究进展[J]. 中医药导报, 2023, 29(1): 105-107, 116.

[26] 何连利. Rg$_1$延缓 D-gal POF 小鼠模型生殖系统病理损害、改善生殖功能及其机制的研究[D]. 重庆: 重庆医科大学, 2017.

[27] 胡华刚, 肖璇, 刘慧敏, 等. 人参茎叶总皂苷对幼年雄性大鼠生殖系统的影响及作用机制[J]. 食品科学, 2014, 35(3): 187-192.

[28] 冯立, 褚征, 孙艳, 等. 人参多糖对低温应激大鼠颗粒细胞与卵母细胞的调节[J]. 中国微生态学杂志, 2007, 19(3): 256-258.

[29] 吴倩, 郑秀花, 刘亚丽. 人参皂苷 Rb$_1$介导 TLR3/TRIF 信号通路对哮喘大鼠的抗炎作用机制[J]. 中国老年学杂志, 2022, 42(2): 391-395.

[30] Tian M, Ma P, Zhang Y, et al. Ginsenoside Rk$_3$ alleviated DSS-induced ulcerative colitis by protecting colon barrier and inhibiting NLRP3 inflammasome pathway[J]. Int Immunopharmacol, 2020(85): 106645.

[31] 李景. 人参多糖对大鼠关节软骨细胞糖胺聚糖合成的影响及其机制[J]. 中国药师, 2017, 20(4): 647-652.

[32] 李帅军, 才可新, 张楠楠, 等. 人参亲环素蛋白原核表达及其抗真菌活性[J]. 长春中医药大学学报, 2016, 32(3): 464-466.

[33] 邹立华, 张英艳, 姚月梅. 发酵人参汁抑菌作用实验研究[J]. 中医药学报, 2002(3): 34-35.

[34] 杜丽, 张佳彦, 李菲, 等. 中药挥发油临床抑菌作用及其环糊精精制剂研究概况[J]. 药学实践杂志, 2017, 35(5): 394-397.

[35] 王梓, 许兴月, 李琼, 等. 人参皂苷 Rg$_1$热裂解产物对 H22 荷瘤小鼠的抗肿瘤作用[J]. 中国药学杂志, 2017, 52(15): 1319-1324.

[36] 王蔚, 王旭, 余苏云, 等. 人参皂苷 Rg$_3$调节免疫检查点 PD-L1 抑制肺癌 Lewis 细胞增殖的作用及机制研究[J]. 中草药, 2019, 50(1): 166-171.

[37] 梅志宏. 人参皂苷 Rg$_5$对人食管癌细胞作用的研究[D], 吉林: 吉林大学, 2017.

[38] Xie J T, Wang C Z, Zhang B, et al. In vitro and in vivo anticancer effects of American ginseng berry: exploring representative compounds[J]. Biological&Pharmaceutical Bulletin, 2009, 32(9): 1552-1558.

[39] 冯彦. 人参药理作用及临床应用研究进展[J]. 中医临床研究, 2013, 5(6): 121-122.

[40] 张孝钦, 喻飒, 邬盛昌. 人参多糖对晚期肺癌化疗疗效及 MDSCs、Treg 细胞、免疫因子水平的影响[J]. 中华全科医学, 2019, 17(8): 1308-1311.

[41] 任雨贺, 田静, 刘淑莹, 等. 人参蛋白质对乳腺癌 MCF-7 细胞的影响[J]. 中成药, 2020, 42(2): 488-491.

[42] 向玥, 陈粼波, 姚辉, 等. 人参皂苷 Rg$_1$对 D-半乳糖所致衰老小鼠海马的保护机制[J]. 中草药, 2017, 48(18): 3789-3795.

[43] 万茜淋, 焦丽丽, 马林, 等. 人参花多糖抗氧化活性研究[J]. 食品安全导刊, 2016(18): 146-148.

[44] 范超, 李慧萍, 李冰, 等. 参茸护肤乳对亚急性皮肤衰老模型小鼠皮肤的影响[J]. 中医杂志, 2017, 58(20): 1778-1782.

[45] 夏佳, 杨雨, 张世洋, 等. 白术配伍人参前后挥发油调控慢性萎缩性胃炎大鼠 AQP3、4 表达的比较研究[J]. 天然产物研究与开发, 2022, 34(1): 33-41.

[46] Shao J, Zheng X, Qu L, et al. Ginsenoside Rg$_5$/Rk$_1$ ameliorated sleep via regulating the GABAergic/serotoninergic signaling pathway in a rodent model[J]. 2020, 11(2): 1245-1257.

[47] 张进进, 邸莎, 吉红玉, 等. 人参的临床应用及其用量探究[J]. 吉林中医药, 2019, 39(12): 1587-1589, 1593.

[48] 王结胜, 罗科学, 李宏春, 等. 生脉胶囊治疗血管性痴呆的疗效研究[J]. 中国现代医生, 2012, 50(17): 94-95.

[49] 张健, 张秋实. 生脉散加减治疗抑郁症早醒症状的临床效果[J]. 内蒙古中医药, 2021, 40(8): 20-21.

[50] 朱树义, 陈文科, 陈雪, 等. 独参汤对透析性低血压患者的临床疗效分析[J]. 中西医结合心血管病电子杂志, 2017, 5(2): 81-84.

[51] 朱忠寿. 独参汤抢救心性脑缺氧综合征频繁发作 1 例[J]. 新医学, 1978, 10(5): 238.

[52] 边玉洁. 人参健心胶囊治疗气虚血瘀型慢性心力衰竭的研究[D]. 济南: 山东中医药大学, 2014.

[53] 欧阳河泉. 黄芪生脉饮治疗病毒性心肌炎恢复期临床疗效观察[J]. 中国中医药现代远程教育, 2018, 16(20): 111-112.

[54] 翁璟. 牡蛎散合生脉饮治疗甲亢临床观察[J]. 中国中医药现代远程教育, 2021, 19(23): 35-37.

[55] 孔繁周, 廖钢, 陈家前, 等. 四君子汤联合西药辨治老年慢性支气管炎随机平行对照研究[J]. 实用中医内科杂志, 2017, 31(10): 59-61.

[56] 林金华, 邵晓旭. 生脉散合补肺汤加减治疗肺气虚耗型哮喘 35 例疗效观察[J]. 中国民族民间医药, 2017, 26(6): 88-91.

[57] 陈琦, 滕浦陵, 严静. 枇杷清肺饮联合加味金黄膏外敷治疗肺胃热盛型痤疮的疗效观察[J]. 中国中西医结合皮肤性病学杂志, 2023, 22(4): 315-318.

[58] Ghosh R, Bryant D L, Arivett B A, et al. An acidic polysaccharide (AGC3) isolated from North American ginseng (*Panax quinquefolius*) suspension culture as a potential immunomodulatory nutraceutical[J]. Cur Res Food Sci, 2020(3): 207-216.

[59] 叶凤. 几种滋补中药的补益作用与不良反应[J]. 陕西中医, 2009, 30(4): 481-482.

五味子

【来源】木兰科植物五味子 *Schisandra chinensis* (Turcz.) Baill.的干燥成熟果实[1]。主要分布于我国华北、东北及河南等地。黑龙江省野生五味子分布于小兴安岭、完达山、张广才岭、老爷岭等山区，大兴安岭南部也有零星分布。种植于哈尔滨市延寿县，尚志市庆阳镇，伊春市铁力市，双鸭山市饶河县八五九农场，穆棱市清河林区新胜林场等地。

【性味与归经】酸、甘，温。归肺、心、肾经。

【功能与主治】收敛固涩，益气生津，补肾宁心。用于久咳虚喘，梦遗滑精，遗尿尿频，久泻不止，自汗盗汗，津伤口渴，内热消渴，心悸失眠。

【药理作用】

1. 对神经系统的作用

五味子木脂素有显著的抗焦虑作用，可显著改善小鼠暗箱及高架十字迷宫试验成绩，其机制可能是通过 γ-氨基丁酸受体而发挥作用，并且其作用与木脂素剂量呈正相关[2]。五味子总木脂素对大鼠脑缺血性损伤具有一定的保护作用，能够改善脑组织的病理变化，缩小脑梗死的面积，其机制可能与其促进 p-AKT 活性增加，提高脑组织抗缺血损伤的能力和抑制神经细胞的凋亡有关[3]。五味子中的木脂素对氯苯丙氨酸所致失眠大鼠有治疗作用，与改善大鼠下丘脑组织中 5-HT 及 5-羟吲哚乙酸（5-HIAA）水平相关[4]。五味子木脂素能改善衰老小鼠学习记忆能力，可能与上调小鼠脑组织中 Prdx6、GPx1 的表达水平有关[5]。五味子乙素能明显改善慢性酒精中毒大鼠学习记忆能力障碍，并发现其可能通过调控大鼠大脑海马组织中 PSD-95 蛋白的表达水平实现[6]。五味子多糖具有镇静、催眠及抗焦虑作用，其机制可能与减少脑组织中谷氨酸含量有关[7]。五味子酮可以减轻神经元损伤，明显降低 Tau 蛋白在 396、262 位点的磷酸化水平；五味子乙素、五味子木脂素 B 能够抑制 β-淀粉样蛋白的分泌，具有类雌激素样作用，可以改善神经细胞线粒体氧化功能[8]。五味子醇甲可防治阿尔茨海默病，提高小鼠脑组织中突触素的含量，改善神经元变性及突触功能，发挥保护脑细胞的作用，其机制可能与抑制突触核蛋白的表达有关[9]。五味子醇甲对小鼠具有促睡眠作用，通过增加小鼠脑内 5-HT 浓度，延长阈剂量戊巴比妥钠小鼠睡眠时间，增加阈下剂量戊巴比妥钠小鼠入睡只数[10]。五味子醇甲具有潜在的抗抑郁作用，可显著缩短小鼠悬尾和游泳的不动时间，升高体内 5-HT 水平，增加小鼠纹状体及下丘脑体内的多巴胺水平，增强胆碱能神经系统功能，改善记忆力及脂多糖诱发炎症损伤，并加速修复糖皮质激素诱导的神经损伤[11]。

2. 对心血管系统的作用

五味子乙素对心肌梗死小鼠具有心脏保护作用，可以降低心肌梗死面积，改善心脏功能，提高心肌梗死后小鼠的存活率，通过下调心肌梗死后炎症因子转化生长因子-β1、IL-1β 及 TNF-α 的表达，调节核因子-κB 信号通路，激活一氧化氮合成酶途径，抑制心肌细胞的凋亡[12]。五味子乙素可改善 Ang Ⅱ 诱导的心肌纤维化，通过促进 Akt 磷酸化，抑制 p-mTOR、TGF-β1 蛋白表达，减少 Collagen Ⅰ 合成[13]。五味子乙素对心肌细胞有保护作用，能抑制脂多糖诱导原代心肌细胞肥大，对心肌细胞的保护作用主要通过抑制 Traf6/NF-κB 信号通路的活化来实现[14]。五味子乙素对心肌缺血再灌注损伤导致的大鼠心脏损伤具有保护作用，通过调节与氧自由基相关酶的表达，从而减轻氧自由基的释放量，改善氧化应激水平，因而改善心肌功能，减小心肌梗死面积，缓解心肌组织病变[15]。五味子丙素能有效缓解高脂饮食喂养诱导的小鼠动脉粥样硬化，显著降低 TNF-α、IL-6 和 ICAM-1 的 mRNA 表达水平和 IκB-α磷酸化，缓解动脉炎症反应[16]。五味子丙素能有效抑制 Ang Ⅱ 诱导小鼠的心肌重构，降低血清 CK-MB 水平，缓解小鼠心肌炎性反应，抑制小鼠 TNF-α 和 IL-6 的 mRNA表达[17]。五味子多糖对血管内皮细胞氧化应激损伤具有保护作用，其机制与提高血管内皮细胞抗氧化应激损伤能力有关，能够增加血管内皮细胞贴壁能力，提高血管内皮细胞存活率，并可降低因血管内皮细胞损伤而引发的培养液中 LDH 及 CK 含量[18]。

3. 对消化系统的作用

五味子多糖对肠道黏膜炎症有治疗作用，五味子多糖能改善 5-氟尿嘧啶引起的肠道黏膜炎症状，其作用机制可能与通过抑制 TNF-α、IL-1β、IL-6 等炎症因子的水平有关[19]。五味子甲素可以治疗实验性大鼠结肠炎，通过降低结肠组织中性粒细胞数量和 NO 含量以及升高 SOD 和 GSH-Px 的表达量，缓解机体的氧化应激水平[20]。五味子乙素具有降脂降酶、逆转肝脏组织高脂病变的作用，能降低内质网应激信号通路中蛋白的表达，同时抑制脂肪酸合成过程中乙酰辅酶 A 羧化酶（ACC）、脂肪酸合成酶（FAS）、甘油-3-磷酸酰基转移酶（GPAT）基因的表达，有效地治疗非酒精性脂肪肝病[21]。五味子醇甲介导的结肠非肾上腺素能非胆碱能递质可降低结肠推进速度，调节结肠的运输，有利于改善胃肠道疾病的腹泻症状，抑制结肠的自发性收缩[22]。五味子酯甲对肝脏具有保护作用，通过调节肝脏药物代谢酶，可能参与调节肝脏中葡萄糖醛酸转移酶（UGTs）类化学药物的毒性代谢过程[23]。

4. 对呼吸系统的作用

五味子木脂素可以改善小鼠的哮喘症状，减轻肺组织的炎性损伤，体内 IL-4、IL-5 和 IgE 的水平也显著下降[24]。五味子乙素对小鼠肺纤维化具有保护作用，可在升高肺泡细胞中 SOD 和 GSH 含量的同时下调 TGF-β1、p-Smad2 等炎症因子表达，改善肺泡炎症及肺纤维化情况，减轻肺纤维化的程度[25]。五味子乙素对于创伤性肺损伤有保护作用，能有效缓解创伤性肺损伤的病理学改变，减轻肺水肿，减少炎性细胞浸润，增加存活率，其潜在机制可能与五味子乙素减少氧自由基含量，减轻氧化应激反应程度有关[26]。五味子醇乙有治疗哮喘的作用，可能是通过调控 NF-κB、PPAR、IL-17 等信号通路抑制促炎因子的基因表达，其主要靶标可能是 Pparg、Ptgs2、Nos2[27]。

5. 对内分泌系统的作用

五味子多糖可以降低血糖，通过上调胰岛素和 AMPK 信号通路发生的 GLUT-4 的表达来改善 BRL 细胞的葡萄糖消耗[28]。五味子多糖可改善高脂饮食联合小剂量链脲佐菌素诱导的 2 型糖尿病模型大鼠改善胰岛素抵抗，其作用机制可能与抑制机体的炎症反应有关[29]。五味子乙素可以改善 2 型糖尿病大鼠糖脂代谢、肾功能缺损、氧化应激以及炎症反应，还可以改善糖尿病中 AMPK-LKB1 的信号转导，从而治疗糖尿病[30]。五味子能明显改善 2 型糖尿病的高脂高糖状态，通过升高肝糖原，降低大鼠空腹血糖，调节总胆固醇的代谢，改善胰岛素水平[31]。

6. 对免疫系统的作用

五味子多糖高剂量的免疫调节作用最为明显，能够极大地提高小鼠腹腔巨噬细胞的吞噬功能，并在一定程度上提高小鼠血清溶菌酶含量[32]。五味子乙素可以提高小鼠的免疫作用，通过提高小鼠的郭清指数 k 和吞噬指数 α 对环磷酰胺诱导的免疫低下小鼠具有显著免疫增强作用[33]。五味子木脂素能够增强酒精性肝脏损伤小鼠的免疫功能，能提高 T、B 淋巴细胞增殖能力以及自然杀伤细胞活性，从而使酒精性肝脏损伤造成的免疫功能下降得到明显改善[34]。五味子醇甲具有免疫作用，对免疫功能低下小鼠的郭清指数和吞噬指数可极显著增加[35]。

7. 对生殖系统的作用

五味子多糖对微波致生精障碍小鼠生精功能有明显的改善作用，其作用机制可能与调节生殖激素水平，恢复下丘脑-垂体-性腺轴的调控功能有关[36]。

8. 对泌尿系统的作用

五味子乙素对肾缺血再灌注所致急性肾损伤小鼠的肾功能、病理损伤及细胞凋亡情况有一定的改善作用，其作用机制可能与下调肾组织caspase-3和上调Bcl-2/Bax值有关[37]。五味子乙素能够改善肾病综合征大鼠肾功能，其作用机制可能与活化Nrf2/ARE 信号通路有关[38]。五味子乙素具有抗肾纤维化的作用，其机制可能与抑制 TGF-β/Smad 信号通路有关[39]。

9. 抗炎镇痛作用

五味子总木脂素类成分具有良好的抗炎活性，可显著促进小鼠巨噬细胞分泌 IL-10，抑制 TNF-α、NO 产生[40]。五味子木脂素对佐剂性关节炎大鼠炎症反应有抑制作用，其机制可能与促进关节滑膜细胞自噬相关[41]。五味子乙素对二甲苯所致的耳肿胀小鼠具有显著抗炎作用，对急性炎症早期的毛细血管扩张、渗出水肿有一定的抑制作用[33]。五味子有镇痛作用，五味子水煎液可延迟醋酸所致小鼠出现扭体和热水所致小鼠出现缩尾的潜伏期，并降低其扭体次数，增大热板所致小鼠舔足的痛阈，推测可能与抑制局部炎症介质的释放有关[42]。

10. 抗真菌作用

五味子乙素对金黄色葡萄球菌、白色念珠菌、沙门氏菌、大肠杆菌、枯草芽孢杆菌均有一定的抑制作用，其中对白色念珠菌和金黄色葡萄球菌的抑制作用最强[43]。五味子水提物具有良好的抑菌活性，可以显著降低感染大肠杆菌雏鸡的死亡率，对环丙沙星耐药的大肠杆菌均有效[44]。

11. 对恶性肿瘤的作用

五味子多糖具有很好的抑制肠道肿瘤增殖潜力，小分子质量组分抗癌活性更强，推测 Caco-2 和 HT-29 细胞的凋亡可能与 caspase-3 参与的胞内凋亡途径有关[45]。体外研究表明，五味子木脂素能加速体外培养的人肺癌 A549 细胞的凋亡，对其增殖具有较好的抑制作用，并且抑制率与药物的浓度以及作用时间呈正相关[46]。五味子甲素可通过靶向抑制 EGFR/SRC 信号通路，减少黏着斑相关蛋白 p-Y397-FAK 和 p-Y181-Paxillin 的表达，从而抑制胰腺癌 PANC-1 细胞的侵袭和迁移[47]。五味子多糖能明显抑制人胃癌细胞的增殖，诱导其凋亡，其作用可能与抑制 DUSP4/ERK 信号通路活化有关[48]。五味子酯乙有利于肺癌的治疗，可以通过底物竞争性抑制 P-gp 的药物外排功能和下调其蛋白水平表达[49]。

12. 抗氧化作用

五味子总木脂素具有良好的抗氧化活性，清除超氧阴离子自由基的强度随着浓度的增加而逐渐增强，与同等浓度的维生素 C 对照品相比，其总抗氧化能力是维生素 C 的 1/7，清除超氧阴离子自由基的强度是维生素 C 的 1/6[40]。五味子多糖具有一定的抗氧化功能，能够提高小鼠血清中 SOD、CAT 的含量[32]。五味子乙素对 H9c2 细胞氧化应激损伤具有保护作用，其作用机制主要是通过激活 Jak2/Stat3 信号通路来实现的[50]。五味子酯甲具有体外抗氧化作用，能够增加大鼠脑组织中 SOD 活性和 GSH 含量，降低 MDA 含量[51]。

【毒性作用】

五味子是较为常用的一种中药，五味子本身来说没有明显的毒性，所以一般剂量的使用不会引起患者出现中毒以及肝肾功能的损害。但由于五味子对人体的神经系统有一定的作用，若过量食用药物会引起消化道不适、呼吸系统不适、过敏反应等不良反应。

【临床应用】

1. 治疗神经系统疾病

参芪五味子片（南五味子、党参、黄芪、炒酸枣仁），具有益气健脾、宁心安神等功效，用于治疗失眠、多梦、健忘等症，对 32 例失眠患者进行临床观察，患者睡眠时间有所延长，强度和密度均有所下降，活动量明显提高，参芪五味子片治疗总有效率达 87.5%[52]。参芪五味子片治疗高考前焦虑症，113 例高考前焦虑症患者，采用参芪五味子片治疗，每次 3 片，每日 3 次，有效率 88.5%，作用持久，不良反应少[53]。

2. 治疗心血管系统疾病

五味子汤加味治疗对心律失常心气不足型的患者疗效显著，患者 68 例，采用五味子汤为基础进行加味治疗，治疗组治疗总有效率是 97.06%，可有效纠正心电图，改善心律失常症状[54]。

生脉饮合冠心 II 号方（太子参、麦冬、五味子、丹参等）加减治疗冠心病心绞痛，将 120 例患者随机分为两组各 60 例。对照组用西药治疗，观察组用生脉饮合冠心 II 号方加减治疗，每日 1 剂，水煎，日服 2 次，每次 150mL，两组均以 10 天为 1 个疗程，服用 1 个疗程，观察组显效 55 例，有效 3 例，无效 2 例，治疗总有效率 96.67%；对照组显效 40 例，有效 11 例，无效 9 例，治疗总有效率 85.00%[55]。

3. 治疗消化系统疾病

五味子煎剂具有补益肝肾、益气养阴之功效，能够降低丙氨酸转移酶、天冬氨酸转移酶、碱性磷酸酶，明显改善肝功能，有效治疗药物性肝损伤，改善药物性肝损伤患者的胁肋疼痛、腰酸、盗汗等临床症状，总有效率高达 86.67%[56]。

4. 治疗呼吸系统疾病

加减人参五味子汤治疗肺炎患儿，治疗 60 例反复发作性呼吸道感染患儿，给予加减人参五味子汤口服及斯奇康肌注治疗，总有效率为 93.33%，明显减轻患儿反复感染的频率[57]。

麦味地黄丸（熟地黄、山茱萸、山药、牡丹皮、泽泻、麦冬、五味子等）联合治疗慢性阻塞性肺病，慢性阻塞性肺病稳定期患者 104 例，按随机数字表法分为对照组和观察组，每组 52 例，对照组给予舒利迭，1 吸/次，2 次/天；观察组在对照组基础上加用麦味地黄丸口服，1 丸/次，2 次/天，2 组均连续用药 12 周，对照组治疗总有效率 80.77%，观察组治疗总有效率 94.23%[58]。

5. 治疗内分泌系统疾病

麦味地黄丸（熟地黄、山茱萸、山药、牡丹皮、泽泻、麦冬、五味子等）可以辅助治疗老年糖尿病，老年糖尿病患者 120 例，采用信封法随机分为 2 组，对照组 60 例采用常规西医降糖治疗，观察组 60 例在对照组基础上口服麦味地黄丸治疗，疗程 12 周。观察组总有效率为 96.67%，显著高于对照组的 81.67%[59]。

6. 治疗其他疾病

自拟加味生脉饮（麦冬、人参、附片、肉桂、丹参、黄芪、五味子、麸炒白术、炙甘草）治疗老年衰弱综合征可改善患者的症状，以老年衰弱综合征的 72 例患者作为研究对象，随机将其分为 2 组，每组 36 例，对照组实施常规治疗，观察组自拟加味生脉饮治疗。观察组临床效果总有效率 97.22%，对照组总有效率 72.22%[60]。

【食疗方法】

五味子粥：将大米、五味子一起文火熬制，酒后进食能够减少大量酒精对肝的损害。

五味子茶：取五味子 5～10g，加入适量的冰糖，用开水冲泡成茶饮。适宜于肺气阴两伤，肾水不能上承所致的咳嗽、胸闷、口渴不欲饮、乏力食少等。

五味子酒：五味子 60g，洗净，装瓶中，加入白酒 500～1000mL，封紧瓶口，每日振摇一次，15 天后即可饮用。每次 10mL，每日 2～3 次。用于中老年神经症，如失眠、心悸、头晕、烦躁等，具有滋补肾阴、宁心安神的功效。

【参考文献】

[1] 南京中医药大学. 中药大辞典[M]. 上海: 上海科学技术出版社, 2006: 518.

[2] 刘絮, 杜瑞红, 于春艳, 等. 北五味子木脂素抗焦虑作用及机制的研究[J]. 北华大学学报(自然科学版), 2015, 16(5): 609-612.

[3] 姜恩平, 王帅群, 王卓, 等. 北五味子总木脂素对脑缺血模型大鼠神经细胞凋亡及 p-AKT 表达的影响[J]. 中国中药杂志, 2014, 39(9): 1680-1684.

[4] 张羽翀, 王梦阳, 林慧娇, 等. 五味子木脂素对氯苯丙氨酸致失眠大鼠的催眠作用[J]. 中国老年学杂志,

2020, 40(4): 861-863.

[5] 郭笑, 叶玉洁, 宋昆, 等. 五味子木脂素改善衰老小鼠学习记忆能力的机制[J]. 中国实验方剂学杂志, 2020, 26(14): 85-91.

[6] 张丽凤, 张玲童, 易思, 等. 五味子乙素对慢性酒精中毒大鼠海马组织 PSD-95 蛋白表达的影响[J]. 右江民族医学院学报, 2020, 42(2): 142-146.

[7] 王春梅, 李贺, 孙靖辉, 等. 北五味子多糖抗焦虑和镇静催眠作用[J]. 食品科学, 2015, 36(13): 239-242.

[8] 张秋池, 顾锡镇, 常诚. 五味子改善认知功能的实验研究进展[J]. 西部中医药, 2014, 27(2): 139-142.

[9] 周妍妍, 刘艳丽, 董春雪, 等. 五味子醇甲对APP/PS1双转基因痴呆模型小鼠脑组织突触素、α-突触核蛋白表达的影响[J]. 中国药理学通报, 2013, 29(8): 1076-1079.

[10] 胡竟一, 白筱璐, 雷玲, 等. 南北五味子中几种木脂素类成分促睡眠作用的研究[J]. 四川中医, 2016, 34(12): 45-47.

[11] 黄雅平, 程晶, 张小燕. 五味子醇甲对小鼠抑郁行为的影响[J]. 中国药物经济学, 2020, 15(9): 49-52.

[12] Pengsheng Chen, Sisi Pang, Naiquan Yang, et al. Beneficial effects of schisandrin B on the cardiac function in mice model of myocardial infarction[J]. Plos One, 2017, 8(11): 79418.

[13] 滕春晓, 金红花, 洪兰. 五味子乙素对 AngⅡ 诱导心肌纤维化中 Akt、mTOR、TGF-β1 表达的影响[J]. 中成药, 2019, 41(6): 1423-1426.

[14] 陈灵, 周汉明. 五味子乙素介导 Traf6/NF-κB 信号通路抑制心肌细胞肥大实验研究[J]. 西部中医药, 2020, 33(1): 33-36.

[15] 孙红霞, 陈建光. 北五味子乙素对大鼠心肌缺血再灌注损伤的保护作用[J]. 食品科学, 2016, 37(1): 203-207.

[16] 任佳, 徐菱, 许孙红, 等. 五味子丙素缓解高脂饮食喂养 ApoE$^{-/-}$ 小鼠的动脉粥样硬化与炎症[J]. 中国药理学通报, 2020, 36(5): 698-702.

[17] 谈云, 叶琳岚, 赵珺瑶, 等. 五味子丙素缓解血管紧张素Ⅱ诱导的心脏炎性反应和心肌重构[J]. 安徽医药, 2020, 24(7): 1291-1295.

[18] 唐泽波, 温娜, 金宏. 五味子多糖对氧化应激损伤血管内皮细胞的保护作用[J]. 中国西部科技, 2014, 13(11): 97-98.

[19] 周卫东, 项磊, 陈泽伟, 等. 五味子多糖对化疗性肠道黏膜炎小鼠的保护作用[J]. 中国实验方剂学杂志, 2016, 22(22): 124-128.

[20] 张晓云, 赵海梅, 刘億, 等. 五味子甲素对结肠炎大鼠氧化应激水平的调控作用[J]. 中华中医药学刊, 2020, 38(2): 166-169, 283.

[21] 董艳敏. 五味子乙素治疗非酒精性脂肪肝病药效学和机制研究[D]. 广州: 广东药科大学, 2016.

[22] Yang J M, Paul S P Ip, John H K Yeung, et al. Inhibitory effect of schisandrin on spontaneous contraction of isolated rat colon[J]. Phytomedicine, 2011, 18(11): 998-1005.

[23] 付亚东, 陈佳美, 刘伟, 等. 五味子酯甲对肝脏药物代谢酶的调节及药理作用的研究进展[J]. 中药新药与临床药理, 2020, 31(6): 741-748.

[24] 孙靖辉, 吕希, 王春梅, 等. 五味子木脂素对哮喘模型小鼠 Th2 相关炎症因子的影响[J]. 北华大学学报(自然科学版), 2020, 21(3): 325-328.

[25] 魏菲, 刘斌, 肖娜, 等. 五味子乙素减轻博来霉素诱导的肺纤维化[J]. 天津中医药大学学报, 2017, 36(3): 200-204.

[26] 高山. 五味子乙素对大鼠创伤性急性肺损伤的保护作用及机制研究[D]. 咸阳: 陕西中医药大学, 2016.

[27] 吕希, 徐广宇, 王春梅, 等. 基于网络药理学筛选五味子中治疗哮喘的靶标及活性成分[J]. 北华大学学报(自然科学版), 2020, 21(2): 175-178.

[28] Dun Jin, Ting Zhao, Wei-Wei Feng, et al. Schisandra polysaccharide increased glucose consumption by up-regulating the expression of GLUT-4[J]. International Journal of Biological Macromolecules, 2016(87): 555-562.

[29] 杜兴旭, 乔子敬, 杨硕, 等. 五味子多糖对 2 型糖尿病大鼠血清中炎症因子的影响及其作用机制[J]. 吉林大学学报(医学版), 2020, 46(1): 50-55, 207.

[30] 李蕾, 王瑞锋, 张丽晓, 等. 五味子乙素对 2 型糖尿病大鼠氧化应激和炎症反应的影响[J]. 中国现代应用药学, 2020, 37(15): 1812-1817.

[31] 邓翀, 张化为, 姜祎, 等. 五味子、金樱子、山茱萸抗 2 型糖尿病大鼠糖脂代谢的比较[J]. 天然产物研究与开发, 2018, 30(4): 568-574.

[32] 张琨琨. 五味子多糖免疫调节及抗氧化功能研究[J]. 职业卫生与病伤, 2016, 31(1): 54-57.

[33] 于浩然, 陈晓宇, 田振坤, 等. 小鼠体内五味子乙素抗炎和增强免疫功能研究[J]. 中国药师, 2018, 21(6): 973-976.

[34] 张媛, 李淑波, 陈建光, 等. 北五味子木脂素对酒精性肝损伤小鼠免疫功能的影响[J]. 北华大学学报(自然科学版), 2016, 17(2): 181-185.

[35] 吴伦, 陈晓宇, 于浩然, 等. 五味子醇甲的抗炎免疫作用研究[J]. 现代中药研究与实践, 2017, 31(5): 18-21.

[36] 赵东海, 马嫣妍, 王洪羽. 五味子多糖对微波辐射生精障碍小鼠的治疗作用研究[J]. 上海中医药杂志, 2015, 49(11): 79-82.

[37] 孔琪, 谭小月, 陈传爱, 等. 五味子乙素对缺血再灌注致小鼠急性肾损伤的影响[J]. 中医杂志, 2019, 60(7): 608-613.

[38] 陈振羽. 五味子乙素通过 Nrf2/ARE 信号通路对肾病综合征大鼠的保护作用[J]. 西部中医药, 2020, 33(1): 45-48.

[39] 郑海洲, 张杰, 肖程程, 等. 五味子乙素抗肾纤维化作用及机制研究[J]. 中国现代医学杂志, 2017, 27(27): 1-6.

[40] 马莹慧, 冯波, 朱鹤云, 等. 北五味子中总木脂素类成分的抗氧化及抗炎活性研究[J]. 食品研究与开发, 2019, 40(11): 25-30.

[41] 范紫微, 古虹, 邹天琪, 等. 五味子木脂素对佐剂性关节炎大鼠的抗炎作用及对自噬相关通路的影响[J]. 中国药理学与毒理学杂志, 2020, 34(6): 442-450.

[42] 辛晓林, 张桂春, 黄清荣. 五味子镇痛效果研究[J]. 安徽农业科学, 2009, 37(32): 15842-15843.

[43] 李斌, 孟宪军, 薛雪, 等. 北五味子乙素清除自由基及体外抑菌作用的研究[J]. 食品科学, 2011, 32(5): 79-82.

[44] 刘月月, 殷斌, 林树乾, 等. 五味子水提物抑菌活性的研究[J]. 山东农业科学, 2019, 51(8): 118-122.

[45] 刘容旭, 高辰哲, 姜帆, 等. 五味子多糖对两种肠道肿瘤细胞抑制作用的影响[J]. 食品科学, 2016, 37(5): 192-196.

[46] 董晶晶. 五味子木脂素对人肺癌 A549 细胞凋亡的影响[J]. 世界最新医学信息文摘, 2016, 16(77): 131.

[47] 沈伊侬, 曾智锐, 雷珊, 等. 五味子甲素抑制胰腺癌 PANC-1 细胞迁移和侵袭及其机制探讨[J]. 肿瘤, 2019, 39(10): 775-783.

[48] 蒋师, 张兴强. 五味子多糖通过抑制 DUSP4/ERK 信号通路对人胃癌 HGC27 细胞凋亡的影响[J]. 西部中医药, 2020, 33(1): 41-44.

[49] 刘小东, 郑小红, 张稳稳. 五味子酯乙对肺癌耐紫杉醇 A549/Tax 细胞的多药耐药逆转作用及机制[J]. 山东化工, 2020, 49(14): 27-30.

[50] 王玲, 黄佳. 五味子乙素调控 Jak2/Stat3 信号通路抑制心肌细胞氧化应激损伤[J]. 西部中医药, 2020, 33(2): 11-14.

[51] 李欣, 刘聪, 李宁, 等. 五味子酯甲体外抗氧化作用及对大鼠脑组织抗氧化指标的影响[J]. 北华大学学报

(自然科学版), 2020, 21(1): 39-42.

[52] 郭庆芳, 刘建强. 参芪五味子片对 32 例失眠症患者睡眠脑电图的影响[J]. 中医杂志, 2010, 51(4): 376.

[53] 肖佐才, 余新华. 参芪五味子片治疗高考前焦虑症 113 例临床观察[J]. 中医杂志, 2010, 51(2): 136-138.

[54] 许少平, 徐爱云, 蓝远军, 等. 五味子汤加味治疗心律失常心气不足型的效果评价[J]. 中医临床研究, 2018, 10(2): 47-48.

[55] 马芳芳. 生脉饮合冠心 II 号加减治疗冠心病心绞痛临床观察[J]. 实用中医药杂志, 2023, 39(2): 243-245.

[56] 冷玉杰. 中药五味子煎剂与药物性肝损伤治疗的相关性研究[J]. 中医药信息, 2015, 32(6): 53-55.

[57] 张勇. 微波理疗联合人参五味子汤治疗小儿难治性肺炎的效果分析[J]. 河南医学研究, 2017, 26(2): 342-343.

[58] 张茜, 屈少磊, 赵聪格, 等. 麦味地黄丸联合常规治疗对慢性阻塞性肺病患者的临床疗效[J]. 中成药, 2020, 42(1): 251-254.

[59] 侯莉, 毛冠群, 瞿韦. 麦味地黄丸治疗老年糖尿病的临床疗效及分子机制研究[J]. 中药材, 2019, 42(2): 435-438.

[60] 陈金东, 彭敬师, 鲍淑娟, 等. 生脉饮治疗老年衰弱综合征临床观察[J]. 中国中医药现代远程教育, 2023, 21(13): 100-102.

车前草

【来源】车前科植物车前 *Plantago asiatica* L.或平车前 *Plantago depressa* Willd. 的干燥全草[1]。主要分布于我国黑龙江、吉林、辽宁、内蒙古、河北、山西、陕西、宁夏、甘肃、青海、新疆、山东等省。黑龙江省野生车前草分布于草地、河滩、沟边、草甸、田间及路旁，种植于哈尔滨等市。

【性味与归经】甘，寒。归肝、肾、肺、小肠经。

【功能与主治】清热利尿通淋，祛痰，凉血，解毒。用于热淋涩痛，水肿尿少，暑湿泄泻，痰热咳嗽，吐血衄血，痈肿疮毒。

【药理作用】

1. 对神经系统的作用

车前草中桃叶珊瑚苷对神经元氧糖剥夺再复氧损伤具有保护作用，可通过激活 Nrf2 信号通路减轻 OGD/R 诱导的神经元损伤，减少凋亡神经元数量，显著上调 Bcl-2 蛋白表达，下调 Bax 蛋白表达，降低 ROS 水平[2]。

2. 对心血管系统的作用

车前草中大车前苷可以改善细胞动脉粥样硬化，通过 PTEN/Akt/GSK3β 信号通路改善 ox-LDL 诱导的血管内皮细胞损伤的动脉粥样硬化[3]。

3. 对消化系统的作用

车前草总三萜对四氯化碳致小鼠肝损伤的保护作用，能提高肝 SOD 活性，降低 MDA 水平，从而降低肝损伤小鼠谷丙转氨酶和谷草转氨酶水平，减轻肝组织损伤程度[4]。车前草黄酮能显著降低蓖麻油诱导小鼠的腹泻次数、延缓肠道碳粉推进，具有良好的抗腹泻活性[5]。车前草中野黄芩素和木犀草素具有抗腹泻作用，通过上调肌酸激酶活性及其基因 *ckb* 表达水平，增加 Na^+/K^+-ATP 酶活性并提高其基因 *Atp1b3* 表达水平，从而增加钠离子、钾离子浓度，抑制肠积液体积及重量[6]。车前草多糖可以起到抗仔猪腹泻的作用，通过提高抗炎症因子 IL-10 和 TGF-β mRNA 的表达量来降低大肠杆菌引起的仔猪肠道炎症[7]。车前草水提物对消化道黏膜的保护作用具有剂量依赖性，通过抑制胃黏液的分泌和保护细胞的作用机制，能更好地愈合溃疡[8]。车前草水提取物对小鼠实验性肝损伤具有保护作用，能显著降低四氯化碳、D-氨基半乳糖胺致小鼠急性肝损伤的血清 ALT 和 AST 水平[9]。车前草炮制品能显著改善应激性腹泻小鼠和急性腹泻小鼠的小肠绒毛高度、隐窝深度及肠黏膜的完整程度，显著降低血清中 TNF-α、IL-6 以及 IL-1β 水平，抑制肠道蠕动[10]。

4. 对呼吸系统的作用

车前草提取物可提高缺氧性肺动脉高压大鼠抗氧化酶含量，减轻氧化应激反应并降低肺动脉压力，改善肺功能[11]。

5. 对免疫系统的作用

车前草多糖对运动大鼠的免疫系统有一定的影响，可使大鼠白细胞、T 淋巴细胞亚群和淋巴细胞数量明显上升，对免疫抑制有一定改善，能提高机体的免疫能力[12]。车前草多糖可以促进免疫细胞增殖，可通过协同激活 TLR4/NF-κB 信号通路促进 LPS 诱导的细胞自噬，推测与促进巨噬细胞自噬与自噬相关蛋白 LC3 和 beclin-1 表达水平的上调以及激活Ⅲ-PI3K 通路有关[13]。车前草多糖可作为疫苗佐剂提高疫苗的效果，可以雏鸡脾脏红髓淋巴细胞、浆细胞和巨噬细胞的数量，促进雏鸡生长增重，促进器官发育及提高免疫水平[14]。车前草多糖可通过 TLR2-MyD88-MAPK-NF-κB 信号通路提高巨噬细胞分泌、吞噬和增殖能力，从而调节巨噬细胞免疫功能，并且可以提高巨噬细胞 ERK1、JNK1、P38 和 NF-κB 蛋白及 mRNA 表达[15]。车前草粗多糖可增强免疫低下小鼠的免疫功能，能明显提高免疫低下小鼠的郭清指数，增强其炭粒郭清功能，增强免疫低下小鼠迟发型变态反应，提高其血清中溶血素水平，且对模型小鼠的体重减轻、脾脏与胸腺萎缩有缓解作用[16]。车前草水提物可改善环磷酰胺致免疫抑制小鼠的免疫功能，可显著升高小鼠肠黏膜 IFN-γ、IL-4 浓度比值[17]。

6. 对生殖系统的作用

车前草总黄酮对大鼠前列腺增生有治疗作用，能够通过抑制 Rho A/ROCK 通路蛋白和细胞凋亡过程发挥改善丙酸睾酮引起的大鼠前列腺增生病理过程[18]。

7. 对泌尿系统的作用

车前草总黄酮利尿作用明显，又可显著增强膀胱的排泄作用，其机制是通过收缩大鼠膀胱平滑肌、舒张离体尿道平滑肌的作用来增强生理情况下膀胱排尿，促进泌尿系统结石排出[19]。车前草醇具有降低血尿酸的作用，可以有效降低高尿酸血症大鼠的血尿酸水平[20]。车前草可能通过蛋白酪氨酸激酶等生物功能过程，参与PI3K-Akt 信号通路达到治疗隐匿性肾炎的目的[21]。车前草乙醇提取物具有利尿作用，能增加大鼠排尿量和尿中 Na^+、K^+、Cl^- 含量[22]。车前草醇提物对肾草酸钙结石有治疗作用，可通过促进尿液排泄和上调 bikunin、Nrf2/ARE 通路相关因子表达，抑制大鼠肾草酸钙结石的形成[23]。车前草醇提物对水负荷大鼠具有明显的利尿作用，可以增加大鼠 24h 排尿量、尿液中 Cl^-、Na^+、K^+ 浓度，降低血尿素氮和碳酸酐酶水平[24]。车前草水提取物治疗糖尿病肾病大鼠，能够显著降低对大鼠肾脏的损伤，减轻肾纤维化情况，可能与 P38 MAPK 通路受到显著抑制以及 PPAR-γ 通路得到有效激活的情况有关[25]。车前草水提物可以治疗肾小球肾炎，可能通过增强蛋白分子CD2AP 和 nephrin 的表达，稳定肾组织足细胞的生物学功能，从而减轻肾小球病理损害[26]。车前草水煎剂对由庆大霉素和头孢拉定所导致的 SD 大鼠慢性肾损伤有一定的保护作用[27]。车前草水提物对肾小球肾炎大鼠具有保护作用，其机制可能与清除氧自由基，抑制脂质过氧化反应，抑制肾小球纤维化有关[28]。车前草提取物可改善糖尿病肾病大鼠糖脂代谢及肾功能，下调炎症因子、脂肪因子的表达，其中高剂量车前草提取物的效果更佳[29]。车前草提取物能够降低高尿酸血症模型小鼠的血尿酸，改善高尿酸血症小鼠肾脏功能，其机制可能与抑制肝脏黄嘌呤氧化酶（XOD）与腺苷脱氨酶（ADA）活性并下调肾脏 mURAT1 mRNA 的表达有关[30]。

8. 抗炎镇痛作用

车前草体外能抑制炎症因子 NO、IL-6 和 TNF-α 的释放，且抑制作用呈浓度依赖性[31]。车前草能够改善 GA 模型大鼠踝关节滑膜组织的病理变化，抑制 TLR2、TLR4、NF-κB、IL-1β 蛋白的表达，有效缓解了 GA 模型大鼠的进展，其作用机制可能是通过 TLRs/NF-κB 信号通路来抑制 IL-1β、IL-6 和 TNF-α 水平的升高，从而抑制炎症因子的升高[32]。

9. 抗真菌作用

车前草不同有机溶剂的提取物均具有一定的抗菌作用，对大肠杆菌、金黄色葡萄球菌的抑菌作用最为明显，其在浓度 0.0037mg/mL 时即可抑制菌株生长，对铜绿假单胞菌的抗菌作用则相对较差[33]。车前草醇提取液可以有效抑制大肠埃希氏菌、金黄色葡萄球菌、粪肠球菌和普通变形杆菌的生长繁殖[34]。车前草粗提物具有一定抗菌作用，对金黄色葡萄球菌、大肠杆菌、青霉和假丝酵母菌等常见食物致病菌的抑制作用显著，对常见植物病原菌苹果腐烂病菌、黄瓜枯萎病菌、烟草赤星、草莓镰刀菌、番茄灰霉等的抑制作用也较好[35]。从车前草组织中分离一株对金黄色葡萄球菌具有拮抗活性的内生芽孢杆菌 CQC1，该 CQC1 菌株被鉴定为高地芽孢杆菌，其无菌发酵液对金黄色葡萄球菌表现出较强抑制活性，抑菌圈直径达到22.4mm；通过薄层色谱-生物自现影筛检活性成分发现其抗菌活性成分可能为肽类物质，对葡萄球菌、链球菌、白色念珠菌等革兰氏阳性菌抑制活性明显[36]。

10. 对恶性肿瘤的作用

体外研究表明，车前草不同药用部位对HepG2肝肿瘤细胞均具有显著抑制作用，且随着给药浓度的增加，抗肿瘤作用增强。其中车前叶的抗肿瘤作用最强，其次为车前草剩余部位和车前根，车前子的抗肿瘤作用最弱[37]。

11. 抗氧化作用

车前草总黄酮对小鼠氧化损伤具有保护作用，可显著增高氧化损伤小鼠体内抗氧化酶活性，改善脂质过氧化[38]。车前草总黄酮具有一定的抗氧化活性，车前草总黄酮在0.2~2.1mg/mL范围内，对2,2'-联氮-双(3-乙基-苯并噻唑啉-6-磺酸)二铵盐自由基、Fe^{3+}均有不同程度的清除作用[39]。车前草总多酚也具有抗氧化作用，且有明显清除DPPH自由基和ABTS自由基的能力，研究发现车前草抗氧化活性与总多酚含量成正比[40]。车前草多酚具有一定的抗氧化活性，可明显提高血浆中T-SOD活力和GSH含量[41]。车前草多糖是一种有效的自由基清除剂，可通过提高体内抗氧化酶的活性，来减轻运动后因脂质过氧化而产生的内源性自由基对机体的损伤[12]。

【毒性作用】

虎贞痛风胶囊对Wistar大鼠灌胃给药的长期毒性反应实验研究表明，虎贞痛风胶囊对大鼠的一般情况、体重及摄入量、外周血象、肝肾功能、主要脏器系数及各主要脏器的病理组织学等检查，均无明显的蓄积性毒性反应[42]。

【临床应用】

1. 治疗消化系统疾病

车前草汤剂（车前草、龙胆、金钱草、谷芽、麦芽、虎杖、酸枣仁等）对慢性移动性肝炎有一定的疗效，将慢性移动性肝炎患者分为治疗组232例和对照组116例，治疗组服用车前草汤剂，对照组服用其院同期西药；通过6个月的治疗及2年后的随访，结果为治疗组的总有效率为94.2%，对照组的为71.7%[43]。

车前草鲜叶可以治疗习惯性便秘，100例排便次数每周少于2次，且有大便干结或排出困难的患者，其中男性45例，女性55例，用车前草鲜叶煎成100%药液150mL，每次口服50mL，1日3次，服药期间每日排软便1次，且无排便困难者70例；每日排软便1次，有便意不尽感25例；无明显效果者5例，总有效率95%，未发现明显药物不良反应[44]。

2. 治疗呼吸系统疾病

车前草适量，加水浓煎，过滤，使药物浓度达60%左右，每日3次，每次20~40mL，治疗咳嗽。患者，男，35岁，咳嗽1月余，痰黏，经西医治疗病情未见好转，给予本方每日 3 次口服，每次 30mL，3 天后咳嗽即愈[45]。

3. 治疗内分泌系统疾病

清热利湿方（忍冬藤、威灵仙、延胡索、土茯苓、绵萆薢、炒白术、车前草等），每日 1 剂，对急性痛风患者"湿、热"证候均有明显的影响，其治疗急性痛风疗效与美洛昔康片相当，且副作用少。主要作用为促进患者尿酸排泄、保护关节、通过降低 IL-1β 和 IL-8 减轻炎症损伤[46]。

痛风康 II 号煎剂（萆薢、车前草、苍术、怀牛膝、黄柏等）治疗急性痛风性关节炎，62 例男性急性痛风关节炎患者，其中合并高血压病 11 例，高脂血症 29 例，糖尿病 5 例，脂肪肝 27 例。最终治愈 22 例，显效 28 例，有效 11 例，无效 1 例，总有效率为 98.39%[47]。

用车前草薏米土豆粥（土豆、车前草和薏米）治疗急性湿疹，20 例患者中，男性 12 例，女性 8 例，将土豆削洗干净，切成小块，加入薏米，放入锅中，加入适量水，熬煮成粥，然后再调入车前草，每日 1 剂，连服 3～5 剂，治疗结果 20 例患者中，有 18 例治愈，2 例无效，治疗总有效率为 90%[48]。

4. 治疗免疫系统疾病

车前草鲜叶适量，制成 100%浓度的煎剂，每服 60～120mL，每日 3～4 次，连服 7～10 天，临床上用于治疗细菌性痢疾[45]。

5. 治疗生殖系统疾病

车前草 100g，鱼腥草、萹蓄各 30g，半边莲、茯苓各 15g，红花、泽兰各 10g，滑石、瞿麦各 20g，桂枝、甘草各 6g，水煎服，临床上用于治疗慢性前列腺炎[45]。新鲜车前草塞鼻治疗急性乳腺炎 31 例，将新鲜车前草洗净，放研钵内捣烂，捏成鼻孔大小的圆锥体塞入鼻腔，左乳炎症塞右侧，右乳炎症塞左侧，双乳炎症同时塞两侧，31 例中 1 次治愈 6 例，2 次治愈 21 例，3 次治愈 4 例[49]。

6. 治疗泌尿系统疾病

结石通片（广金钱草、玉米须、石韦、鸡骨草、茯苓、车前草、海金沙、白茅根）治疗泌尿系结石，治疗组 130 例，口服结石通片；对照组 50 例，口服石淋通片。2 组均以 20 日为 1 个疗程，连续观察 2 个疗程。治疗组治愈率 62.3%，总有效率 89.2%；对照组分别为 52.0%、76.0%[50]。

车前草汁可用于治疗隐匿性肾炎，将 35 例患者分为治疗组（每日服用车前草汁）和对照组（预防感染、对症治疗）。2 个月后结果为治疗组总有效率为 85%以上，而对照组仅 38.7%[51]。

7. 治疗其他疾病

车前草 50g，薄荷叶 10g，分两次煎汤 500～600mL，待药汤凉后用消毒纱布蘸药洗患眼，洗时拨开上下眼睑，使药物进入眼球结膜，可以治疗急性结膜炎。每日

1 剂，每日 3～5 次，至痊愈为止。

车前草鲜品 30～60g，加水 300mL，煎成 150mL，再加水 200mL，煎至 100mL。将两次药液混合，分两次服用，每次加白酒 5mL 同服，用于治疗流行性腮腺炎。每日 1 剂，一般连服 3～5 天[45]。

【食疗方法】

凉拌车前草：准备车前草 180g，香辣椒油 1 大勺，盐适量，鲣鱼酱油 2 勺，鲜味汁 1 勺，芝麻油适量，醋 1 勺。车前草放进沸水中过一遍；把调料都加进大碗中，与车前草搅拌均匀。有清热解毒、止咳化痰的功效。

车前草凉茶：车前草 300g，冰糖适量。将车前草去根，摘去坏的叶子，清洗干净，放入锅中，加水，盖上锅盖，大火煮 30min 后，加入适量冰糖继续煮制，糖融化即可熄火。可用于治疗热淋涩痛，水肿尿少，尿血，暑湿泄泻，痰热咳嗽，咽喉肿痛，吐血衄血。

车前叶粥：准备车前叶 50g，小米 100g，葱白一段，食盐少许。将车前叶洗净切碎，葱白切小段，备用。小米淘洗干净，入锅中加水煮粥，待熟时下车前叶、葱段和食盐，再炖 10min，即成。晨起空腹食用，连续服用一周为一个疗程。具有清热、祛痰、利尿、明目的功效。

【参考文献】

[1] 南京中医药大学. 中药大辞典[M]. 上海：上海科学技术出版社，2006: 539.

[2] 杨芳，庞洋，刘宝贵，等. 基于 Nrf2 信号通路探讨桃叶珊瑚苷对神经元氧糖剥夺再复氧损伤的保护作用[J]. 山西医科大学学报，2023, 54(7): 963-971.

[3] 张一炎. 大车前苷通过 PTEN/Akt/GSK3β 信号通路改善动脉粥样硬化的作用机制和初步临床研究[D]. 南京：南京中医药大学，2020.

[4] 杨亚军，李庆耀，梁生林，等. 车前草总三萜对四氯化碳致小鼠肝损伤的保护作用[J]. 中成药，2012, 34(1): 140-142.

[5] 李璐，邢晓旭，朱庆贺，等. 车前草总黄酮提取工艺优化及其抗腹泻活性的研究[J]. 黑龙江八一农垦大学学报，2023, 35(2): 53-59.

[6] 秦跃. 车前草超微粉的制备、质量鉴定及抗腹泻作用探究[D]. 哈尔滨：东北农业大学，2020.

[7] 田明，何鑫淼，冯艳忠，等. 车前草多糖抗仔猪腹泻效应的研究[C]. 创新、融合、健康、未来——第九届全国畜牧兽医青年科技工作者学术研讨会论文集，2020.

[8] Melese Endale, Asres Kaleab, Asad Mohammed, et al. Evaluation of the antipeptic ulcer activity of the leaf extract of *Plantago lanceolata* L. in rodents[J]. Phytother Res, 2011, 25(8): 1174-1180.

[9] 俞亚静，方晶. 车前草水提取物对肝脏保护作用的实验研究[J]. 中国实用医药，2008, 3(16): 71-72.

[10] 刘畅. 车前草炮制工艺优化及抗腹泻作用研究[D]. 哈尔滨：东北农业大学，2023.

[11] 邓堂，钟士杰，刘华江，等. 车前草提取物对缺氧性肺动脉高压大鼠模型氧化应激的影响[J]. 现代生物医学进展，2023, 23(1): 41-46.

[12] 李守汉. 车前草多糖对运动大鼠抗氧化及免疫能力的影响[J]. 四川体育科学，2016, 35(2): 35-37, 71.

[13] 李乐天. 基于细胞自噬对车前草多糖的免疫药理机制研究[D]. 重庆：西南大学，2016.

[14] 郑业龙. 车前草多糖对鸡新城疫疫苗免疫效果的研究[D]. 重庆: 西南大学, 2015.

[15] 陈家磊. 车前草多糖对小鼠巨噬细胞免疫功能的调节作用及机制的研究[D]. 重庆: 西南大学, 2017.

[16] 董升, 梁晗业, 王禹捷, 等. 车前草粗多糖对环磷酰胺所致免疫低下小鼠的免疫增强作用[J]. 食品工业科技, 2018, 39(18): 289-293.

[17] 李燕华, 梁月琴, 李丛元, 等. 车前草水提物对环磷酰胺致免疫抑制小鼠免疫功能的影响[J]. 中国民族民间医药, 2021, 30(18): 21-25.

[18] 王琳琳, 白莉. 车前草总黄酮对大鼠前列腺增生的治疗作用及机制[J]. 中国老年学杂志, 2016, 36(14): 3359-3362.

[19] 彭璇, 李玉山. 车前草总黄酮对大鼠膀胱和尿道平滑肌收缩反应的影响[J]. 中医杂志, 2015, 56(21): 1875-1879.

[20] 钱莺, 傅旭春, 白海波, 等. 车前草醇提液降大鼠血尿酸作用的研究[J]. 中国现代应用药学, 2011, 28(5): 406-408.

[21] 刘浪, 莫易, 朱蠡庆, 等. 车前草治疗隐匿性肾炎的网络药理学机制[J]. 武汉工程大学学报, 2021, 43(5): 500-507.

[22] 耿放, 孙虔, 杨莉, 等. 车前子与车前草利尿作用研究[J]. 上海中医药杂志, 2009, 43(08): 72-74.

[23] 吕昂, 范新, 苏倩, 等. 车前草醇提物治疗肾草酸钙结石的作用及其机制[J]. 中国临床药理学与治疗学, 2016, 21(11): 1239-1245.

[24] 王一强, 李晶, 张玉香, 等. 车前草醇提物对水负荷模型大鼠的利尿作用研究[J]. 甘肃科技, 2021, 37(17): 27-30.

[25] 张凯, 赵龙. 车前草水提物对糖尿病肾病大鼠肾纤维化及 p38 MAPK/过氧 PPAR-γ 通路的影响[J]. 药品评价, 2020, 17(10): 16-19.

[26] 陈兰英, 王昌芹, 骆瑶, 等. 车前草水提物对肾小球肾炎大鼠肾组织及相关蛋白分子 CD2AP 和 nephrin 的影响[J]. 中药新药与临床药理, 2015, 26(5): 605-609.

[27] 慕莹莹, 邬朋格, 董琳曼, 等. 车前草水煎剂对 SD 大鼠肾损伤保护作用的实验研究[J]. 医学理论与实践, 2021, 34(5): 726-728.

[28] 陈兰英, 王昌芹, 罗园红, 等. 车前草水提物对肾小球肾炎大鼠的保护作用研究[J]. 时珍国医国药, 2015, 26(12): 2874-2877.

[29] 王鑫蕾, 张荣萍, 赵小芹, 等. 车前草提取物对糖尿病肾病大鼠肾功能、糖脂代谢、炎症因子及脂肪细胞因子的影响[J]. 广西医学, 2020, 42(12): 1545-1549.

[30] 曾金祥, 毕莹, 魏娟, 等. 车前草提取物降低急性高尿酸血症小鼠血尿酸水平及机理研究[J]. 时珍国医国药, 2013, 24(9): 2064-2066.

[31] 杨薇. 车前草抗氧化抗炎谱效关系研究[D]. 贵阳: 贵州大学, 2021.

[32] 王志洲. 基于 TLRs/NF-κB 信号转导通路研究车前草治疗急性痛风性关节炎的实验研究[D]. 合肥: 安徽中医药大学, 2023.

[33] 许建伟, 彭连共. 车前草不同提取物的抗菌活性对比分析[J]. 临床合理用药杂志, 2019, 12(23): 103-104.

[34] 陈达宏, 唐秀琴, 马红梅. 车前草醇提液对海鱼腐败细菌的抑制作用[J]. 内江科技, 2022, 43(1): 46-48.

[35] 孔阳, 马养民, 李彦军, 等. 车前草提取物抗菌活性的研究[J]. 中国酿造, 2010(10): 151-153.

[36] 佘媛媛, 陈陈, 熊苏皖, 等. 车前草内生芽孢杆菌 CQC1 的鉴定与抗菌活性研究[J]. 安徽化工, 2022, 48(1): 41-45.

[37] 崔琳琳, 包永睿, 王帅, 等. 车前草不同药用部位抗炎、抗肿瘤、抗氧化的活性研究[J]. 世界科学技术-中医药现代化, 2019, 21(3): 395-400.

[38] 夏道宗, 刘杰尔, 陈佩佩. 车前草总黄酮清除自由基及对小鼠氧化损伤的保护作用[J]. 科技通报, 2009,

25(6): 792-797.

[39] 戴富才, 张欣, 张晶晶, 等. 车前草总黄酮的大孔树脂富集及抗氧化活性研究[J]. 食品工业, 2022, 43(4): 169-174.

[40] 颜秋萍, 郑杰, 郑扬, 等. 车前草中多酚的抗氧化活性[J]. 光谱实验室, 2012, 29(5): 2739-2742.

[41] 张语迟, 李赛男, 刘春明, 等. 车前草多酚类化合物的提取工艺优化及抗氧化活性评价[J]. 时珍国医国药, 2016, 27(8): 1827-1829.

[42] 利奕成, 崔蕴慧, 王治平, 等. 虎贞痛风胶囊对大鼠的长期毒性试验[J]. 时珍国医国药, 2015, 26(3): 571-573.

[43] 陈剑屏, 袁启霞. 车前草汤治疗慢性活动肝炎 232 例[J]. 上海中医药杂志, 2002, 36(11): 18-19.

[44] 孙荣跃, 林建江. 新鲜车前草治疗习惯性便秘 100 例效果观察[J]. 浙江中西医结合杂志, 2000, 10(3): 60.

[45] 陈鹏. 浅谈车前草的临床应用[J]. 中国民间疗法, 2017, 25(3): 62.

[46] 李明, 黄传兵, 贾建云, 等. 健脾泄浊法治疗急性期痛风性关节炎的临床研究[J]. 世界中西医结合杂志, 2015, 10(5): 647-650.

[47] 刘友章, 黄晓燕, 欧志穗, 等. 痛风康Ⅱ号煎剂治疗急性痛风性关节炎疗效观察[J]. 新中医, 2010, 42(8): 54-55.

[48] 应武群. 车前草薏米土豆粥治疗急性湿疹 20 例[J]. 中国社区医师, 2005, 21(10): 35.

[49] 陈福仁, 李小黎. 新鲜车前草治疗急性乳腺炎 31 例疗效观察[J]. 浙江中西医结合杂志, 1997(1): 60.

[50] 周嘉洲, 刘小虹. 结石通片治疗泌尿系结石 130 例临床观察[J]. 河北中医, 2002, 24(2): 146-147.

[51] 章平富, 高素珍. 单味车前草治疗隐匿性肾炎[J]. 浙江中医杂志, 2000, 35(8): 35.

平贝母

【来源】百合科植物平贝母 *Fritillaria ussuriensis* Maxim.的干燥鳞茎[1]。主要分布于我国黑龙江、吉林、辽宁 3 省，东北地区的长白山脉和小兴安岭南部山区，并且在低海拔地区的林下、草甸以及河谷生长。黑龙江省野生平贝母分布于哈尔滨市、五常市、尚志市、方正县、延寿县、通河县、依兰县；伊春市、铁力市；鸡西市、密山市；牡丹江市、宁安市、东宁市；佳木斯市。种植于伊春市丰林县、铁力市、牡丹江市、绥芬河市。

【性味与归经】苦、甘，微寒。归肺、心经。

【功能与主治】清热润肺，化痰止咳。用于肺热燥咳，干咳少痰，阴虚劳嗽，咳痰带血。

【药理作用】

1. 对消化系统的作用

靖宇平贝母浸出物可以通过调节肠道菌群失调改善模型小鼠的溃疡性结肠炎症状，能显著性降低模型小鼠的疾病活跃指数，阻止结肠缩短以及改善肠组织损伤，并且能够显著性增加潜在有益菌丰度，降低潜在有害菌丰度[2]。平贝母总碱对大鼠结扎幽门性溃疡、消炎痛型溃疡及应激性溃疡均有一定的抑制作用，这些作用可能与其抑制胃蛋白酶活性有关[3]。

2. 对呼吸系统的作用

平贝母具有显著的镇咳作用，其总皂苷部分有明显的祛痰作用，其中西贝素具有显著的镇咳作用[4]。平贝母鳞茎总生物碱提取物、平贝碱甲和茎叶总生物碱提取物均具有较明显的祛痰和平喘作用，但是没有明显的镇咳作用[5]。平贝母中的平贝碱甲和平贝碱苷均有明显的祛痰和降压作用[6]。平贝母具有止咳、祛痰的作用，比较大、中、小粒平贝母止咳、祛痰功效，止咳作用药理研究表明，各贝母均能显著减少小鼠氨水致咳嗽的次数，能够延长小鼠咳嗽潜伏期，中贝母有优于小贝母的趋势；祛痰作用药理研究表明，3种规格贝母药效相近，各贝母均能显著增加小鼠的酚红分泌量[7]。制平贝母对呼吸系统有保护作用，具有良好的镇咳、祛痰、平喘及抗炎作用，可延长小鼠咳嗽潜伏期，减少咳嗽次数，促进痰液分泌，延长咳喘潜伏期及跌倒时间，抑制耳足肿胀，降低毛细血管通透性，与平贝母比较，其镇咳、祛痰及平喘作用明显提高，抗炎作用有一定增强[8]。

3. 对免疫系统的作用

平贝母醇提物具有增强小鼠免疫功能的作用，应用流式细胞术测定平贝母醇提物对小鼠免疫功能时发现平贝母醇对小鼠外周血 T 淋巴细胞 CD_{69}^+/CD_3^+ 比值、腹腔巨噬细胞吞噬荧光微球吞噬百分率具有显著性影响，对脾脏自然杀伤细胞 $CD_{69}^+/NKG2D^+$ 比值具有极显著性影响[9]。

4. 抗炎镇痛作用

平贝母生物碱具有抗炎作用，可能通过调节细胞核受体活性、激活转录因子活性、调节 G 蛋白偶联的神经递质受体活性、调节乙酰胆碱受体活性和类固醇激素受体活性等发挥作用，可能通过 TNF 信号通路、IL-17 信号通路、NF-κB 信号通路、MAPK 信号通路等发挥作用[10]。平贝母总生物碱可明显减轻二甲苯致耳郭肿胀模型肿胀度，抗炎效果明显。另外，腺苷还可通过活化白细胞上的 A2 受体，达到消炎作用[11]。平贝母具有抗炎作用，其机制可能与抑制炎性液中 PGE2 和 MDA 的形成有关，还可能通过抑制自由基攻击机体细胞，减少细胞损伤，从而降低炎症反应程度，此外，抑制 NO 的生成也可能是其抗炎作用的另一机制[12]。平贝母水提物具有较好的抗炎作用，其可以抑制由二甲苯、鸡蛋清分别导致的耳郭肿胀及大鼠足趾肿胀，同时还能够降低小鼠毛细血管通透性，且随剂量增加抑制作用增强，其抗炎机制可能是通过抑制毛细血管的扩张，降低通透性，从而减轻血管内液体成分和细胞成分渗出到组织间隙，避免了组织肿胀，以达到抗炎效果[13]。平贝母水提液具有抗炎作用，能减轻二甲苯所致的耳郭肿胀，降低小鼠毛细血管通透性，减轻鸡蛋清致大鼠足趾肿胀，抑制小鼠炎性渗出物中前列腺素 E_2（PGE_2）和丙二醛（MDA）含量的升高，对 PGE_2 和 MDA 含量升高具有负调节作用，其抗炎作用可能与抗 PGE_2 和 MDA 含量升高有关[14]。平贝母能抑制血小板聚集，具有抗炎作用，通过比较大、中、小粒平贝母抗炎功效发现，各贝母组均能显著降低小鼠的耳郭肿胀率，其中中贝母抗炎作用有优于小贝母的趋势[7]。

5. 抗真菌作用

平贝母不同炮制品中总生物碱和总皂苷对大肠杆菌、铜绿色假单胞菌及金黄色葡萄球菌具有体外抑菌作用，用纸片扩散法发现平贝母不同炮制品中的总生物碱和总皂苷对这三种供试菌均有一定的抑制效果，其中酒炙品和醋炙品的抑菌效果好于传统加工品的抑菌效果[15]。平贝总碱具有体外抑菌活性，采用纸片扩散法和琼脂平板稀释法测定平贝总碱对常见致病菌的体外抗菌活性及最低抑菌浓度发现平贝总碱对金黄色葡萄球菌、大肠杆菌、克雷伯氏肺炎杆菌、铜绿假单胞菌皆有抗菌作用，对克雷伯氏肺炎杆菌的最低抑菌浓度为 2.5mg/mL；对金黄色葡萄球菌、大肠杆菌、铜绿色假单胞菌的最低抑菌浓度为 5mg/mL[16]。

6. 抗氧化作用

平贝母多糖具有较好的抗氧化能力，其作用可能与其提高抗氧化酶活性和抗脂质过氧化有关，能显著降低 D-半乳糖诱导的衰老小鼠肝脏组织中丙二醛（MDA）含量，提高肝组织中总抗氧化能力（T-AOC）、显著提高肝组织中谷胱甘肽过氧化物酶（GSH-Px）活性和血清超氧化物歧化酶（SOD）活性，同时降低脑组织中单胺氧化酶（MAO）活力，起到延缓衰老的作用[17]。平贝母多糖 FUP-1 具有抗氧化作用，对羟自由基、超氧阴离子自由基、DPPH 自由基 3 种自由基的清除能力随质量浓度增加而增强，且平贝母多糖质量浓度与清除率呈明显的剂量依赖关系，在相同质量浓度下，平贝母多糖 FUP-1 对羟自由基的清除率低于超氧阴离子自由基和 DPPH 自由基，说明 FUP-1 对自由基的清除作用具有一定的选择性。在 4mg/mL 时，FUP-1 对羟基自由基、超氧阴离子自由基和 DPPH 自由基的清除率分别为 25.36%、43.51% 和 59.74%，而维生素 C 的清除率分别为 52.34%、81.23% 和 91.11%[18]。平贝母多糖具有较好的体外抗氧化能力，对 DPPH 自由基具有较好的清除能力，平贝母多糖质量浓度为 4mg/mL 时，其对 DPPH 自由基的清除率为 60.40%[19]。平贝母多糖经 Fe^{3+} 修饰后，结构稳定性增加，可显著提高体外抗氧化活性，对 DPPH 自由基、超氧阴离子自由基、羟基自由基有清除作用，并且均强于平贝母多糖，分别达到最大清除率为 68.96%、57.28%、46.88%[20]。平贝母总黄酮和总皂苷成分具有抗氧化作用，能有效清除机体中的 DPPH 自由基，具有抗氧化效果[12]。平贝母不同炮制品中总生物碱、总皂苷及多糖具有良好的体外抗氧化能力，其提取物对超氧阴离子自由基、羟基自由基、DPPH 自由基均有很好的清除能力，清除率随着浓度的增大，也随之增加，呈量效关系。其酒炙品和醋炙品的清除能力较好于其他各炮制品，且不同的炮制品中的各提取物对超氧阴离子自由基的清除能力均好于维生素 C 的清除能力[15]。

7. 其他作用

平贝母腺苷成分为抑制血小板聚集的主要活性成分，其作用机制可能是，血小板活化因子能刺激和引起钙离子流的产生，而同时腺苷能兴奋腺苷环化酶，刺激 cAMP 形成，从而降低血小板内苷的含量，起到抑制血小板聚集的作用[21]。平贝母对皮肤黑色素的形成有一定的调节作用[22]。

【毒性作用】

急毒性：取小鼠各 20 只，按序贯法测得总碱静脉推注给药的 LD_{50} 为 84.2mg/kg，腹腔注射（ip）的 LD_{50} 为 148.4mg/kg。给药后，先发现抖动，进而跳跃呼吸加深变慢，最后呼吸停止死亡（2～6min）。亚急毒性：取小鼠 36 只，均分 3 组，给药组（2、3 组）分别给予平贝母总碱 0.3mg/10g、0.15mg/10g，对照组给同体积的生理盐水，每日给药 1 次，隔日称 1 次体重，给药 3 周后处死，检查血常规、肝功、肾功，每组取 5 只，做心、肝、脾、肺、肾病强切片，结果表明，总碱对小鼠的血常规、肝功、肾功、心、肝、脾、肺、肾均无影响[23]。平贝雪梨饮长期服用对大鼠无明显毒性，平贝雪梨饮高、中、低剂量组大鼠的外观体征、行为活动、体重、脏器系数、血液学和血液生化学指标与正常对照组比较，均无显著性差异；病理检查未见与药物毒性相关的显著病变，停药后也未见药物延迟性毒性反应，推论临床拟用剂量应是安全的[24]。

【临床应用】

1. 治疗呼吸系统疾病

复方平贝液（平贝母、前胡、板蓝根、蜜紫菀、熊胆粉、蜜白前、蜜百部）治疗慢性支气管炎急性发作，80 例患者中男性 38 例，女性 42 例，饭后半小时遵医嘱准确给予复方平贝口服液 10mL，每天 3 次，疗程 7 天，服药中停用抗生素及其他止咳平喘药物，临床控制率 42 例，显效 27 例，有效 8 例，无效 3 例，临床控制率为 52.50%，治疗总有效率为 96.25%[25]。复方平贝口服液（平贝母、前胡、板蓝根、蜜紫菀、熊胆粉、蜜白前、蜜百部）可以治疗慢性支气管炎，将 110 例慢性支气管炎患者随机分为治疗组 80 例，对照组 30 例，治疗组服用复方平贝口服液，每次 10mL，2～3 次/日；对照组服用蛇胆川贝液，每次 10mL，2～3 次/日，疗程均为 1个月，治疗组治愈 12 例，显效 26 例，有效 41 例，无效 1 例，治疗总有效率 98.75%；对照组治愈 2 例，显效 4 例，有效 21 例，无效 3 例，治疗总有效率 90.0%[26]。

2. 治疗生殖系统疾病

贝母、苦参、党参各 25g，水煎服，用于治疗前列腺肥大，35 例排尿困难患者，急性尿潴留入院者占 98.4%，用此方治愈 27 例，无效 8 例[27]。

【食疗方法】

贝母米粥：润肺养胃，化痰止咳。用大米煮粥，待大米将熟时，加入贝母粉末，再煮至熟，服用时加入适量白糖。

贝母白梨：润肺养胃，化痰止咳。把贝母和白梨同煮至熟即可服用。

猪肺贝母汤：清热止咳平喘。猪肺、川贝母、白糖、百合、淮山药、薏苡仁放入锅中，水煎汤食用。

【不良反应】

复方平贝口服液具有良好的止咳、祛痰、解热、消炎作用，对慢性支气管炎急性发作期的痰热咳嗽有很好的疗效。不良反应小，本组患者仅2例服药后出现轻度恶心，未影响治疗，不良反应发生率为2.5%[25]。

【参考文献】

[1] 南京中医药大学. 中药大辞典[M]. 上海: 上海科学技术出版社, 2006: 886.

[2] 张彤, 李玥, 杨霞, 等. 靖宇平贝母浸出物通过调节肠道菌群失调缓解DSS诱导溃疡性结肠炎[J]. 长春中医药大学学报, 2023, 39(1): 36-42.

[3] 赵学慧, 曲淑岩, 金将福. 平贝母总碱的抗溃疡作用[J]. 中草药, 1988, 19(3): 28-29.

[4] 李萍, 季晖, 徐国钧, 等. 贝母类中药的镇咳祛痰作用研究[J]. 中国药科大学学报, 1993(6): 360-362.

[5] 曲淑岩, 姜秀莲, 陈颖莉, 等. 平贝母鳞茎与茎叶药理研究[J]. 特产研究, 1990(1): 19-20.

[6] 徐东铭, 张本, 李焕荣, 等. 平贝母生物碱的分离和鉴定[J]. 药学学报, 1982(5): 355-359.

[7] 赵倩, 李波, 沈莹, 等. 不同规格平贝母止咳祛痰抗炎的药效研究[J]. 中国现代中药, 2020, 22(9): 1475-1477, 1484.

[8] 李晓杰. 制平贝母对呼吸系统的保护作用研究[D]. 长春: 吉林大学, 2018.

[9] 于晓龙, 杨建玲, 朱乐, 等. 平贝母醇提物对小鼠免疫功能的影响[J]. 延边大学学报(自然科学版), 2015, 41(1): 85-88.

[10] 金鑫, 吕经纬, 边学峰, 等. 基于网络药理学和分子对接研究平贝母中生物碱的抗炎作用[J]. 中成药, 2022, 44(2): 647-652.

[11] 陈泓竹, 张世洋, 黄雅彬, 等. 平贝母和川贝母总生物碱含量及其镇咳、抗炎作用比较研究[J]. 食品工业科技, 2017, 38(15): 63-67.

[12] 李霞. 平贝母淀粉改性及抗炎抗氧化作用研究[D]. 天津: 天津大学, 2010.

[13] 黄丽晶, 高文远, 李霞, 等. 平贝母水提物抗炎作用研究[J]. 天津中医药, 2009, 26(6): 495-496.

[14] 李霞, 高文远, 黄丽晶, 等. 平贝母雪梨配伍抗炎作用研究[J]. 食品科学, 2010, 31(1): 235-239.

[15] 郭晓雨. 平贝母炮制新工艺的探讨及其质量评价[D]. 长春: 吉林农业大学, 2012.

[16] 王丽杰, 张东杰. 平贝总碱体外抗菌活性研究[J]. 中国酿造, 2009(3): 90-92.

[17] 刘春红, 金钟斗, 韩宝瑞. 平贝母多糖对D-半乳糖诱导衰老模型小鼠的抗氧化作用[J]. 食品科学, 2011, 32(23): 285-288.

[18] 刘春红, 马宇, 何忠梅, 等. 平贝母多糖的分离纯化及抗氧化活性研究[J]. 食品科学, 2011, 32(21): 29-33.

[19] 刘佳维, 张雪茹, 罗付禹, 等. 平贝母多糖的提取工艺及其体外抗氧化活性研究[J]. 食品工业, 2023, 44(8): 39-44.

[20] 张曼, 张宇, 徐少博, 等. 平贝母多糖铁配合物的合成、结构特征及抗氧化活性[J]. 食品科学, 2020, 41(6):

36-42.

[21] 陈泽乃, 陆阳, 徐佩娟, 等. 中药贝母中水溶性成分的研究[J]. 中国中药杂志, 1996, 21(7): 420-422, 447.

[22] 刘宝密. 平贝母调节小鼠皮肤黑色素有效部位的研究[J]. 黑龙江医药科学, 2007, 30(5): 47-48.

[23] 王艳红, 鲍建材, 张崇禧, 等. 中药平贝母的研究进展[J]. 人参研究, 2004(3): 13-17.

[24] 黄丽晶, 高文远, 李霞, 等. 平贝雪梨饮对大鼠长期毒性的研究[J]. 时珍国医国药, 2010, 21(1): 243-244.

[25] 李军, 张红军, 宫英丽, 等. 复方平贝液治疗慢性支气管炎急性发作期的临床观察及护理[J]. 辽宁药物与临床, 2003, 6(4): 190.

[26] 曲妮妮, 徐艳玲, 路义. 复方平贝口服液治疗慢性支气管炎的临床研究[J]. 辽宁中医杂志, 2001, 28(2): 91.

[27] 马万文, 白玉林. 贝母合剂治疗前列腺肥大 35 例[J]. 人民军医, 1987(3): 67.

北沙参

【来源】伞形科植物珊瑚菜 *Glehnia littoralis* Fr. Schmidt ex Miq.的干燥根[1]。主要分布于山东、河北、辽宁、江苏等地。黑龙江省野生北沙参分布于海林市山坡荒地，是龙九味之一，种植于黑龙江省齐齐哈尔市龙江县。

【性味与归经】甘，微苦，微寒。归肺、胃经。

【功能与主治】养阴清肺，益胃生津。用于肺热燥咳，劳嗽痰血，胃阴不足，热病津伤，咽干口渴。

【药理作用】

1. 对神经系统的作用

北沙参 70%乙醇提取物可促进小鼠海马 DG 细胞增殖、神经母细胞分化和神经元成熟，其神经源性作用可能与小鼠提取物处理后脑源性神经营养因子和 TRKB 蛋白的增加密切相关，用 200mg/kg 北沙参醇提物处理小鼠，能显著增加 5-溴-2-脱氧尿苷免疫反应性和双皮质激素细胞的数量，升高受体原肌球蛋白相关激酶 B 蛋白水平[2]。北沙参醇提物可改善学习和记忆障碍，抑制辅氨酰寡肽酶活性，当北沙参乙酯相浓度为 100μg/mL 时对辅氨酰寡肽酶的抑制率为 50%[3]。北沙参提取物可通过增加海马体的超氧化物歧化酶和脑源性神经因子的表达预防短暂全脑缺血后的神经元死亡[4]。北沙参提取物通过增加脑源性神经营养因子和原肌球蛋白相关激酶 B 的表达促进小鼠神经细胞的增殖、神经元的分化[5]。

2. 对消化系统的作用

北沙参乙醇提取物对 CCl_4 所致的大鼠急性肝损伤具有一定的保护作用，可以增加大鼠肝匀浆中 SOD 和血清过氧化氢酶（CAT）活性，降低 MDA 含量[6]。

3. 对呼吸系统的作用

北沙参对大鼠肺纤维化有治疗作用，可降低大鼠血清中纤连蛋白（FN）和层连蛋白（LN）含量，降低肺组织的 HYP、血清 FN、LN 含量[7]。北沙参乙醇提取物具有显著的镇咳、祛痰作用，采用浓氨水喷雾致小鼠咳嗽实验和小鼠气管酚红排泄实验，发现北沙参总提取物、石油醚萃取部位和乙酸乙酯萃取部位可明显降低小鼠的咳嗽频率，而乙酸乙酯萃取部位和正丁醇萃取部位可明显提高小鼠气管中的酚红排泄量[8]。沙参麦冬汤对放射性肺炎有一定的防治效果。其防治作用可能通过以下途径实现：增强大鼠肺组织 SOD 的活性，减少 MDA 含量；抑制血浆促炎症因子 IL-6、TNF-α 和促纤维化细胞因子 TGF-β$_1$ 的释放；降低放射性肺炎大鼠肺组织 MMP-2、TIMP-2 蛋白质表达，调节 MMP-2/TIMP-2 的平衡；降低放射性肺炎大鼠肺组织 MMP-2mRNA 的表达，从多途径有效保护肺组织，不同程度上抑制或减轻肺泡的炎性反应，并能抑制肺纤维化的进程[9]。

4. 对内分泌系统的作用

北沙参根热水提取物可通过下调体内外脂肪基因表达抑制脂肪细胞分化和细胞内脂质积累，经北沙参根热水提取物处理的高脂饮食肥胖小鼠的体重增加和脂肪积累明显低于未经处理的小鼠，抑制过氧化物酶体增殖物激活受体、CCAAT/增强子结合蛋白脂肪酸合成酶的表达[10]。

5. 对免疫系统的作用

北沙参粗多糖有滋阴和免疫调节作用，可明显增加甲亢型阴虚小鼠质量，增强脾脏自然杀伤细胞杀伤率和 T 淋巴细胞转化功能，增加血清抗绵羊红细胞抗体 IgM、IgG 含量，可增强小鼠特异性免疫和非特异性免疫功能[11]。北沙参多糖的纯化组分具有良好的体外免疫活性，对体外脾脏淋巴细胞的增殖具有较好的促进作用[12]。北沙参多糖对机体免疫系统的调控作用具有多靶点和普遍存在于特异性及非特异性免疫激活过程的各个环节的特点，免疫调控机制主要是通过靶向作用于免疫细胞表面Toll 样受体、补体受体等受体分子，激活 MAPK 和 NF-κB 等下游信号通路，促进 NO、TNF-α、IL-6 及 IFN-γ 等细胞因子的分泌表达，进而调控免疫系统发挥免疫调控活性[13]。去皮北沙参粗多糖和未去皮北沙参粗多糖在增强机体免疫功能方面无显著性差异，均可使阴虚小鼠体重显著增加，显著促进阴虚小鼠脾脏抗体生成细胞（AFC）的生成，增强迟发型超敏反应（DTH），对腹腔巨噬细胞的吞噬百分率和吞噬指数无明显影响[14]。北沙参饮片多糖和北沙参粗多糖对正常小鼠均有增强巨噬细胞吞噬功能的作用[15]。北沙参中香豆素类化合物对脂多糖刺激的 RAW264.7 巨噬细胞中 NO 的产生有抑制作用[16]。北沙参茎叶具有抑制环磷酰胺致小鼠外周血白细胞数、胸腺指数降低的作用，具有增强免疫低下小鼠网状内皮系统吞噬碳粒的 K 值及 α 指数的作用[17]。北沙参超临界二氧化碳萃取物对免疫抑制 C57BL/6J 小鼠外周免疫系统有明显恢复作用，可显著提高免疫抑制 C57BL/6J 小鼠外周血中白细胞、血小板、CD$_3^+$T、CD$_4^+$T 和 CD$_8^+$T 细胞的数量[18]。北沙参对正常小鼠免疫功能有影响，

100%北沙参水煎剂可显著提高正常小鼠巨噬细胞吞噬功能、血清溶菌酶水平和迟发型超敏反应；对血清抗体有增强作用，但不显著；可显著促进 LPS 诱导的 B 细胞增殖，而对 ConA 诱导的 T 细胞则有显著的抑制作用，对 B 细胞增殖有非常显著促进作用[19]。北沙参提取物可提高小鼠免疫功能，增加小鼠胸腺、脾质量，增强小鼠腹腔巨噬细胞吞噬中性粒细胞的能力，提高小鼠淋巴细胞的杀瘤率和自然杀伤细胞的杀伤能力[20]。体外免疫调节活性结果表明,北沙参具有一定的免疫调节活性,在0.5～250μg/mL 浓度范围内，北沙参多糖均能显著促进 RAW264.7 巨噬细胞的增殖，且在0.5～10μg/mL 浓度范围内，显著抑制 LPS 诱导的巨噬细胞过度活化[21]。

6. 抗炎镇痛作用

北沙参对醋酸所致小鼠腹膜刺激疼痛有显著的镇痛作用，能明显减少小鼠的扭体次数[22]。北沙参欧前胡内酯在体外对脂多糖诱导的小鼠巨噬细胞炎症反应和角叉菜胶注射的鼠爪水肿炎症模型具有抗炎作用，其机制可能与诱导型一氧化氮合酶和环氧化酶-2 有关，并与增加抗氧化酶（包括过氧化氢酶、超氧化物歧化酶和谷胱甘肽过氧化物酶）的活性有关[23]。北沙参二氯甲烷提取物比北沙参 70%乙醇提取物具有更好的抗炎活性,可抑制 12-O-十四烷酰佛波醇-13-乙酸酯诱导的小鼠炎症反应[2]。

7. 抗真菌作用

北沙参茎叶挥发油和根挥发油均具有一定的体外抗真菌活性，采用纸片扩散法测定发现其对茄病镰刀菌、半裸镰刀菌、尖孢镰刀菌、寄生曲霉和黄曲霉均有一定的抑制作用，其中以茎叶挥发油较强[24]。北沙参内生真菌具有抗菌活性，其中有 19株真菌至少对 1 种指示菌具有抑菌活性，活性菌株占内生真菌总数的 27.5%，有 2株真菌同时对大肠杆菌和金黄色葡萄球菌有抑菌活性，有 1 株真菌同时对金黄色葡萄球菌和白色假丝酵母菌有抑菌活性[25]。

8. 对恶性肿瘤的作用

北沙参能够有效调节肺癌大鼠的脏器指数，促进免疫功能改善，抑制炎症反应，其机制与调控 PI3K/Akt 信号通路有关，能升高 IL-6、IL-1β、TNF-α 水平[26]。体外研究表明，北沙参多糖通过抑制 A549 细胞的迁移、增殖和诱导细胞凋亡来发挥抗癌作用，其机制是通过下调细胞增殖抗原的表达来影响 A549 细胞凋亡发生[27]。北沙参多糖能够促进 A549 细胞凋亡，并抑制癌细胞增殖，北沙参多糖在 15.6～500μg/mL 范围内能够显著抑制其增殖,抗肿瘤活性在一定浓度范围内与浓度呈正相关，以 250μg/mL 效果最佳，抑制率为 36.35%[28]。北沙参中佛手柑内酯对肝癌细胞株抑制作用明显，而对人胃癌细胞株在浓度为 100mg/L 下有明显的抑制作用，其他浓度下没有抑制作用[29]。北沙参提取物可通过 miR-34a-5p/PEG10 通路抑制肝癌MHCC97-H 细胞增殖，促进肝癌 MHCC97-H 细胞中 miR-34a-5p 表达，抑制 PEG10mRNA 和蛋白表达，抑制肝癌 MHCC97-H 细胞增殖，促进癌细胞凋亡[30]。北沙参水提乙醇处理后的 3 种提取物对肺癌细胞株和肝癌细胞株在体外均有一定的抑制作用，但对胃癌细胞株几乎没有抑制作用，北沙参水提后醇溶物、水提后醇沉物和水提后滤渣醇溶物的不同浓度在体外对肝癌细胞株均具有一定的抑制作用，水提后滤渣醇溶物在 300.000μg/mL 时抑制率显著高于其他浓度；对肺癌细胞株绝大部分浓度具有一定的抑制作用，水提后醇溶物浓度为 37.500μg/mL 时，抑制率显著高于其他浓度，水提后醇沉物各浓度间无显著差异，水提后滤渣醇溶物浓度为 75.000μg/mL 和 18.750μg/mL 时，抑制率显著高于其他浓度；而对胃癌细胞株，只有水提后滤渣醇溶物在 300.000μg/mL 时具有抑制作用，且抑制率仅为 6.340%[31]。北沙参可上调肺癌细胞对 TIMP2 的表达与分泌，从而抑制其迁移和侵袭活动，体外培养人正常支气管细胞系 16HBE 和肺癌细胞系 H460，制备北沙参提取液作用于 16HBE 和 H460 细胞，发现 5～15mg/mL 的北沙参提取液对 16HBE 细胞不产生毒性作用，5～15mg/mL 的北沙参提取液显著抑制 H460 细胞的增殖能力和侵袭能力[32]。北沙参根提物能够显著抑制 MCF-7 人乳腺癌细胞的增殖，北沙参根提取物通过增加 p21 和 p27 的表达，抑制 CDK4 和 cyclin D1 的表达，使 MCF-7 细胞增殖阻滞在 G_1 期[33]。

9. 抗氧化作用

沙参多糖有抗衰老的作用，对羟基自由基和超氧自由基均有清除作用，可以保护细胞不受自由基的破坏[34]。北沙参多糖具有一定的抗氧化能力，能够减少 H_2O_2 对 PC12 细胞的氧化作用，增强细胞保护作用，其神经保护作用机制可能与清除过多的自由基，来减轻氧化损伤有关[35]。北沙参多糖进行铁修饰，发现铁修饰后其清除 DPPH 自由基的 IC_{50} 值为 0.057mg/mL，保护机体免受自由基的损害，达到抗氧化、抗衰老作用的同时也对机体进行了铁元素的补充，且经铁修饰后的多糖对羟自由基清除作用和对 α-葡萄糖苷酶的抑制能力明显增强[36]。北沙参粗多糖对 DPPH·、羟自由基和超氧阴离子自由基具有清除作用，2000μg/mL 北沙参粗多糖对 DPPH·和·OH 自由基的清除率分别可达到 85%、55%，可与 1000μg/mL 的维生素 C 相当；对超氧阴离子自由基的清除率为 45%，可与 500μg/mL 的维生素 C 相当[37]。北沙参口服液可以抗氧化，通过提高衰老大鼠血清中 IL-2 的水平，从而加强对胸腺细胞活性的反馈调节，使细胞转化能力提高[38]。

【毒性作用】

食物中毒：北沙参过量服用容易导致中毒，自身体质虚寒者更需谨慎。

肺虚：服用北沙参会清理肺部，使肺气大量流失，导致肺虚弱，故只适用于风热感冒而非风寒感冒。

腹泻：北沙参有刺激胃肠作用，服用后易导致腹泻，脾胃虚弱或经常腹泻者应避免。

【临床应用】

1. 治疗心血管系统疾病

益气养阴方（药用黄芪、北沙参、麦冬、玉竹、五味子、大青叶、丹参、炒山药等）可以用于治疗病毒性心肌炎，将 75 例患者随机分为 2 组。对照组 37 例，用静脉滴注能量合剂和维生素 C 治疗；治疗组 38 例，在对照组治疗的基础上，加服益气养阴方。结果显示治疗组总有效率为 89.5%，对照组为 64.9%[39]。

2. 治疗消化系统疾病

一贯煎（北沙参、麦冬、生地黄、当归、枸杞子、川楝子）治疗乙型肝炎，56 例肝肾阴虚型乙肝患者，用一贯煎加减予以治疗，治愈 36 例，占 64%，好转 13 例，占 23%，无效 7 例，治疗总有效率为 87.5%。对好转的 13 例患者，经两年随访，11 例患者工作、学习和生活基本正常，肝功能检查正常[40]。加味一贯煎（沙参、生地黄、麦冬、当归、枸杞子、川楝子、郁金、白芍）治疗慢性乙型肝炎肝纤维化肝肾阴虚证，选择 60 例慢性乙型肝炎肝纤维化肝肾阴虚证患者，随机分成观察组和对照组，各 30 例。对照组予恩替卡韦治疗，观察组在对照组的基础上服用加味一贯煎，均治疗 6 个月，治疗组显效 22 例，有效 6 例，无效 2 例，治疗有效率 93.3%，对照组显效 5 例，有效 7 例，无效 18 例，治疗有效率 40%[41]。益胃汤（北沙参、麦冬、玉竹、生地黄、白芍、乌梅、白术、陈皮、甘草）加减治疗慢性浅表性胃炎胃阴虚证的疗效显著，其中 98 例患者痊愈 33 例，显效 39 例，有效 18 例，无效 8 例，有效率为 93.875%[42]。养阴益胃汤（北沙参、麦冬、当归身、生地黄、枸杞子、丹参、三七、川楝子、白芍、甘草等）随症加减治疗慢性萎缩性胃炎的临床疗效显著，将 96 例慢性萎缩性胃炎患者按随机数字表法分为 2 组，每组 48 例。对照组采用西药治疗，2 组均 30 天 1 个疗程，服药 1 个疗程后，结果治疗组总有效率为 91.6%，对照组总有效率为 75.0%[43]。清瘿平肝汤（黄芩、白芍、女贞子、赤芍、莪术、徐长卿、山栀子、知母、郁金、北沙参、白术、熟地黄、浙贝母）治疗甲状腺功能亢进症伴肝功能损伤，两组均治疗 14 周后，治疗组临床治愈 3 例，显效 25 例，无效 4 例，有效率为 87.5%；对照组临床治愈 0 例，显效 20 例，无效 12 例，有效率为 62.5%[44]。养元解毒胃炎方（北沙参、山药、白花蛇舌草、连翘、蒲公英、醋香附、砂仁、茯苓、制半夏、煅瓦楞子、焦三仙、炙甘草）联合西药治疗合并幽门螺杆菌感染型慢性浅表性胃炎。将 90 例合并幽门螺杆菌感染型慢性浅表性胃炎患者采用随机数字表法随机分为治疗组和对照组，对照组给予西药常规治疗，奥美拉唑肠溶胶囊，40mg/次，1 次/日，口服；多潘立酮片，10mg/次，3 次/日，饭前半小时口服；枸橼酸铋钾片，0.3g/次，4 次/日，口服；克拉霉素缓释片，250mg/次，2 次/日，口服；阿莫西林胶囊，1.0g/次，2 次/日，口服。治疗组在对照组治疗基础上加服自拟中药养元解毒胃炎方，每日 1 剂，水煎，早晚各服用 1 次。两组均以 2 周为 1 个疗程，治疗

2 个疗程后判定疗效。治疗组痊愈 30 例，显效 10 例，有效 3 例，无效 2 例，有效率为 95.6%；对照组痊愈 20 例，显效 8 例，有效 11 例，无效 6 例，有效率为 86.7%。两组均能显著降低血清 IL-6、胃泌素水平，且治疗组优于对照组[45]。

3. 治疗呼吸系统疾病

沙参麦冬汤对小儿肺炎恢复期有较好疗效，将 74 例肺炎恢复期患儿随机分为治疗组 38 例和对照组 36 例，治疗组给予沙参麦冬汤治疗，对照组给予常规抗生素治疗和止咳、平喘对症治疗。结果治疗组症状总有效率和复发时间总有效率分别为 94.7% 和 65.8%，高于对照组的 55.5% 和 33.3%[46]。加味沙参麦冬汤（北沙参、麦冬、扁豆、桑叶、玉竹、天花粉、黄芪、黄芩、鱼腥草、甘草片）联合 TP 方案治疗晚期非小细胞肺癌，选取 60 例晚期非小细胞肺癌患者，按 1∶1 的比例随机分为两组，对照组给予 TP 化疗治疗方案，治疗组在对照组治疗基础上联合加味沙参麦冬汤。两组均以治疗 21 天为 1 个疗程，连续治疗 2 个疗程，治疗组完全缓解 1 例，部分缓解 15 例，稳定 10 例，进展 4 例，有效率为 86.67%；对照组完全缓解 0 例，部分缓解 9 例，稳定 9 例，进展 12 例，有效率为 60.00%。在化疗后，T 淋巴细胞亚群水平及治疗后不良反应方面对比，治疗组优于对照组[47]。

4. 治疗内分泌系统疾病

北沙参生脉散（北沙参、麦冬、五味子、柴胡、姜半夏、黄芩、甘草等组成）治疗气阴两虚型 2 型糖尿病，治疗 60 例气阴两虚型 2 型糖尿病患者，按随机数字表法分为治疗组和对照组，对照组予以西药（格列美脲等胰岛素促分泌剂、二甲双胍等）常规降糖治疗，治疗组在西药常规降糖的基础上，加用北沙参生脉散，每日 1 剂，水煎，分 2 次服，经临床观察发现对照组与治疗组都有控制血糖的作用，但是在改善糖尿病临床症状方面，治疗组明显优于对照组，达到辅助降糖的作用，治疗组显效 16 例，有效 10 例，无效 4 例，总有效率 86.7%，对照组显效 8 例，有效 10 例，无效 12 例，总有效率 60.0%[48]。

【食疗方法】

北沙参炖老鸭：北沙参 15g，枸杞子 30g，老鸭 200g，姜 2 片，黄酒 6g，精盐、高汤等适量。老鸭切块，飞水洗净血水，入盅内；把中草药清洗干净，姜片、黄酒、高汤注入盅内，锡纸包住，橡皮筋封口，炖 2.5h 左右，调味即可食用。适宜秋季燥热伤肺、咳嗽日多、口舌干燥或有盗汗、便秘者。

北沙参炖母鸡：北沙参 50g，鸡 1500g，葱段 10g，姜片 10g，料酒 10g，精盐 5g，酱油 10g。鸡宰杀去毛杂，洗净后入沸水中氽一下，捞出洗去血污；锅加适量水，放入鸡煮沸，撇去浮沫，加入北沙参、料酒、精盐、酱油、葱段、姜片，文火炖至鸡肉熟烂即可食用。具有补脾胃、养阴液的功效。

北沙参瘦肉汤：猪瘦肉 250g，北沙参 30g，麦冬 18g，蜜枣 4 个，调料适量。

北沙参、麦冬、蜜枣（去核）洗净，猪瘦肉洗净切成小块；把全部用料一起放入锅内，加清水适量，武火煮沸后，文火煮 2h，调味。具有滋养肺阴、润肺止咳的功效。

北沙参粥：准备适量的粳米、北沙参。将粳米淘洗干净，放入锅中，加入适量的北沙参和清水，煮 40min 即可盛出食用。

【不良反应】

北沙参对少数人群有明显的致敏性及刺激性，在北沙参加工过程中，因参与煮制、扒皮后，一家四人同时患过敏性皮炎，予以抗过敏治疗后痊愈[49]。患者女，45岁。2003 年始种植北沙参，在采收期间，接触北沙参 0.5h 后，自感双手出现剧烈瘙痒及烧灼感，继而出现皮肤红斑、水疱，经当地医生予以抗过敏药物口服治疗后痊愈。2004 年夏季，当患者再次采收北沙参时，双手出现与前次同样感觉和皮疹，而且症状及体征均较去年明显加重，并有少量渗液及结痂。短期应用前次药物疗效不明显，血常规正常，经取新鲜北沙参表皮渗出浆液做斑贴试验，结果为阳性。临床诊断为北沙参致接触过敏性皮炎。给予特非那定片 60mg，一天两次，及清热、凉血、解毒中草药水煎服，每日早晚各 1 次，1 周后痊愈。据报道，佛手柑内酯具有光感性。因此，考虑本例皮炎为北沙参成分中所含佛手柑内酯所致[50]。

【参考文献】

[1] 南京中医药大学. 中药大辞典[M]. 上海: 上海科学技术出版社, 2006: 901.

[2] Taesook Yoon, Myeong Sook Cheon, A Yeong Lee, et al. Anti-inflammatory activity of methylene chloride fraction from *Glehnia littoralis* extract via suppression of NF-κB and mitogen-activated protein kinase activity[J]. Pharmacol Sci, 2019, 112(1): 46-55.

[3] 李建平, 原忠. 北沙参的脯氨酰寡肽酶抑制活性及阿魏酸酯类成分的分离与鉴定[J]. 中药材, 2005, 28(7): 553-555.

[4] Joon Ha Park, Tae Kyeong Lee, Bing Chun Yan, et al. Pretreated *Glehnia littoralis* extract prevents neuronal death following transient global cerebral ischemia through increases of superoxide dismutase 1 and brain-derived neurotrophic factor expressions in the gerbil hippocampal cornu ammonis 1 area[J]. Chin Med J, 2017, 130(15): 1796-1803.

[5] Joon Ha Park, Bich Na Shin, Ji Hyeon Ahn, et al. *Glehnia littoralis* extract promotes neurogenesis in the hippocampal dentate gyrus of the adult mouse through increasing expressions of brain-derived neurotrophic factor and tropomyosin-related kinase B[J]. Chin Med J 2018, 131(6): 689-695.

[6] 金香男, 郑明昱. 北沙参乙醇提取物对四氯化碳诱导急性肝损伤的保护作用[J]. 长春中医药大学学报, 2010, 26(6): 828-829.

[7] 姚岚, 盛丽, 王莉, 等. 沙参对肺纤维化大鼠 FN、LN 的影响[J]. 中国工业医学杂志, 2007, 20(2): 118-119.

[8] 何军伟, 朱继孝, 杨丽, 等. 北沙参不同部位提取物镇咳祛痰作用研究[J]. 世界科学技术-中医药现代化, 2020, 22(8): 2864-2869.

[9] 周燕萍. 沙参麦冬汤对大鼠放射性肺炎的防治作用及机制研究[D]. 武汉: 湖北中医药大学, 2011.

[10] Hong H, Dela Cruz JF, Kim WS, et al. *Glehnia littoralis* root extract inhibits fat accumulation in 3T3-L1 cells and high-fat diet-induced obese mice by downregulating adipogenic gene expression[J]. Evid Based

Complement Alternat Med, 2018(2018): 1243049.

[11] 荣立新, 鲁爽, 刘咏梅. 北沙参多糖对甲亢型阴虚小鼠的免疫调节作用[J]. 中国中医基础医学杂志, 2013, 19(6): 640-641.

[12] 杜宝香, 相美容, 付业佩, 等. 北沙参多糖的分离、纯化及其体外免疫活性考察[J]. 中国实验方剂学杂志, 2018, 24(11): 27-31.

[13] 邱晓月, 景永帅, 郑玉光, 等. 北沙参多糖对免疫系统调节作用研究进展[J]. 中国药理学与毒理学杂志, 2021, 35(10): 794.

[14] 刘波, 刘咏梅, 王金凤, 等. 北沙参不去皮应用的实验研究[J]. 中药材, 2010, 33(7): 1140-1142.

[15] 何伟, 舒小奇, 师明朗, 等. 沙参粗粒与饮片汤剂粗多糖的免疫作用比较[J]. 中药材, 1995, 18(3): 147-148.

[16] Jin Woo Lee, Chul Lee, Qinghao Jin, et al. Pyranocoumarins from *Glehnia littoralis* inhibit the LPS-induced NO production in macrophage RAW 264.7 cells[J]. Bioorg Med Chem Lett, 2014, 24(12): 2717-2719.

[17] 吕方军, 叶国华, 许一平, 等. 北沙参茎叶提取液对免疫抑制小鼠免疫功能的影响[J]. 时珍国医国药, 2012, 23(4): 936-937.

[18] 杨宪勇. 北沙参对免疫抑制 C57BL/6J 小鼠 T 淋巴细胞亚群影响的实验研究[J]. 泰山医学院学报, 2012, 33(4): 247-249.

[19] 谭允育, 康娟娟, 王娟娟. 沙参对正常小鼠免疫功能影响的实验研究[J]. 北京中医药大学学报, 1999, 22(6): 39-41.

[20] 李建业, 刘运周, 张薇, 等. 北沙参对小鼠免疫功能的影响研究[J]. 中国实验诊断学, 2012, 16(9): 1599-1601.

[21] 景永帅, 袁鑫茹, 代立霞, 等. 纤维素酶协同超声波辅助提取北沙参多糖工艺优化及其理化性质和免疫调节活性研究[J]. 食品工业科技, 2022, 43(14): 185-193.

[22] 夏厚林, 谭玲, 周晓梅, 等. 北沙参与防风功效对比的初步研究[J]. 四川中医, 2008, 26(3): 50-51.

[23] Huang Guan-J hong, Deng Jeng-Shyan, Liao Jung-Chun, et al. Inducible nitric oxide synthase and cyclooxygenase-2 participate in *anti*-inflammatory activity of imperatorin from *Glehnia littoralis*[J]. J Agr Food Chemi, 2012, 60(7): 1673-1681.

[24] 杨震旻, 李冰, 毛福英, 等. 北沙参茎叶和根中挥发油的提取与抗真菌活性研究[J]. 中国药房, 2023, 34(11): 1358-1362.

[25] 侯晓强, 任秀艳, 付亚娟, 等. 北沙参内生真菌的抑菌活性与分类研究[J]. 中草药, 2015, 46(19): 2932-2936.

[26] 姚彦, 郭春霞, 郭莉, 等. 北沙参对肺癌大鼠 PI3K/Akt 信号通路及免疫炎症反应的影响[J]. 现代生物医学进展, 2023, 23(11): 2035-2039.

[27] Jun Wu, Weiping Gao, Zhuoyue Song, et al. Anticancer activity of polysaccharide from *Glehnia littoralis* on human lung cancer cell line A549[J]. Int J Biol Macromol, 2018(106): 464-472.

[28] 杜宝香. 北沙参多糖的分离纯化、结构表征及其生物药理活性研究[D]. 济南: 山东中医药大学, 2019.

[29] 董芳, 刘汉柱, 孙阳, 等. 北沙参中佛手柑内酯的分离鉴定及体外抗肿瘤活性的初步测定[J]. 植物资源与环境学报, 2010, 19(1): 95-96.

[30] 金浩, 余佳, 王梓瑜, 等. 北沙参提取物 (EEAR) 通过 miR-34a-5p/PEG10 对肝癌细胞增殖凋亡的影响[J]. 中国老年学杂志, 2021, 41(20): 4535-4539.

[31] 刘西岭, 辛华, 谭玲玲. 北沙参水提法不同提取物体外抗肿瘤的研究[J]. 安徽农业科学, 2009, 37(20): 9481-9482, 9490.

[32] 王振飞, 刘丽, 梁琳. 北沙参抑制肺癌细胞迁移侵袭能力的研究[J]. 中医药通报, 2018, 17(3): 62-64, 72.

[33] de la Cruz Joseph Flores, Vergara Emil Joseph Sanvictores, Cho Yura, et al. *Glehnia littoralis* root extract induces G0/G1 phase cell cycle arrest in the MCF-7 human breast cancer cell line[J]. Asian Pac J Cancer Prevent, 2016, 16(18): 8113-8117.

[34] 李建刚, 李庆典. 沙参多糖对自由基的清除作用[J]. 中国酿造, 2011(3): 66-68.

[35] 张瑞娟, 景永帅, 张丹参. 北沙参多糖提取工艺优化、抗氧化活性及对 H_2O_2 诱导 PC12 细胞氧化损伤的保护作用[J]. 中国药理学与毒理学杂志, 2019, 33(6): 473-474.

[36] 景永帅, 张瑞娟, 吴兰芳, 等. 北沙参多糖铁配合物的制备、结构特征及生物活性[J]. 食品科学, 2018, 39(24): 65-70.

[37] 周红英, 吕莎. 微波辅助提取北沙参多糖工艺及抗氧化活性研究[J]. 食品研究与开发, 2016, 37(12): 62-65.

[38] 白瑜, 周忠友, 张玉玲, 等. 中药对衰老大鼠免疫功能的影响及肝细胞的电镜观察[J]. 新中医, 2007, (11): 104-106, 8.

[39] 袁兵. 中西医结合治疗病毒性心肌炎 38 例疗效观察[J]. 四川中医, 2006, 24(4): 54.

[40] 马蒲梅. 一贯煎治疗乙型肝炎 56 例[J]. 光明中医, 2008, 23(3): 327-328.

[41] 杜进军, 刘惠武, 严红梅, 等. 加味一贯煎治疗肝肾阴虚型肝纤维化[J]. 吉林中医药, 2021, 41(1): 62-65.

[42] 陈萍. 益胃汤加减治疗慢性浅表性胃炎胃阴虚证临床观察[J]. 中医学报, 2013, 28(3): 410-411.

[43] 朱耿民. 自拟养阴益胃汤治疗慢性萎缩性胃炎 48 例[J]. 实用临床医学, 2012, 13(11): 25-26.

[44] 焦鼎, 朱荣光. 清瘿平肝汤联合甲巯咪唑乳膏治疗甲状腺功能亢进症伴肝功能损伤 32 例[J]. 中医研究, 2020, 33(2): 25-27.

[45] 王生, 刘磊, 张志军. 养元解毒胃炎方联合西药治疗合并幽门螺杆菌感染型慢性浅表性胃炎 45 例[J]. 中医研究, 2019, 32(3): 32-34.

[46] 韩彦华. 沙参麦冬汤在小儿肺炎恢复期中的应用[J]. 临床合理用药杂志, 2009, 2(24): 49.

[47] 张刘军, 邱继春. 加味沙参麦冬汤联合 TP 方案治疗晚期非小细胞肺癌 30 例[J]. 中医研究, 2019, 32(9): 31-34.

[48] 雷雯, 裴瑞霞. 北沙参生脉散治疗气阴两虚型 2 型糖尿病临床观察[J]. 湖北中医学院学报, 2010, 12(4): 50-51.

[49] 常春华. 一家四人同患北沙参过敏性皮炎[J]. 皮肤病与性病, 1995(4): 61.

[50] 宋伟红, 于守连, 张丽华. 北沙参致接触过敏性皮炎[J]. 药物不良反应杂志, 2005, 7(3): 231.

红景天

【来源】景天科植物大花红景天 *Rhodiola crenulata* (Hook. f. et Thoms.) H. Ohba 的干燥根和根茎[1]。主要分布于我国吉林（以长白山居多）、黑龙江、辽宁、西藏、青海、云南、贵州、四川、湖北、新疆、甘肃等地。在黑龙江省野生分布于哈尔滨市尚志市、牡丹江市宁安市、牡丹江市海林市等向阳山坡、石隙、高山草甸、高山岩石缝、山坡草地、灌丛边缘以及高山干燥的沙质土壤中。

【性味与归经】甘、苦，平。归肺、心经。

【功能与主治】益气活血，通脉平喘。用于气虚血瘀，胸痹心痛，中风偏瘫，倦怠气喘。

【药理作用】

1. 对神经系统的作用

红景天苷能增加脑源性神经营养因子、神经营养素-3、神经生长因子 mRNA 的表达，促进生长因子的分泌，有助于神经系统的修复、再生和功能恢复[2]。体内外实验中红景天苷能通过抑制受体相互作用蛋白 140 介导的炎症和细胞凋亡，预防脑缺血后神经元损伤[3]。红景天苷干预可改善大鼠神经行为学评分并提高神经元活性，其机制与抗氧化应激、抑制神经元凋亡有关[4]。红景天苷对阿尔茨海默病模型的神经有保护作用，能够升高磷脂酰肌醇 3-激酶（PI3K）/蛋白激酶 B（Akt）信号通路相关蛋白表达，降低 Aβ 水平和 Aβ 在脑中的沉积，改善 Aβ 处理的原代神经元毒性[5]。红景天总黄酮能够显著降低 H_2O_2 诱导神经元和胶质细胞的损伤，在高剂量组中，对神经元的保护作用显著高于胶质细胞[6]。

2. 对心血管系统的作用

红景天苷可以改善血管内皮舒缩功能，通过抑制 HIF-1α、ET-1 及 NOS 的基因表达，抑制血管内皮收缩因子表达及促进血管内皮舒张因子表达[7]。红景天苷对心肌缺血再灌注损伤具有良好的保护作用，这与红景天苷减轻缺血再灌注后心肌细胞凋亡有关[8]。红景天苷可以减轻心力衰竭，通过抑制 PI3K/AKT/GSK3β 通路中蛋白的磷酸化，抑制 AMI 后心力衰竭大鼠心肌组织中 Col I、Profilin-1 蛋白表达，减轻心肌纤维化水平[9]。红景天苷对心血管有保护作用，可明显改善高血压大鼠血管功能异常，有效降低血压，并抑制血管重构，可上调高血压大鼠血管 COX-1 表达水平，抑制 COX-2 表达，并能明显减少高血压引起的胸主动脉中膜厚度，减轻血管内皮损伤[10]。红景天苷对血栓形成具有明显的抑制作用，其机制可能与抗血小板活性有关[11]。红景天苷对心肌细胞凋亡有抑制作用，可通过改善心肌缺血，以及抑制死亡受体和线粒体凋亡通路相关蛋白 Fas、Cyto-C、caspase-3、caspase-8、caspase-9 的表达，减少心肌细胞凋亡，从而发挥对心衰心脏的保护作用[12]。

3. 对消化系统的作用

红景天总黄酮对小鼠急性肝损伤具有保护作用，可明显降低急性肝损伤小鼠血清 ALT、AST 及肝组织匀浆中 MDA 含量，提高 SOD 活性[13]。红景天苷可以改善大鼠非酒精性脂肪肝损伤，通过减轻氧化应激损伤、减少自由基的含量、抑制抗氧化酶细胞色素 $P_{4502}E1$ 编码基因和烟酰胺腺嘌呤二核苷酸磷酸氧化酶 2 的表达[14]。红景天苷可以减轻刀豆球蛋白 A 诱导的肝细胞凋亡和肝损伤，能降低小鼠血清谷丙转氨酶、谷草转氨酶、IL-1β、IL-6、TNF-α、CXC 趋化因子配体 10 水平，提高细胞活力[15]。红景天苷可以减轻小鼠肝纤维化，通过核因子-κB 信号通路降低转化生长因子 β1 的产生，从而下调转化生长因子 β1/SMAD 家族成员 3 信号通路，抑制细胞的激活和自噬[16]。

4. 对呼吸系统的作用

红景天多糖对肺有特异性抗氧化保护作用，可能是通过提高 SOD、GSH-Px 水平，降低 ROS、MDA 含量拮抗被动吸烟的影响，降低肺组织 ROS、MDA 含量[17]。红景天苷对于卵清蛋白诱导的小鼠哮喘模型具有缓解作用，可通过下调核因子-κB 和 p38 丝裂原活化蛋白激酶的活性来缓解过敏性气道炎症[18]。大花红景天具有舒张气管的功效，对乙酰胆碱和高钾引起的气管平滑肌预收缩有较强的舒张作用，这种作用呈现明显的浓度依赖性，其作用主要是通过抑制非选择性阳离子通道和 L 型钙离子通道介导的钙离子内流来实现[19]。

5. 对内分泌系统的作用

红景天多糖具有一定的降血糖作用，并能显著升高 2 型糖尿病大鼠胰岛素、肝糖原含量与肌糖原含量，降低 TNF-α 的作用，其机制可能与改善糖代谢及减轻炎症反应，改善胰岛素抵抗（IR）有一定的关系[20]。红景天苷对糖尿病有降血糖作用，在糖尿病血管功能障碍中具有良好的治疗作用，通过抑制平滑肌细胞钙通道，降低糖尿病大鼠的血糖、血压，减轻脑血管收缩活性[21]。红景天提取物可以有效地降低大鼠体重，改善大鼠血糖、血压及血脂紊乱，并能显著提高肝脏 PPAR-α mRNA、PPAR-γ mRNA 的表达，其改善代谢综合征糖脂代谢紊乱的作用可能与激活 PPAR-α 及 PPAR-γ 受体有关[22]。

6. 对免疫系统的作用

红景天多糖对小鼠免疫功能具有调节作用，可使柯萨奇 B₃ 病毒感染宿主细胞的过程受到抑制，可以提高病毒性心肌炎模型小鼠心肌细胞 γ-干扰素水平，使模型小鼠脾脏自然杀伤细胞活性增强，脾脏淋巴细胞刺激指数增加，心肌细胞中 SOD、GSH-Px 活性上升，血清中 LPO 含量下降[23]。红景天多糖能够提高老年小鼠的免疫功能，是一种良好的免疫调节剂，对老年小鼠 T 淋巴细胞亚群、外周血 IL-2 含量及抗体形成均有增强作用[24]。红景天苷可以提高机体免疫力，具有免疫调节功能，与卵母细胞组比较，红景天苷与卵母细胞联合给药可促进卵清蛋白诱导的脾细胞增殖，生成大量 IL-2、IL-4、γ-干扰素、IgG 抗体、IgG1 抗体、IgG2b 抗体，升高 CD4⁺、CD8⁺ T 细胞亚群的百分率[25]。

7. 对泌尿系统的作用

红景天苷对肾缺血再灌注损伤具有保护作用，通过调节 Toll 样受体 4/核因子-κB 信号通路，抑制缺氧/复氧诱导的人肾小管上皮细胞氧化应激、炎症反应和细胞凋亡[26]。

8. 抗炎镇痛作用

红景天苷能够抑制 LPS 诱导的 BV2 小胶质细胞炎症反应，主要是通过激活 PI3K/Akt 信号通路，促进 Akt 的磷酸化，抑制 NF-κB p50 核转录，进而抑制细胞因子[27]。红景天水提物具有抗炎作用，可抑制细胞因子的释放和改善 T 细胞功能，提高慢性阻塞性肺疾病患者的耐受性，提高潮气呼吸量和换气效率[28]。

9. 抗病原微生物

红景天多糖对柯萨奇 B 组 3 型病毒（CVB3 病毒）感染的 VERO 细胞和原代乳鼠心肌细胞具有一定的保护作用，对 CVB3 病毒的繁殖有抑制作用，在一定浓度下可降低心肌酶的释放并抑制细胞凋亡[29]。

10. 对恶性肿瘤的作用

红景天多糖具有抑制宫颈癌 U14 模型小鼠肿瘤生长的作用，能显著延长 U14 腹水瘤小鼠平均存活天数，增加 U14 实体瘤小鼠抑瘤率及血清 TNF-α、IFN-γ、IL-2 水平和胸腺指数[30]。红景天提取物可以抑制肺癌荷瘤小鼠肿瘤生长，降低 FOXP3[+] 调节性 T 细胞（Tregs）在 CD_4^+、CD_{25}^+ 中的比例，增加 CD_4^+、CD_8^+ T 细胞数量[31]。体外研究发现，红景天苷对人结直肠癌细胞有抑制作用，通过抑制 PI3K/Akt/mTOR 通路来诱导人结直肠癌细胞凋亡和自噬，并显示出较强的抗增殖活性，而且红景天苷对人结直肠癌细胞增殖的抑制作用呈剂量依赖性[32]。红景天苷对结肠癌细胞有抑制作用，其可通过降低 Janus 激酶 2/信号转导及转录激活因子 3 信号通路蛋白磷酸化水平的表达而抑制该信号通路，进而抑制结肠癌 SW1116 细胞系的增殖、迁移和侵袭[33]。红景天苷能诱导人软骨肉瘤细胞系 SW1353 的凋亡和自噬反应，并通过激活 ROS 信号通路增加人软骨肉瘤细胞转录因子 EB 依赖性自噬[34]。红景天苷有抗肺癌的作用，通过上调 A549 细胞 miR-195 的表达阻断磷酸化蛋白激酶和分裂原活化抑制剂/蛋白激酶信号通路[35]。红景天苷对胃癌细胞增殖、迁移和侵袭有抑制作用，其机制与下调 ROS 介导的血清肌酐相关信号通路激活有关[36]。红景天苷在介导卵巢癌细胞凋亡中起到关键作用，能激活卵巢癌细胞 SKOV3 和 A2780 的 caspase 通路，上调凋亡诱导因子、Bax 和 Bcl-2 相关死亡启动子蛋白水平，还能下调凋亡蛋白的 Bcl-2、p-Bad 和 X 连锁凋亡抑制因子水平[37]。

11. 抗氧化作用

红景天多糖对长波紫外线辐照所导致的氧化损伤有一定的修复能力，可明显增强血清中 GSH，抑制血清羟自由基的能力，降低 MDA 含量[38]。红景天多糖具有较好的抗氧化作用，0.1mg/mL 时红景天粗多糖自由基清除率达到 97.31%，在红景天粗多糖达到 0.12mg/mL 时，超氧阴离子清除率达到 96.17%[39]。

12. 抗疲劳

红景天-红参混提液具有较显著的抗疲劳效果，能显著提升小鼠游泳时间且血清尿素氮水平均明显降低、肝糖原水平均明显升高、血清中乳酸含量明显降低[39]。红景天苷可以抗疲劳，能够降低运动后小鼠血乳酸曲线下面积，减少血清尿素的产生，能够加速疲劳消失，其机制是加快机体清除代谢产物的速度[40]。红景天苷结合艾灸能够抵抗运动疲劳，运动时能够增加脂肪酸氧化供能，降低肝脏氧化压力，提高大鼠运动耐力，能够降低运动性疲劳大鼠血清中 IL-1、IL-6 和 TNF-α 的含量，并且其含量与红景天苷浓度呈负相关[41]。

【毒性作用】

红景天在传统应用中并未提及其毒性，红景天的动物实验和临床研究数据也支持了其临床安全性。此外，红景天苷作为红景天的主要活性成分之一，在 0.8～12.8mol/L 剂量下暴露 72h，不会对斑马鱼胚胎及幼鱼产生急性毒性和致畸作用[42]。红景天提取物具有较好的安全性，在人体皮肤表面重复涂抹红景天提取物水溶液 7天，48h 后无受试者出现不良反应，证明在一定浓度范围内，红景天提取物对人体皮肤无刺激性[43]。

【临床应用】

1. 治疗神经系统疾病

复方红景天口含片具有辅治阿尔茨海默病的临床疗效，选取阿尔茨海默病患者156 例，按随机数字表法分为对照组 80 例和观察组 76 例，对照组单纯采取西医治疗，观察组在对照组基础上加用复方红景天口含片，两组患者均治疗 21 天，治疗后观察组总有效率 93.42%明显高于对照组 73.75%[44]。

2. 治疗心血管系统疾病

心脑欣丸（红景天、枸杞子、沙棘鲜浆）联合辛伐他汀治疗冠心病稳定型心绞痛，将 54 例稳定型心绞痛患者按照随机数字法分为对照组 27 例和试验组 27 例，对照组给予辛伐他汀，试验组在对照组用药基础上加口服心脑欣丸，2 组患者均治疗21 天，治疗后试验组的总有效率为 92.59%，显著高于对照组的 81.48%[45]。

双红活血胶囊（黄芪、西红花、当归、苏木、川芎、红景天、胆南星、地龙、牛膝）治疗缺血性心脑血管病及高脂血症 46 例，均予晶珠双红活血胶囊，每次 3～4 粒，1 日 3 次口服，3 个月为 1 个疗程，治疗总有效率 89%[46]。

3. 治疗呼吸系统疾病

景天清肺药酒（小麦、索罗嘎保、红景天、葡萄）治疗慢性咳嗽，40 例慢性咳嗽患者其中男 25 例，女 15 例，每次口服 30mL，每日 3 次，饭后服用，4 周为 1个疗程，2 个月后治愈 18 例，占 45%，好转 18 例，占 45%，未愈 4 例，占 10%，治疗总有效率为 90%。服 1 个疗程痊愈者 8 例，服 2 个疗程痊愈者 28 例[47]。

4. 治疗其他疾病

红景天可以用于治疗高原反应，将 80 例急性高原反应患者，随机分为对照组与观察组，每组 40 例。对照组给予氨茶碱治疗，观察组给予红景天治疗，2 组均连续治疗 7 天，2 组患者治疗总有效率均为 100%，观察组的 3 天以及 5 天显效率明显高于对照组，观察组的不良反应发生率明显低于对照组[48]。

祛腐清筋术联合红景天膏外用可治疗糖尿病足溃疡，选取糖尿病足溃疡患者

100 例，随机分为常规清创组和中医治疗组，每组 50 例。常规清创组给予常规清创换药，中医治疗组给予奚氏祛腐青筋术联合红景天膏外敷治疗，常规清创组有效率为 84.00%，中医治疗组有效率为 96.00%[49]。

【食疗方法】

红景天茶：将红景天取出适量，然后研磨成为粉末，放入杯子中，随后加入开水，盖上盖子，10min 之后服用。具有很好的补气清肺作用。

红景天决明山楂饮：将红景天、决明子、山楂按照 3：5：5 的比例准备好，然后一起放入砂锅中，加入适量的清水大火烧开，然后变成小火煮 20min。取出药液，代替茶水饮用。具有很好的补气活血作用。

红景天杏仁陈皮饮：将红景天、杏仁、陈皮一起放入砂锅中，然后加入适量的清水，大火水烧开后小火继续煮 20min 后去除渣滓服用药液。具有很好的清热、清肺、止咳化痰功效。

红景天药酒：红景天 120g，冰糖 120g，酒 10kg。将红景天与冰糖共同放入酒坛中，加酒 5kg 浸泡，过 20 日饮用，饮用完后再加酒 5kg，浸泡 40 日可饮用。具有祛风湿，活血止痛的功效。

红景天芪枣炖瘦肉：将瘦肉洗干净之后切小块，红景天、黄芪、莲子心、红枣洗干净，然后一起放入砂锅中，加入适量清水，大火烧开后小火炖煮 1h。具有很好的补气养心补血功效。

红景天藏雪莲炖棒子骨：红景天 9g，藏雪莲少许，理塘野生黄芪 15g，枸杞子 15g，大枣 5 枚，棒子骨 2 根。将红景天、藏雪莲、理塘黄芪洗净，清水浸泡半小时，棒子骨余水备用，将所有材料一起放入锅中，加入浸泡药材的水及适量冷开水，大火煮沸后，小火熬煮 2h，依据口味加适量食盐即可。具有益气养血、养肝补心的功效。

【不良反应】

国家药品反应不良监测中心有 1029 例大株红景天注射液不良反应报告，以 45 岁中老年人为主要人群，不良反应/事件主要表现为皮疹、瘙痒、寒战、头晕等，以全身性损害、皮肤及附件损害为主；过敏反应患者病例报告主要 ADR/ADE 表现为过敏性紫癜、过敏性休克以及过敏样反应，主要涉及全身性损害。大株红景天注射液引发的 ADR/ADE 在说明书中尚不明确，应采取进一步主动监测研究，完善相关 ADR 信息，重视中药注射剂临床用药安全问题[50]。

【参考文献】

[1] 南京中医药大学. 中药大辞典[M]. 上海：上海科学技术出版社, 2006: 1404.

[2] Liu Hui, Lv Peizhen, Zhu Yongjia, et al. Salidroside promotes peripheral nerve regeneration based on tissue

engineering strategy using Schwann cells and PLGA: in vitro and in vivo[J]. Sci Rep, 2017, 7(1): 39869.

[3] Chen Tong, Ma Zhanqiang, Zhu Lingpeng, et al. Suppressing receptor-interacting protein 140: a new sight for salidroside to treat cerebral ischemia[J]. Mol Neurobiol, 2016, 53(9): 6240-6250.

[4] 李茂林, 王祝峰, 章薇, 等. 红景天苷对大鼠颅脑损伤的保护作用研究[J]. 中华神经外科疾病研究杂志, 2016, 15(2): 128-131.

[5] Zhang Bei, Wang Ying, Li Hui, et al. Neuroprotective effects of salidroside through PI3K/Akt pathway activation in Alzheimer's disease models[J]. Drug Des, Dev Ther, 2016(10): 1335-1343.

[6] 洪凌, 周捷, 黄海潮, 等. 红景天总黄酮对 H_2O_2 诱导神经元及胶质细胞损伤的保护作用[J]. 中成药, 2016, 38(7): 1626-1629.

[7] 高全清, 沙马阿直. 红景天苷改善血管内皮舒缩功能实验研究[J]. 陕西医学杂志, 2017, 46(3): 304-306.

[8] Sun Meng-Yao, Ma Da-Shi, Zhao Song, et al. Salidroside mitigates hypoxia/reoxygenation injury by alleviating endoplasmic reticulum stress?induced apoptosis in H9c2 cardiomyocytes[J]. Mol Med Rep, 2018, 18(4): 3760-3768.

[9] 郑伟, 钱玉军, 夏勇. 红景天苷通过抑制 PI3K/AKT/GSK3β 通路对 AMI 后心衰大鼠 Col I 和 Profilin-1 蛋白表达的影响[J]. 临床和实验医学杂志, 2019, 18(19): 2024-2027.

[10] 张涵, 陈海琪, 赖世龙, 等. 红景天苷对实验性高血压大鼠血管功能的影响[J]. 中国中医基础医学杂志, 2017, 23(1): 71-74, 102.

[11] 林晓坚, 袁兆伟, 潘彩燕, 等. 红景天苷对小鼠抗血小板活性和抗血栓作用[J]. 贵州医科大学学报, 2019, 44(9): 1039-1043, 1048.

[12] 郄涛, 徐鹏, 张丙信, 等. 红景天苷对力竭大鼠心肌细胞凋亡通路的影响[J]. 中国应用生理学杂志, 2019, 35(4): 376-380, 384.

[13] 王刚. 红景天总黄酮对小鼠急性肝损伤保护作用研究[J]. 实用中医药杂志, 2016, 32(6): 518-519.

[14] Yang Ze-ran, Wang Hui-fang, Zuo Tie-cheng, et al. Salidroside alleviates oxidative stress in the liver with non-alcoholic steatohepatitis in rats[J]. Bmc Pharmacol Toxicol, 2016, 17(1): 16.

[15] Feng Jiao, Niu Peiqin, Chen Kan, et al. Salidroside mediates apoptosis and autophagy inhibition in concanavalin A-induced liver injury[J]. Experimental and Therapeutic Medicine, 2018, 15(6): 4599-4614.

[16] Feng Jiao, Chen Kan, Xia Yujing, et al. Salidroside ameliorates autophagy and activation of hepatic stellate cells in mice via NF-κB and TGF-β1/Smad 3 pathways[J]. Drug Des, Dev Ther, 2018(12): 1837-1853.

[17] 宋小勇, 黄冰洋, 李新民, 等. 红景天多糖对被动吸烟致大鼠肺氧化损伤的保护作用[J]. 环境与职业医学, 2015, 32(11): 1062-1066.

[18] Yan Guang Hai, Choi Yun Ho. Salidroside attenuates allergic airway inflammation through negative regulation of nuclear factor-kappa B and p38 mitogen-activated protein kinase[J]. J Pharmacol Sci, 2014, 126(2): 126-135.

[19] 于孟飞, 马琳, 李婉秋, 等. 大花红景天对小鼠气管平滑肌舒张作用的研究[J]. 中国医院药学杂志, 2019, 39(24): 2468-2472.

[20] 水豪杰. 红景天多糖对 2 型糖尿病大鼠糖代谢及 TNF-α 的影响[J]. 中华中医药学刊, 2012, 30(12): 2759-2761.

[21] Ma Yu-Guang, Wang Jun-Wei, Bai Yun-Gang, et al. Salidroside contributes to reducing blood pressure and alleviating cerebrovascular contractile activity in diabetic Goto-Kakizaki Rats by inhibition of L-type calcium channel in smooth muscle cells[J]. Bmc Pharmacol Toxicol, 2017, 18(1): 30-34.

[22] 王峥嵘, 马国平, 王敬, 等. 红景天提取物对代谢综合征大鼠肝脏 PPAR-α mRNA、PPAR-γ mRNA 表达的

影响[J]. 河北中医药学报, 2014, 29(1): 42-43, 54.

[23] 孙非, 肖韧霞, 刘志屹, 等. 高山红景天多糖对病毒感染小鼠模型部分免疫功能及生化指标的影响[J]. 中国中西医结合杂志, 2001(S1): 149-151.

[24] 罗文哲, 王建杰, 阮阳, 等. 红景天多糖对老年小鼠免疫功能的影响[J]. 中国老年学杂志, 2009, 29(11): 1360-1361.

[25] Guan S, He J K, Guo W X, et al. Adjuvant effects of salidroside from *Rhodiola rosea* L. on the immune responses to ovalbumin in mice[J]. Immunopharmacol Immunotoxicol, 2011, 33(4): 738-743.

[26] Sun Y, Xun L R, Jin G, et al. Salidroside protects renal tubular epithelial cells from hypoxia/reoxygenation injury in vitro[J]. J Pharmacol Sci, 2018, 137(2): 170-176.

[27] 杨泽霖, 黄鑫, 刘俊杰, 等. 红景天苷调控 PI3K/Akt 信号通路对 LPS 诱导的 BV2 小胶质细胞的抗炎作用[J]. 中国药理学通报, 2019, 35(8): 1145-1149.

[28] Chen S P, Huang L R, Lu T M, et al. Complementary usage of *Rhodiola crenulata* (L.) in chronic obstructive pulmonary disease patients: the effects on cytokines and T cells[J]. Phytother Res: Ptr, 2015, 29(4): 518-525.

[29] 张勇, 刘小玲, 刘小雷. 红景天多糖体外抗 CVB3 病毒活性[J]. 中国医院药学杂志, 2009, 29(20): 1749-1753.

[30] 李海霞, 张伟. 红景天多糖对宫颈癌 U14 模型小鼠的治疗作用及机制的实验研究[J]. 中药材, 2017, 40(6): 1453-1456.

[31] 张燕丽, 张雪伟, 岳秋娟, 等. 红景天乙醇提取物调节 Lewis 肺癌荷瘤小鼠肿瘤浸润 T 细胞数量并增强抗肿瘤免疫效应[J]. 细胞与分子免疫学杂志, 2019, 35(2): 103-108.

[32] Fan X J, Wang Y, Wang L, et al. Salidroside induces apoptosis and autophagy in human colorectal cancer cells through inhibition of PI3K/Akt/mTOR pathway[J]. Oncol Rep, 2016, 36(6): 3559-3567.

[33] Sun K X, Xia H W, Xia R L. Anticancer effect of salidroside on colon cancer through inhibiting JAK2/STAT3 signaling pathway[J]. Int J Clin Exp Patho, 2015, 8(1): 615-621.

[34] Zeng W, Xiao T, Cai A L, et al. Inhibiting ROS-TFEB-Dependent autophagy enhances salidroside-induced apoptosis in human chondrosarcoma cells[J]. Cell Physiol Biochem, 2017, 43(4): 1487-1502.

[35] Ren M, Xu W, Xu T. Salidroside represses proliferation, migration and invasion of human lung cancer cells through AKT and MEK/ERK signal pathway[J]. Artif Cells Nanomed Biotechnol, 2019, 47(1):1014-1021.

[36] Qi Z L, Tang T, Sheng L L, et al. Salidroside inhibits the proliferation and migration of gastric cancer cells via suppression of Src-associated signaling pathway activation and heat shock protein 70 expression[J]. Mol Med Rep, 2018, 18(1): 147-156.

[37] Yu G, Li N, Zhao Y, et al. Salidroside induces apoptosis in human ovarian cancer SKOV3 and A2780 cells through the p53 signaling pathway[J]. Oncol Lett, 2018, 15(5): 6513-6518.

[38] 黄冰洋, 魏海, 周权明, 等. 红景天多糖对长波紫外线致大鼠氧化损伤的保护作用[J]. 环境与职业医学, 2012, 29(1): 31-33.

[39] 李晶, 李瑞刚, 睢博文, 等. 红参和红景天配伍前后主要成分及抗疲劳活性的变化[J]. 中国实验方剂学杂志, 2020, 26(13): 87-96.

[40] 张慧, 朱伟, 汪家春, 等. 复方红景天对不同运动负荷量下小鼠物质代谢的影响[J]. 海军医学杂志, 2000, 21(1): 29-31.

[41] 郑泽蒙, 张璐. 药用植物红景天苷结合艾灸对大鼠运动性疲劳相关的生化指标的影响[J]. 分子植物育种,

2022, 20(14): 4807-4812.

[42] 樊红艳, 何树梅, 杨建伟, 等. 藏药红景天苷对斑马鱼发育及急性毒性的评价[J]. 中国民族民间医药, 2021, 30(19): 18-21.

[43] 周妍, 韩蕊娜. 红景天提取物的护肤功效及安全性评价研究[J]. 日用化学工业(中英文), 2023, 53(10): 1180-1185.

[44] 陈新, 张建波, 欧茜. 复方红景天口含片辅治老年痴呆疗效观察[J]. 世界中西医结合杂志, 2022, 17(7): 1342-1345.

[45] 蔡狲音. 心脑欣丸联合辛伐他汀治疗冠心病稳定型心绞痛患者的临床疗效及安全性评价[J]. 中国生化药物杂志, 2016, 36(9): 92-94.

[46] 张海莲. 晶珠双红活血胶囊治疗缺血性心脑血管疾病 46 例[J]. 辽宁中医杂志, 2003, 30(11): 917.

[47] 多杰才让. 藏药景天清肺药酒治疗慢性咳嗽 40 例疗效观察[J]. 大家健康(学术版), 2014, 8(8): 39.

[48] 何永花. 红景天治疗急性高原反应的临床疗效分析[J]. 中国卫生产业, 2011, 8(13): 65.

[49] 王晶, 范力, 李蔚, 等. 祛腐清筋术联合红景天膏外用治疗糖尿病足溃疡临床研究[J]. 河南中医, 2022, 42(10): 1547-1551.

[50] 王领弟, 谢雁鸣, 王连心, 等. 基于自发呈报系统预警分析大株红景天注射液不良反应/事件报告[J]. 中华中医药杂志, 2019, 34(1): 95-99.

赤芍

【来源】毛茛科植物芍药 *Paeonia lactiflora* Pall.或川赤芍 *Paeonia veitchii* Lynch 的干燥根[1]。主要分布于东北、华北、陕西及甘肃，是"龙九味"之一。在黑龙江省野生赤芍分布于尚志、甘南、阿城、牡丹江、伊春、密山、嫩江、讷河、鹤岗、塔河、牡丹江等县市（区）。种植于龙江县白山镇、双鸭山市、牡丹江、甘南县、依兰县、齐齐哈尔市梅里斯达斡尔族区梅里斯镇等地。

【性味与归经】苦，微寒。归肝经。

【功能与主治】清热凉血，散瘀止痛。用于热入营血，温毒发斑，吐血衄血，目赤肿痛，肝郁胁痛，经闭痛经，症瘕腹痛，跌扑损伤，痈肿疮疡。

【药理作用】

1. 对神经系统的作用

赤芍中芍药苷（PF）、没食子酸（GA）和赤芍 801（PG）能保护受损的神经细胞，在一定剂量范围内对 H_2O_2 诱导的 SH-SYSY 神经细胞损伤具有明显的保护作用，其保护效应可能与清除 ROS，减轻 DNA 氧化损伤，抑制线粒体通路介导的细胞凋亡有关[2]。芍药苷具有神经保护作用，对 6-羟基多巴胺（6-OHDA）毒素损害的 PC12 细胞起到保护作用，其机制可能是通过抑制酸敏感离子通道（ASIC1a）活性来抑制 Ca^{2+} 内流，进而改善自噬功能失衡[3]。赤芍 801 还可通过抑制核因子-κB（NF-κB）

的活性，降低缺血周边区肿瘤坏死因子-α（TNF-α）、环氧化酶-2（COX-2）的水平及热激蛋白70（HSP70）等的表达以减轻炎症反应，增强抗氧化作用，进而保护神经细胞[4]。赤芍与川芎配伍，并指出联合应用后能够有利于受损脑组织和脑神经的恢复，进而对神经具有更好的保护作用，这也从侧面再次说明了赤芍对神经系统的保护作用[5]。

赤芍中有效成分芍药苷等可以减少小鼠毒性神经递质NO和环磷酸鸟苷（cGMP）含量，从而部分消除人体负面情绪[6]。赤芍总苷/百合总皂苷联合应用对大鼠具有一定的抗抑郁作用，能提高抑郁大鼠血清5-羟色胺（5-HT）、去甲肾上腺素（NE）和脑源性神经营养因子（BDNF）含量，其作用机制可能与调节大鼠神经递质的表达有关[7]。

赤芍总苷具有较好的改善记忆力的功效，通过抑制糖基化-氧化应激反应，抑制醛糖还原酶（AR）活性和氧化非酶糖基化（NEG）来减缓细胞和机体衰老，改善D-gal诱导衰老大鼠学习记忆能力[8]。

2. 对心血管系统的作用

苯甲酰芍药苷（BP）缓解冠心病大鼠模型心肌损伤，能够阻遏心肌细胞凋亡的进程，保护心肌细胞。可能与通过抑制ERK-Calpain2通路抑制心肌细胞凋亡有关[9]。赤芍对于心肌缺血损伤具有一定的保护作用，可明显降低丙二醛（MDA）活性、提高SOD活性等，可以缓解自由基对脑组织的损伤，进而保护脑细胞[10]。

芍药苷具有抗动脉粥样硬化作用，能降低ApoE$^{-/-}$雄性小鼠模型组血脂水平，且不同程度减小主动脉各段斑块的面积[11]。赤芍能够通过抗氧化来治疗动脉粥样硬化和心肌受损，同时还可通过抗炎减少斑块的形成，对心血管系统疾病具有较好的治疗效果[12]。

赤芍中芍药苷、芍药内酯苷、丹皮酚、原儿茶酸和五没食子酰葡萄糖等活性成分能够降低凝血因子活性、红细胞及血小板聚集力，增加NO含量，促进血管舒张，进而达到防治血栓的作用[13]。赤芍醇提物具有抑制血小板聚集作用，能选择性抗二磷酸腺苷（ADP）和凝血酶诱导的大鼠血小板聚集活性，可提高血小板内NO浓度，可能分别激活嘌呤能P_2Y_1受体下游的Gq亚基/磷脂酶C（PLC）/三磷酸肌醇（IP3）和磷脂酰肌醇-3-激酶（PI3K）/蛋白激酶B（Akt）/内皮型一氧化氮合酶（eNOS）通路抑制血小板聚集[14]。赤芍可以增加红细胞变形性，使血液易于通过血管狭隘处，流动速度加快[15]。

赤芍治疗肺动脉高压可能通过调节IL-6、AKT1、TNF、VEGFA和MMP9等关键蛋白，干预HIF-1信号通路、Toll-受体信号通路、NF-κB信号通路和TNF信号通路等来发挥作用[16]。

3. 对消化系统的作用

赤芍总苷可用于治疗胃溃疡，能抑制幽门结扎型胃溃疡大鼠胃液量、总酸度及胃蛋白酶活性，且能显著增加其血清中 NO 含量和 SOD 活性，降低 MDA 含量，从而使大鼠平滑肌运动加快且接近于正常体征，胃黏膜的缺血情况得到改善，其作用机制可能是通过促进防御因子，提高机体抗氧化能力实现的[17]。

赤芍所含的芍药苷、棕榈酸乙酯和亚油酸乙酯具有潜在的护肝活性，对 HepG2 细胞的保护率达到一半以上[18]。赤芍总苷具有明显的抗肝纤维化作用，能降低放射性肝纤维化大鼠模型肝纤维化程度，降低肝组织中的羟脯氨酸（Hyp）含量，改善肝脏病理损伤，抑制肝胶原纤维合成和沉积其机制可能与其阻断 TGF-β1/Smad 信号转导通路有关[19]。

赤芍总苷可通过增加小鼠胆汁分泌量、提高肝组织中的肝药酶及尿苷二磷酸葡萄糖酸转移酶（UDPG-T）的活性，发挥退黄降酶的作用；赤芍还可上调胆碱、5-甲基四氢叶酸水平而起到保肝作用[20]。

4. 对内分泌系统的作用

赤芍可以治疗糖尿病及糖尿病并发症。赤芍乙醇提取物具有降血糖活性，能增强葡萄糖介导的胰岛素分泌，且将其腹膜内注射对禁食的 db/db 小鼠造成急性降血糖作用[21]。赤芍提取物能有效地调节早期糖尿病肾病大鼠的血脂，可减少糖尿病肾病（DN）大鼠的血尿素氮（BUN）和肌酐（SCr）等含量，对糖尿病肾病大鼠肾损伤有一定的保护作用[22]。芍药苷可用来治疗糖尿病溃疡，可加速糖尿病小鼠全层皮肤切除夹板模型创伤面的愈合，其机制是芍药苷（PA）促进了创面组织细胞外基质（ECM）合成和人脐静脉内皮细胞（HUVECs）迁移，从而增强成纤维细胞增殖、迁移和转化等，进而使血管新生，促进小鼠创面愈合[23]。芍药苷可以治疗糖尿病性视网膜病变（DR），主要表现为对 DR 大鼠视网膜 Müller 神经胶质细胞有保护作用。其机制可能是 PA 能够实现胶质细胞谷氨酸转运体（GLAST）和谷氨酰胺合成酶（GS）的高表达，以加速谷氨酸的转运，促进谷氨酸转化为无毒的谷氨酰胺，使得细胞毒性减弱，从而保护视网膜神经细胞[24]。赤芍水提物能改善糖尿病心肌病大鼠心功能及心肌纤维化，机制可能与抑制心肌内质网应激相关蛋白葡萄糖调节蛋白 78（GRP78）表达，下调 caspase-3 和 caspase-12 水平，以及抑制心肌巨噬细胞的迁移浸润有关[25]。

5. 抗炎作用

赤芍中新木脂素苷类化合物具有抗炎活性，对 LPS 诱导的 RAW264.7 细胞 NO 的释放具有较强的抑制活性[26]。赤芍具有抗炎作用，能够有效刺激鼠 RAW264.7 细胞和人单核细胞中的破骨细胞分化，这也说明赤芍的抗炎及免疫抑制作用[27]。赤芍发挥抗炎作用的化学成分主要有棕榈酸乙酯、亚油酸乙酯等。棕榈酸乙酯可以通过降低 TNF-α 和 IL-6 水平，降低肝脏组织核转录因子（NF-κB）的表达，抑制髓过氧化物酶（MPO）活性导致中性粒细胞浸润的减少等[28]，从而发挥抗炎作用来保护肝脏。亚油酸乙酯可通过 NF-κB 易位受损和抑制丝裂原活化蛋白激酶磷酸化，下调iNOS 和环氧合酶-2（COX-2）的表达，减少 NO 和前列腺素 E2 的产生，发挥保护肝脏的作用[29]。

6. 抗菌作用

赤芍水提物可降低金葡菌引起的细胞损伤，金葡菌诱导的 EAhy926 细胞的紧密连接蛋白 JAM-A、ZO-1、Occludin 的表达量降低被抑制，降低 RhoA、ROCK1 的表达水平，维护内皮细胞屏障的结构和功能，这种作用与赤芍抑制 RhoA/ROCK1 信号的活化表达有关[30]。

7. 抗病毒作用

体外实验发现赤芍可直接杀灭呼吸道合胞病毒（RSV）和柯萨奇病毒 B 组 5 型（Cox-B5），且甲醇超声法提取效率明显优于其他方法，抗病毒的作用效果也更好[31]。

8. 对恶性肿瘤的作用

赤芍总苷能够降低大鼠癌症耐药性相关基因多药耐药相关蛋白（MRP）、多药耐药基因 1（MDR1）、p21 和 p16m RNA 的表达，进而降低肺癌耐药性[32]。

赤芍总苷可以抑制人肺癌 A549 细胞的迁移和侵袭，作用机制可能与抑制 Akt 通路，降低基质金属蛋白酶（MMP）-2 和 MMP-9 活性有关[33]。赤芍总苷发挥抗肝肿瘤作用可能与抑制 HepG2 细胞的增殖、诱导其凋亡，调控 PI3K/Akt 及 MEK/ERK 信号通路有关，且可能通过诱导 CYP450 酶亚型 CYP1A2 的活性发挥抗肝肿瘤作用；赤芍总苷对 HepG2 肝癌细胞增殖有抑制作用，其作用机制是通过诱导 HepG2 细胞凋亡、降低 G2/M 期细胞的比例，扰乱细胞正常分裂状态达到抑制作用[34]。赤芍活性成分对于肺癌、乳腺癌、胃癌、胰腺癌、宫颈癌、肠癌、肝癌、骨肉瘤等肿瘤细胞均具有广泛的抑制作用，其主要通过抑制肿瘤细胞增殖/侵袭和转移、诱导肿瘤细胞凋亡、调节机体免疫功能、逆转肿瘤细胞多耐药性、抑制血管生成等多种途径发挥抗肿瘤作用[35]。

9. 抗氧化作用

赤芍有效化学成分没食子酸、没食子酸丙酯、柚皮素具有较好的抗氧化作用[36]。赤芍多糖通过对自由基与超氧阴离子的清除发挥抗氧化作用，且清除率和多糖浓度呈量效关系[37]。

10. 其他

赤芍总苷具有抗辐射作用，采用神经生长因子（NGF）诱导的 PC12 细胞为模型，可以改善辐射导致的 ROS 和 MDA 水平变化，对辐射后的神经生长因子（NGF）诱导的 PC12 细胞模型有明显的修复作用[38]。

【毒性作用】

赤芍注射液（水提醇沉）小鼠静脉注射的最大耐受量为 50g/kg，猫的最小致死量＞186g/kg。赤芍 D 小鼠腹腔注射的 LD_{50} 为 4.6g/kg，赤芍 C 为 2.9g/kg，赤芍 A 为 10.8g/kg。

【临床应用】

1. 治疗心血管系统疾病

芎芍胶囊（川芎、赤芍等）治疗冠心病心绞痛（心血瘀阻证）疗效确切，治疗组 59 例用芎芍胶囊，对照组 20 例用血府逐瘀胶囊，治疗组总有效率 83.05%，对照组 75.00%[39]。

高血压患者接受苯磺酸氨氯地平联合赤芍合剂治疗，可显著改善其血压、血管内皮功能、动脉硬化等指标，且安全性高。受试者 90 例为原发性高血压患者，对照组 45 例，接受安慰剂联合苯磺酸氨氯地平片治疗。研究组（45 例，接受苯磺酸氨氯地平片联合赤芍合剂治疗）不良反应发生率为 4.44%，与对照组 6.67%无显著差异[40]。

基于 23 例双下肢静脉血栓患者，给予患者金银花 60g、当归 15g、川芎 10g、黄芪 50g、赤芍 15g、蒲公英 10g、玄参 60g、甘草 15g、红花 10g、益母草 30g、炒桃仁 10g、地龙 10g，显效 16 例，显效率 69.57%，有效 7 例，有效率 30.43%，治疗无效率 0%，赤芍等中药在治疗双下肢血栓中有良好效果，值得临床推广与应用[41]。

2. 治疗消化系统疾病

基于 62 例乙型肝炎病毒（HBV）感染免疫耐受期患者研究发现，赤芍颗粒能显著改善 HBV 感染免疫耐受期患者的免疫指标，抑制 HBV-DNA 复制，提高临床疗效[42]。

中药大黄赤芍汤可有效改善肝硬化患者肝功能，促进临床不适症状改善，效果较佳，且用药安全。基于 82 例肝硬化患者，治疗组给予大黄赤芍汤（生大黄、赤芍），对照组给予双歧杆菌三联活菌，0.42g/次。治疗组显效 16 例，有效 19 例，无效 6 例，有效率为 85.37%；对照组显效 10 例，有效 17 例，无效 14 例，有效率为 65.85%[43]。蛇草赤芍汤联合西药治疗能较有效改善胆汁淤积性肝炎，基于 60 例胆汁淤积性肝炎患者，对照组采用西医常规治疗，给予常规保肝药物；治疗组在常规西医治疗基础上联合蛇草赤芍汤，治疗后治疗组有效率为 93.3%、对照组有效率为 70.0%[44]。

基于 80 例痔疮术后患者，每组 40 例，两组均行痔疮外剥内扎术，术后对照组采用高锰酸钾溶液坐浴治疗，观察组采用赤芍汤洗剂治疗，自拟赤芍汤洗剂治疗痔疮术后切口水肿有利于促进水肿消散，减轻患者痛苦，加快创面愈合，且不良反应少、复发率低，临床应用安全、有效[45]。

3. 治疗皮肤疾病

加味芩珠凉血方（赤芍、牡丹皮、水牛角、生地黄、黄芩、紫草、珍珠母、生牡蛎、生甘草等）治疗银屑病血热证 105 例，总有效率为 77.8%[46]。消银颗粒（赤芍、生地黄、玄参、牡丹皮）治疗 79 例银屑病患者，总有效率 94.59%[47]。

4. 治疗其他疾病

赤芍颗粒灌肠配合西药治疗中度急性重症胰腺炎，将确诊中度急性重症胰腺炎（MSAP）的 60 例患者随机分成治疗组和对照组各 30 例，治疗组给予常规西医疗法加用赤芍颗粒 30g 冲水取汁 300mL，每天分 2 次灌肠，连用 7 天；同时安慰剂颗粒作为平行对照组。赤芍颗粒灌肠配合西药治疗可以缓解临床症状、缩短病程[48]。

当归赤芍活血汤辅助治疗月经不调（血虚气滞型）可以有效改善月经周期异常，受试者为 90 例月经不调患者，随机分为对照组和观察组各 45 例。对照组采用雌、孕激素周期疗法，观察组在对照组基础上加用当归赤芍活血汤，观察组治疗总有效率（93.33%）显著高于对照组（77.78%），且安全性良好[49]。

通窍活血汤加减（赤芍 6g）能促进脑外伤后综合征脑血流改善，减轻患者临床症状，提升患者的生活质量，基于 50 例脑外伤后综合征患者，对照组进行西医常规治疗；治疗组在对照组的基础上，辨证施治，应用通窍活血汤加减方药，治疗组总有效率 92%，对照组为 72%[50]。

地黄赤芍祛瘀汤治疗非增殖期糖尿病视网膜病变（NPDR）患者，获效满意，基于 80 例 NPDR 气阴两虚、脉络瘀滞型患者，观察组在对照组基础上加用地黄赤芍祛瘀汤（含赤芍 30g），观察组总有效率 92.5%，对照组总有效率 70.0%[51]。

【食疗方法】

赤芍茶：赤芍 10g、花茶 3g，用 300mL 开水冲泡后饮用，冲饮至味淡。功效祛瘀止痛，凉血消肿。用于瘀滞腹痛，痛经，目赤，痈肿，血痢。

赤芍天参陈皮饮：生赤芍 9g，黑天参 9g，广陈皮 4～5g，白鲜皮 9g，生地黄12g，淡竹叶 4～5g，甘草 3g，把所有原料一同放进锅中，水煎，去渣后饮服。本膳具有清脾凉血的功效。

茯苓赤芍茶：茯苓 5g、赤芍 3g、花茶 3g，用 250mL 开水冲泡 10min 后饮用，冲饮至味淡。功效健脾利水，活血。用于水肿、血肿、耳源性眩晕。

【参考文献】

[1] 南京中医药大学. 中药大辞典[M]. 上海：上海科学技术出版社, 2006: 1438.

[2] 郭春燕. 几种中药活性成分对 H_2O_2 诱导 SH-SY5Y 细胞氧化损伤的影响及其机制研究[D]. 石家庄：河北医科大学, 2013.

[3] 顾晓苏, 王芬, 胡丽芳, 等. 芍药苷对 6 羟基多巴胺诱导的 PC12 细胞损伤的保护作用研究[J]. 临床神经病学杂志, 2018, 31(4): 283-287.

[4] 郑建明, 陈晓春, 林敏, 等. 赤芍 801 通过抑制 NF-κB 抗脑缺血-再灌注损伤的机制[J]. 药学学报, 2011, 46(2): 158-164.

[5] 褚丽. 川芎赤芍配伍对脑缺血再灌注大鼠神经保护因子表达的影响[D]. 沈阳: 辽宁中医药大学, 2019.

[6] 吴丽, 王丽丽, 李伟, 等. 芍药苷和芍药内酯苷的抗抑郁作用与 NO/cGMP 信号转导通路的相关性[J]. 世界中医药, 2018, 13(7): 1714-1717, 1722.

[7] 王英军, 孙英莲. 赤芍总苷与百合总皂苷联合应用抗抑郁作用研究[J]. 特产研究, 2020, 42(5): 30-33.

[8] 王修银, 成文利, 邝少松, 等. 赤芍总苷改善 D-半乳糖诱导衰老大鼠学习记忆能力及机制[J]. 广州医药, 2011, 42(6): 41-45.

[9] 黄辉, 刘坪, 蔺鹏阳, 等. 苯甲酰芍药苷影响冠状动脉粥样硬化性心脏病模型大鼠心肌细胞凋亡的机制研究[J]. 中华老年心脑血管病杂志, 2020, 22(8): 862-865.

[10] 柯仲成. 防治心肌缺血的赤芍萜苷组分代表性成分发现和生物药剂学性质表征[D]. 南京: 南京中医药大学, 2018.

[11] 许文平, 王艳艳, 孟笑玮, 等. 芍药苷对 ApoE$^{-/-}$小鼠血脂及主动脉斑块的影响[J]. 天津中医药大学学报, 2014, 33(4): 210-212.

[12] 吴玲芳, 王子墨, 赫柯芊, 等. 赤芍的化学成分和药理作用研究概况[J]. 中国实验方剂学杂志, 2021, 27(18): 198-206.

[13] 赵继荣, 杨涛, 赵宁, 等. 赤芍抗血栓物质基础及相关机制研究进展[J]. 中国中医药信息杂志, 2021, 28(3): 137-140.

[14] 王潇毅, 田晓轩, 张砚, 等. 基于活性筛选和靶标网络预测的蒲黄和赤芍选择性抑制血小板聚集作用[J]. 中国实验方剂学杂志, 2017, 23(1): 120-126.

[15] 莫恭晓, 蔡慧, 韦邱梦, 等. 赤芍总苷对失血性休克大鼠血流动力学影响[J]. 中国临床药理学杂志, 2016, 32(23): 2156-2160.

[16] 潘艳, 赵小芳, 成秀梅. 基于网络药理学探讨赤芍治疗肺动脉高压的活性成分及作用机制[J]. 基层医学论坛, 2023, 27(19): 1-3.

[17] 林彦君, 章津铭, 瞿燕, 等. 赤芍总苷对实验性大鼠胃溃疡模型的影响[J]. 中国实验方剂学杂志, 2010, 16(6): 215-217.

[18] 陆琳, 张萌, 王毅, 等. 赤芍中护肝活性物质的筛选与鉴定[J]. 中国中药杂志, 2012, 37(5): 597-600.

[19] 高世乐, 胡宗涛, 董六一. 赤芍总苷对大鼠放射性肝纤维化的保护作用及机制[J]. 中药药理与临床, 2012, 28(2): 66-69.

[20] Wang R, Xiong A Z, Teng Z Q, et al. Radix Paeoniae Rubra and Radix Paeoniae Alba Attenuate CCl$_4$-induced acuteliver injury: an ultra-performance liquid chromatography-massspectrometry (UPLC-MS) based metabolomic approach for thepharmacodynamic study of Traditional Chinese Medicines(TCMs)[J]. Int J Mol Sci, 2012, 13(11): 14634-14647.

[21] Chang C C, Yuan W, Lin Y L, et al. Evaluation of the in vivo therapeutic effects of radix paeoniae rubra ethanol extract with the hypoglycemic activities measured from multiple cell-based assays[J]. Evid Based Complement Alternat Med, 2016(2016): 3262790.

[22] 陈焱. 赤芍提取物对早期糖尿病肾病大鼠血糖、血脂及肾功能的影响[J]. 中华中医药学刊, 2017, 35(1): 205-208, 284.

[23] 房志锐, 陈璐, 李春晓, 等. 芍药苷促进糖尿病创面愈合[J]. 中国药理学通报, 2019, 35(8): 1084-1091.

[24] 张博, 李凤君, 左中夫. 芍药苷对糖尿病大鼠视网膜 Müller 细胞的保护作用[J]. 中国中医眼科杂志, 2019, 29(1): 5-9.

[25] 郑亚萍, 康红钰. 赤芍水提物对糖尿病心肌病大鼠心肌内质网应激与巨噬细胞浸润的影响[J]. 医药导报,

2015, 34(11): 1458-1461.

[26] 钟万超, 李瑞, 夏欢, 等. 赤芍中的 1 个新木脂素苷类化合物[J]. 中国中药杂志, 2020, 45(12): 2903-2906.

[27] Tzeng H E, Tsai C H, Ho T Y, et al. Radix Paeoniae Rubra stimulates osteoclast differentiation by activation of the NF-κB and mitogen-activated protein kinase pathways[J]. BMC Complement Altern Med. 2018, 18(1): 132.

[28] Saeed N M, El-Demerdash E, Abdel-Rahman H M, et al. Anti-inflammatory activity of methyl palmitate and ethyl palmitate in different experimental rat models[J]. Toxicol Appl Pharmacol, 2012, 264(1): 84-93.

[29] Park S Y, Seetharaman R, Ko M J, et al. Ethyl linoleate from garlic attenuates lipopolysaccharide-induced pro-inflammatory cytokine production by inducing heme oxygenase-1 in RAW264.7 cells[J]. Int Immunopharmacol, 2014, 19(2): 253-261.

[30] 孙英健, 伍一军. 赤芍水提物对金黄色葡萄球菌诱导的内皮细胞结构损伤的影响[C]. 第九届药物毒理学年会——新时代·新技术·新策略·新健康论文集, 2019: 2.

[31] 刘相文, 侯林, 范路路, 等. 赤芍不同提取物抗病毒活性研究[J]. 辽宁中医药大学学报, 2017, 19(8): 34-36.

[32] 张立广, 王军, 胡潺潺, 等. 赤芍总苷对肺癌模型大鼠抑癌相关基因表达的影响[J]. 中国药房, 2016, 27(16): 2218-2221.

[33] 高晓会, 张亚利, 张治业, 等. 赤芍总苷抑制人肺癌 A549 细胞增殖、迁移与侵袭的作用机制研究[J]. 华西药学杂志, 2019, 34(3): 145-150.

[34] 范冰冰. 赤芍总苷抗肝肿瘤药效物质分析及作用机制研究[D]. 沈阳: 辽宁中医药大学, 2020.

[35] 马云飞, 李光达, 李琦玮, 等. 赤芍活性成分抗肿瘤作用机制研究进展[J]. 中国药房, 2020, 31(4): 500-504.

[36] 张海生. 基于多层次相互作用网络的赤芍抗肿瘤、抗氧化及降血脂协同作用药效成分的筛选[D]. 镇江: 江苏大学, 2019.

[37] 张伟杰, 王鹏, 杨明俊, 等. 川芎、赤芍多糖活性分析及其比较[J]. 中药材, 2011, 34(10): 1569-1574.

[38] 陈俊俊, 白宏英, 彭瑞云, 等. 抗辐灵活性成分对微波辐射致 PC12 细胞氧化应激损伤的保护作用研究[J]. 军事医学, 2016, 40(4): 281-284.

[39] 范虹, 武雪萍, 刘超峰, 等. 芎芍胶囊治疗冠心病心血瘀阻型心绞痛 59 例[J]. 陕西中医, 2007, 28(10): 1282-1283.

[40] 李华波, 周科. 苯磺酸氨氯地平联合赤芍合剂治疗高血压患者动脉硬化的疗效与机制[J]. 中国处方药, 2020, 18(4): 112-113.

[41] 松波. 中药治疗双下肢静脉血栓的临床体会[J]. 世界最新医学信息文摘, 2019, 19(23): 196-198.

[42] 王雪娟, 黄瑞诚, 张永琴, 等. 赤芍颗粒调控 HBV 感染免疫耐受期患者免疫通道的临床研究[J]. 大众科技, 2019, 21(12): 44-46, 56.

[43] 李红磊. 大黄赤芍汤治疗肝硬化 41 例[J]. 中医研究, 2018, 31(6): 31-33.

[44] 孙雪英, 彭昌乐, 刘炜, 等. 蛇草赤芍汤治疗胆汁淤积性肝炎的临床疗效观察[J]. 中西医结合心血管病电子杂志, 2018, 6(2): 162-163, 166.

[45] 卢超, 桂炜炜, 刘艳. 自拟赤芍汤洗剂治疗痔疮术后切口水肿的临床观察: 一项随机对照实验[J]. 临床医药实践, 2022, 31(9): 649-651, 678.

[46] 徐蓉, 王洁, 李福伦, 等. 加味苓珠凉血方及辨证加减治疗寻常型银屑病(血热证)的临床疗效观察[J]. 时珍国医国药, 2012, 23(2): 424-426.

[47] 马丽娜. 消银颗粒辅助治疗寻常型银屑病 37 例疗效观察[J]. 皮肤病与性病, 2018, 40(6): 840-842.

[48] 杨芳勇, 戚秀中, 岳小强, 等. 赤芍颗粒灌肠治疗急性胰腺炎的随机双盲对照研究[C]. 第八次全国中西医结合中青年学术论坛论文集. 上海长海医院, 2016: 9.

[49] 李晓茹, 田春玲. 当归赤芍活血汤辅助治疗月经不调的临床效果观察[J]. 现代诊断与治疗, 2021, 32(07): 1029-1030.

[50] 林丽玲. 通窍活血汤加减治疗脑外伤后综合征的临床疗效观察[D]. 哈尔滨: 黑龙江中医药大学, 2023.

[51] 刘荣, 朱铭卿. 地黄赤芍祛瘀汤治疗非增殖期糖尿病视网膜病变 40 例[J]. 浙江中医杂志, 2021, 56(10): 730.

苍术

【来源】菊科植物茅苍术 *Atractylodes lancea* (Thunb.) DC.或北苍术 *Atractylodes chinensis* (DC.) Koidz.的干燥根茎[1]。主要分布于我国黑龙江、辽宁、吉林、内蒙古、河北、山西、甘肃、陕西、河南、江苏、浙江、江西、安徽、四川、湖南、湖北等地。在黑龙江省种植于宁安市、七台河市勃利县、黑河市逊克县、齐齐哈尔市龙江县、克东县、鹤岗市萝北县、伊春市南岔县、海林市二道河镇等地。

【性味与归经】辛、苦，温。归脾、胃、肝经。

【功能与主治】燥湿健脾，祛风散寒，明目。用于湿阻中焦，脘腹胀满，泄泻，水肿，脚气痿躄，风湿痹痛，风寒感冒，夜盲，眼目昏涩。

【药理作用】

1. 对神经系统的作用

苍术所含的苍术醇和 β-桉叶醇具有抑制中枢神经作用，苍术醇和 β-桉叶油醇具有较强的镇痛作用，苍术醇具有抗胆碱和钙离子拮抗作用，β-桉叶油醇能够降低骨骼肌乙酰胆碱受体的敏感性[2]。苍术酮通过抑制慢性间歇性缺氧诱导的小胶质细胞激活来预防睡眠呼吸障碍引起的认知功能障碍[3]。

2. 对心血管系统的作用

茅苍术提取物可能是茅苍术保护心肌细胞氧化损伤的物质基础，能促进 H9c2 大鼠心肌细胞数目增殖，降低 LDH 释放量和 MDA 水平，升高 SOD 活性，减少凋亡细胞数目[4]。茅苍术的乙醇提取物能够抑制离体兔肺血管紧张素转化酶活性[5]。

3. 对消化系统的作用

苍术多糖具有显著的体外抗氧化活性和对 CCl_4 诱导小鼠肝损伤的保护作用，其保护作用可能与其抗氧化、抑制 NOS 活性和 NO 水平有关[6]。麸炒苍术与苍术挥发油成分均具有保肝作用，麸炒苍术挥发油能有效降低血清 AST、ALT 水平，麸炒苍术挥发油成分的保肝作用明显优于苍术[7]。

麸炒苍术粗多糖是苍术健脾的有效成分之一，能够降低脾虚大鼠粪便含水量，提高血清淀粉酶和白介素-4 水平，对脾虚模型大鼠具有较好的治疗作用[8]。苍术苷A 能够显著回调湿阻中焦大鼠代谢异常，其机制可能是调节甘油酯代谢，甘氨酸、丝氨酸和苏氨酸代谢等途径。该结果为进一步阐释麸炒苍术增效机制提供依据[9]。

生、麸炒苍术均使造模大鼠大肠肠管含水量下降，血清胃泌素（GAS）含有量以及淀粉酶（AMS）上升，但麸炒苍术在恢复消化道水通道蛋白2（AQP2）和水通道蛋白3（AQP3）含有量，以及血清抗利尿激素（ADH）含有量方面优于生苍术，由此可知，苍术"燥湿"的机制很可能是通过抑制抗利尿激素释放，下调肾脏、大肠、胃组织的AQP表达和关闭水通道，减少组织器官的水液潴留并产生利尿作用[10]。

苍术素促胃排空主要通过抑制中枢促皮质素释放因子的释放和刺激迷走神经以及促进胃肠激素胃泌素、胃动素释放，抑制血管活性肠肽释放和提高胃肠组织间质细胞数量[11]。苍术提取物可改善实验性脾虚大鼠胃肠动力，能够通过调控胃肠道-神经肌肉调节系统，增强胃黏膜TFF1表达，改善机体及胃黏膜的防御机制，修复胃黏膜组织细胞的超微结构，改善胃黏膜的病理性损伤，进而促进胃肠道疾病的痊愈[12]。苍术水煎液通过抑制多巴胺D_2受体（DRD_2）和5-羟色胺受体从而抑制多巴胺引起的胃排空或小肠运动的减少[13]。

苍术具有抗胃溃疡作用，可明显减轻醋酸法模拟胃溃疡模型大鼠胃组织损伤，抑制血清肿瘤坏死因子-α（TNF-α）、白介素-6（IL-6）、白介素-8（IL-8）和前列腺素E2（PGE2）的mRNA表达明显，其机制可能是通过下调上述调节因子的抗炎特性发挥保护胃作用[14]。苍术具有治疗胃肠炎症的作用，可明显降低脾胃湿热证模型大鼠血清中IL-4和TNF-α等含量[15]。

苍术挥发油能够升高Beclin-1、P62 mRNA表达和LC3 II / I 蛋白表达，降低结肠组织IL-6、TNF-α水平，进而改善溃疡性结肠炎模型大鼠结肠组织病理损伤[16]。

4. 对呼吸系统的作用

苍术预处理能够显著改善脂多糖诱导的急性肺损伤模型小鼠肺组织中由脂多糖导致的肺水肿、凝血和炎症细胞浸润等组织病理学改变，其作用机制可能与苍术素下调核苷酸结合寡聚化结构域样受体蛋白3（NLRP3）和TLR4有关[17]。

苍术素可减弱利用转化生长因子1（TGF-1）诱导的肺泡上皮细胞（A549）上皮间质转化和博来霉素诱导的小鼠肺纤维化[18]。苍术素可以通过抑制NOD样受体蛋白3（NLRP3）炎症小体和Toll样受体4（TLR4）信号通路减轻由脂多糖诱导的急性肺损伤[17]。

5. 对内分泌系统的作用

茅苍术多糖具有降血糖效应，可对抗2型糖尿病大鼠的体重、血清胰岛素水平下降，血清三酰甘油、胆固醇、血糖水平升高，提高糖尿病大鼠体内的超氧化物歧化酶、过氧化氢酶活性，降低丙二醛水平的抗氧化作用机制，苍术抑制糖类消化酶活性，阻碍肠道吸收糖类化合物以降血糖[19]。苍术的乙醇提取物、水提取物及乙酸乙酯提取物在体外均有不同程度抑制α-葡萄糖苷酶活性的作用，以乙醇提取物抑制作用最强，且为竞争性抑制类型，以上提示茅苍术多糖对高血糖有预防与治疗作用[20]。

苍术烯内酯Ⅵ可防止糖尿病视网膜并发症的发生，在体外有抑制人脐静脉内皮细胞增殖和毛细管形成的作用[21]。

6. 对免疫系统的作用

苍术多糖通过降低半胱氨酸天冬氨酸蛋白酶3（caspase-3）活力，以及降低线粒体丝氨酸蛋白酶（Omi/HtrA2）表达，从而达到调节机体免疫的目的[22]。苍术水煎液增加了对疫苗接种的细胞和体液免疫应答，明显提高了接种了口蹄疫疫苗的小鼠的免疫球蛋白滴度、干扰素（IFN）、IL-5和刀豆凝集素A（ConA）等指标的检测值[23]。

7. 抗炎作用

苍术酮具有抗过敏性炎症作用，可以改善过敏性鼻炎小鼠的临床症状，减少过敏性鼻炎相关生物标志物的表达和炎症细胞的募集，阻断活化的人肥大细胞系HMC-1细胞中的caspase-1/NF-κB/MAPKs信号通路来抑制炎症因子的产生[24]。苍术素对人体肥大细胞-1（HMC-1）也有一定的抗炎作用，其主要是通过抑制丝裂原活化蛋白激酶（MAPKs）磷酸化和核磷蛋白-间变性淋巴瘤激酶（NPM-ALK）信号通路，从而对炎症介质产生调节[25]。苍术素通过抑制炎症因子表达抑制炎症反应，从而减轻葡聚糖硫酸钠诱导的结肠炎[26]。苍术素通过抑制促炎性细胞因子：TNF-α、IL-1和IL-6以及炎性介质诱导型一氧化氮合酶（iNOS）和NF-κB，改善便秘突出和腹泻突出大鼠的空肠上皮炎症[27]。茅苍术生品和麸炒品挥发油均能升高抑炎因子IL-4水平，降低促炎性细胞因子TNF-α、IL-1β、IL-6水平，以及IL-6、IL-8、TNF-α mRNA和蛋白表达，具有抗脂多糖诱导人结肠上皮细胞炎症损伤的作用[7]。黄柏苍术汤可能通过抑制炎性细胞释放炎症因子TNF-α、IL-1β、IL-8、IL-6，从而明显改善急性痛风性关节炎的炎症反应，以黄柏苍术汤作为研究对象，发现模型大鼠关节肿胀程度减轻、炎症因子指标明显改善[28]。

8. 抗菌作用

苍术挥发油通过改变菌体细胞膜通透性，破坏菌体完整结构，能够抑制大肠埃希氏菌、金黄色葡萄球菌和白假丝酵母菌的生长[29]。苍术挥发油对大肠埃希菌、金黄色葡萄球菌、沙门氏菌、铜绿假单胞菌等病原菌有显著的抑制和灭活作用[30]。

9. 对恶性肿瘤的作用

苍术酮具有一定的体内抗肿瘤效应，可抑制上皮-间充质转化（EMT）和降低EMT促进因子（MMP），减少肝癌细胞迁移和侵袭，通过凋亡途径促进肝癌细胞的凋亡[31]。苍术酮通过结合MMP-9、Akt、Bcl-xl，并与其功能区域相互作用，发挥抗肿瘤作用[32]。苍术酮对肝癌细胞HepG2生长具有明显的抑制作用，使HepG2细胞阻滞在G_2/M期，并且这种抑制作用可能与细胞周期的调控异常和线粒体膜电位的下降有关[33]。

苍术素抑制人结肠腺癌 LS174T 细胞增殖，其机制可能是影响细胞因子分泌和阻断细胞周期来抑制 LS174T 细胞增殖，且对其抑制作用呈浓度和时间的量效关系[34]。苍术素通过诱导 caspase 级联诱导胆管癌（CCA）细胞凋亡，并且有研究表明其抑制 CCA 细胞活性的机制与其抗炎作用的机制是相通的[35]。

10. 抗氧化作用

茅苍术挥发油对缺氧/复氧损伤心肌细胞具有抗氧化的作用，能够提高 H9c2 心肌细胞的存活率，提高 SOD 的活力，降低乳酸脱氢酶（LDH）和丙二醛（MDA）的含量[36]。

11. 其他

茅苍术丙酮提取物有抗缺氧作用，主要活性成分为 β-桉叶醇，能显著提高氰化钾缺氧模型小鼠存活时间，降低死亡率[37]。

苍术类药材对骨质疏松症的治疗有一定的疗效，且茅山地区产茅苍术水煎液对 MG-63 细胞株、成骨细胞增殖效果最佳[38]。

【毒性作用】

苍术挥发油有一定毒性，小剂量对青蛙有抑制心脏搏动、减缓心率的效果，并对大脑有镇静作用。同时使脊髓反射亢进，较大剂量则出现抑制，最终引起呼吸麻痹而死亡；复方苍术油口服和吸入小鼠急性毒性实验过程中，随药物剂量增加，小鼠出现嗜睡、静卧直至死亡。口服及吸入复方苍术油的 LD_{50} 分别为 383.55g/kg、24863.99g/m³，为无毒标准的 76 倍、2486 倍，急性毒性较低[39]。

【临床应用】

1. 治疗心血管系统疾病

以 60 例变应性血管炎溃疡患者作为研究对象，对照组基础治疗加上甲泼尼龙片口服，实验组基础治疗加上加味化瘀苍术散煎服，实验组复发 1 例（复发率 6.25%），对照组复发 6 例（复发率 62.5%），实验组基础治疗加化瘀苍术散煎服加速了溃疡创面愈合，具有安全经济高效特点，减轻疼痛，降低复发率，值得临床推广[40]。

选取符合高总胆固醇/高低密度脂蛋白胆固醇（LDL-C）及中医痰浊阻滞证诊断标准的患者 60 例，苍麻汤可升高血脂异常的痰浊阻滞症患者 HDL-C 水平，改善患者体型、头重如裹、呕恶痰涎、肢麻沉重、倦怠乏力、便溏等中医证候，且具有良好的安全性[41]。

2. 治疗消化系统疾病

基于 50 例脾胃气虚型厌食患儿，异功散加苍术方对治疗小儿脾胃气虚型厌食症总有效率达到 88.0%，且在改善脾胃气虚型厌食患儿食欲、食量，调整患儿面色、精神状态及大便性状方面，效果较对照组为佳[42]。

重用茯苓、苍术、虎杖方治疗"湿重于热型"肝炎疗效确切，将 90 例"湿重于热型"肝炎患者随机分组，除应用基础护肝药外，治疗组 30 例加用"重用茯苓、苍术、虎杖方"中药治疗；对照组 A 30 例加用非重用茯苓、苍术、虎杖的方剂治疗，对照组 B 30 例则不加用中药，治疗组在症状改善、黄疸消退、抗病毒等方面均明显优于对照组[43]。

将 82 例大肠湿热型溃疡性结肠炎患者分为两组。试验组：秦艽苍术汤加减保留灌肠（41 例）。对照组：美沙拉秦液体灌肠剂保留灌肠（41 例）。试验组有效率 87.8%，对照组有效率 70.73%，秦艽苍术汤加减保留灌肠治疗大肠湿热型溃疡性结肠炎疗效确切，并且无明显毒副作用，缓解了患者不适症状，降低了经济成本，值得临床推广[44]。

基于 84 例患有直肠肛管炎的患者，服药组患者需口服加味秦艽苍术汤治疗，而灌肠组则需要接受药物灌肠治疗，灌肠组患者（总有效率 95.2%）的临床疗效优于服药组（总有效率 76.2%）[45]。

自拟黄连苍术汤治疗小儿湿热腹泻的临床效果明显，90 例住院患儿随机平分成两组。Ⅰ组（中医组）45 例以自拟黄连苍术汤为治疗方案；Ⅱ组（西医组）45 例以抗病毒及对症疗法为治疗方案，Ⅰ组总有效例数为 43 例（95.56%）；Ⅱ组总有效例数为 38 例（84.44%）[46]。

3. 治疗呼吸系统疾病

基于 110 例慢性阻塞性肺疾病（COPD）患者，对照组行常规西医治疗，观察组加用复方苍术方治疗，研究发现复方苍术方能提高调节肠道菌群、抑制炎性反应、提高肺功能和免疫功能，从而改善 COPD 临床症状[47]。

苍术二陈汤治疗支气管扩张缓解期患者疗效显著，80 例患者随机分成试验组与对照组，两组均采用西医基础治疗，试验组在西医基础治疗的基础上采用燥湿化痰法苍术二陈汤治疗，比较两组患者的生活质量评分。结果试验组生活质量评分明显优于对照组[48]。

4. 治疗内分泌系统疾病

临床随机选取 62 例糖耐量异常浊阴不降症患者，治疗组与对照组（31 例/31 例），两组均予一般生活方式干预及西药阿卡波糖片，治疗组在此基础上加用苍术化浊方，治疗组总有效率达 87.10%，对照组总有效率达 63.33%[49]。

基于老年肥胖或超重合并糖耐量异常（IGT）患者 32 例，复方苍术汤对肥胖或超重合并 IGT 患者的体重、腰围、臀围及腰臀比值（WHR）、血糖、空腹血清胰岛素水平、血脂有明显降低作用，可用于老年肥胖或超重合并 IGT 患者的减重及干预治疗[50]。

黄柏苍术汤治疗急性痛风性关节炎取得了良好效果，急性痛风性关节炎患者共 68 例，治疗组 34 例，给予黄柏苍术汤治疗，临床痊愈 32 例，显效 2 例，无效 0 例，显效率为94%；对照组34例，给予美洛西康片，临床痊愈19例，显效7例，无效8例，显效率为76%[51]。

5. 治疗其他疾病

给73例活动期佝偻病小儿口服苍术散1.2g，初期病例疗程为1周，激期病例疗程为2周，治愈55例和有效11例，总有效率90.41%[52]。

痛风方治疗痛风性关节炎疗效显著，对36例痛风性关节炎患者采用痛风方为基本方（苍术、白术、茯苓、泽泻、萆薢等）加味治疗，显效17例，好转15例，未愈4例，有效率88.9%[53]。

重剂苍术治疗湿浊困阻型厚腻苔起效快，疗效明确，将90例符合湿阻病湿浊困阻型舌苔厚腻患者随机分成三组：重剂组（苍术24g）、中剂组（苍术18g）、轻剂组（苍术9g）。1周后重剂组总有效率73.33%；中剂组总有效率50.00%；轻剂组总有效率26.67%。2周后重剂组总有效率86.67%；中剂组总有效率70.00%；轻剂组总有效率43.33%[54]。

【食疗方法】

苍术冬瓜祛湿汤：苍术、泽泻、冬瓜、猪瘦肉，加生姜、盐各适量，放入锅内煲汤，可治疗高脂血症、糖尿病、脂肪肝等。

苍术煮鸡蛋：将苍术和鸡蛋一起放入锅中煮熟，不仅可以增加味道，还可以促进胃肠蠕动，缓解胃肠不适。

苍术汤：将苍术切成小块，放入水中煮沸，待汤色变浅后，加入适量姜片和红枣，持续煮10min，具有改善食欲、调节肠胃功能、缓解痛经等功效。

苍术茶：将苍术切成薄片，加入开水冲泡饮用，也可以搭配其他草药一起泡茶，可以缓解消化不良、胃痛、腹泻等症状。

【不良反应】

患者，女38，处方：苍术、白术、白芷、党参各15g，甘草、荆芥各6g，山药30g，陈皮、柴胡、车前子、法半夏各10g。3剂，水煎服。首剂服药1次，出现头昏头痛、面部潮热发红、口干舌燥、视物不清、烦热心悸等症，与阿托品中毒现象极为相似，疑似苍术的副作用。停用期间，未发现此副作用，且出现副作用患者方中去掉苍术后不再发生类似反应[55]。

【参考文献】

[1] 南京中医药大学. 中药大辞典[M]. 上海: 上海科学技术出版社, 2006: 1482.

[2] 周德文, 周立勇, 尹玲豫. 术类的药理和药效[J]. 国外医药(植物药分册), 1996(3): 120-122.

[3] Lin Y, Liu X X, Tan D, et al. Atractylon treatment prevents sleep-disordered breathing-induced cognitive dysfunction by suppression of chronic intermittent hypoxia-induced M1 microglial activation[J]. Biosci Rep, 2020, 40(6): BSR20192800.

[4] 刘菊燕, 巢建国, 谷巍, 等. 茅苍术提取物含药血清对大鼠心肌细胞氧化损伤的保护作用[J]. 中成药, 2015, 37(7): 1585-1588.

[5] 陈洪源, 明智强, 李学刚, 等. 苍术提取物对血管紧张素转化酶的抑制活性[J]. 重庆工商大学学报(自然科学版), 2008, 25(4): 419-422.

[6] Han B, Gao Y, Wang Y L, et al. Protective effect of a polysaccharide from Rhizoma Atractylodis macrocephalae on acute liver injury in mice[J]. Int J Biol Macromol, 2016(87): 85-91.

[7] 于艳, 贾天柱, 吴振起, 等. 麸炒茅苍术挥发油抗 LPS 诱导 HCoEpiC 炎症损伤的作用[J]. 时珍国医国药, 2021, 32(5): 1134-1139.

[8] 赵雪岑, 柏阳, 逄健, 等. 麸炒茅苍术粗多糖对脾虚模型大鼠的影响[J]. 上海中医药杂志, 2021, 55(11): 85-90.

[9] 柯畅, 刘春莲, 詹鑫, 等. 基于血清代谢组学研究苍术苷 A 治疗湿阻中焦大鼠作用机制[J]. 中药药理与临床, 2022, 38(1): 65-70.

[10] 许晨曦, 刘玉强, 刘阳芷, 等. 生、麸炒苍术对痰湿困脾模型大鼠治疗效果[J]. 中成药, 2016, 38(5): 978-983.

[11] 张明发, 沈雅琴. 苍术及其有效成分消化系统药理作用的研究进展[J]. 药物评价研究, 2017, 40(3): 411-419.

[12] 刘芬, 刘艳菊, 田春漫. 苍术提取物对实验性脾虚证大鼠胃肠动力及免疫功能的影响[J]. 吉林大学学报(医学版), 2015, 41(2): 255-260, 438.

[13] Guo L, Sun Y L, Wang A H, et al. Effect of polysaccharides extract of rhizoma atractylodis macrocephalae on thymus, spleen and cardiac indexes, caspase-3 activity ratio, Smac/DIABLO and HtrA2/Omi protein and mRNA expression levels in aged rats[J]. Mol Biol Rep, 2012, 39(10): 9285-9290.

[14] Yu Y, Jia T Z, Cai Q, et al. Comparison of the anti-ulcer activity between the crude and bran-processed Atractylodes lancea in the rat model of gastric ulcer induced by acetic acid[J]. J Ethnopharmacol, 2015(160): 211-218.

[15] 胡小勤, 曾雪霞, 付蓉, 等. 黄芩、苍术对脾胃湿热证大鼠燥湿作用的性效关系[J]. 中国实验方剂学杂志, 2021, 27(13): 35-42.

[16] 刘晓兰, 张永忠, 张俊玲, 等. 苍术挥发油对溃疡性结肠炎大鼠的改善作用[J]. 天津医药, 2020, 48(10): 956-960.

[17] Tang F Y, Fan K F, Wang K L, et al. Atractylodin attenuates lipopolysaccharide-induced acute lung injury by inhibiting NLRP3 inflammasome and TLR4 pathways[J]. J Pharmacol Sci, 2018, 136(4): 203-211.

[18] Chang K W, Zhang X, Lin S C, et al. Atractylodin suppresses TGF-β-mediated epithelial-mesenchymal transition in alveolar epithelial cells and attenuates bleomycin-induced pulmonary fibrosis in mice[J]. Int J Mol Sci, 2021, 22(20): 11152.

[19] 牛月华. 茅苍术多糖对 2 型糖尿病大鼠的治疗作用及机制研究[J]. 北华大学学报(自然科学版), 2014, 15(4): 476-479.

[20] 王晓梅, 李健. 苍术提取物对 α-葡萄糖苷酶的抑制作用[J]. 辽宁中医药大学学报, 2011, 13(11): 91-93.

[21] Kang T H, Bang J Y, Kim M H, et al. Atractylenodide, asesquiterpenoid, induces apoptosis in human lung carcino-ma A549 cells via mitochondria-mediated death pathway[J]. Food Chem Toxicol, 2011, 49(2): 514-519.

[22] Cui Y S, Li Y X, Jiang S L, et al. Isolation, purification, and structural characterization of polysaccharides from Atractylodis Macrocephalae Rhizoma and their immunostimulatory activity in RAW264.7 cells[J]. Int J Biol Macromol, 2020(163): 270-278.

[23] Xie F, Li Y, Su F, et al. Adjuvant effect of Atractylodis macrocephalae Koidz. polysaccharides on the immune response to foot-and-mouth disease vaccine[J]. Carbohydrate Polymers, 2012, 87(2): 1713-1719.

[24] Kim H Y, Nam S Y, Hwang S Y, et al. Atractylone, an active constituent of KMP6, attenuates allergic inflammation on allergic rhinitis in vitro and in vivo models[J]. Mol Immunol. 2016(78): 121-132.

[25] Chae H S, Kim Y M, Chin Y W. Atractylodin inhibits inter-leukin-6 by blocking NPM-ALK activation and MAPKs in HMC-1[J]. Molecules, 2016, 21(9): E1412.

[26] Qu L H, Lin X, Liu C L, et al. Atractylodin attenuates dextran sulfate sodium-induced colitis by alleviating gut microbiota dysbiosis and inhibiting inflammatory response through the MAPK pathway[J]. Front Pharmacol, 2021(12):665376.

[27] Yu C, Xiong Y, Chen D, et al. Ameliorative effects of atracty-lodin on intestinal inflammation and co-occurring dysmotility inboth constipation and diarrhea prominent rats[J]. Korean J Physi-ol Pharmacol, 2017, 21(1): 1-9.

[28] 杨虹, 罗干, 熊梓汀, 等. 黄柏苍术汤对急性痛风性关节炎鼠模型抗炎作用的研究[J]. 医学研究杂志, 2020, 49(1): 104-107.

[29] 王喆, 蒋圆婷, 靳羽含, 等. 苍术挥发油杀菌活性评价及抑菌机制[J]. 食品与生物技术学报, 2020, 39(12): 21-27.

[30] 郭金鹏, 王萍, 孙如宝, 等. 苍术挥发油化学成分及其抗菌活性的研究[J]. 时珍国医国药, 2011, 22(3): 566-568.

[31] 麦静愔, 陈澍, 柯碧莲, 等. 苍术酮对肝癌荷瘤小鼠肿瘤生长、上皮-间充质转化和凋亡标志物表达的影响[J]. 中医药信息, 2022, 39(6): 28-32.

[32] 胡翠英, 郭伟强, 臧帅, 等. 利用Autodock预测苍术酮的潜在抗肿瘤靶点[J]. 生物技术, 2014, 24(6): 60-63.

[33] 郭楠楠. 苍术酮诱导人肝癌细胞 (HepG2) 凋亡的实验研究[D]. 深圳: 深圳大学, 2015.

[34] 邵晨, 胡建鹏, 严金川, 等. 苍术素对人结肠癌 LS174T 细胞增殖的影响[J]. 江苏大学学报: 医学版, 2016, 26(6): 480-483.

[35] Kotawong K, Chaijaroenkul W, Muhamad P, et al. Cytotoxic activities and effects of atractylodin and β-eudesmol on the cell cycle arrest and apoptosis on cholangiocarcinoma cell line[J]. J Pharmacol Sci, 2018, 136(2): 51-56.

[36] 于艳, 贾天柱, 魏新智, 等. 麸炒前后茅苍术挥发油对缺氧/复氧损伤心肌细胞的抗氧化与抗凋亡作用[J]. 中药药理与临床, 2022, 38(1): 124-130.

[37] 李育浩, 梁颂名, 山原条二. 苍术的抗缺氧作用及其活性成分[J]. 中药材, 1991, 14(6): 41-43.

[38] 张怡文, 汪六英, 张颖, 等. 苍术类药材提取物体外对成骨细胞增殖及酶活性的影响[J]. 中国实验方剂学杂志, 2011, 17(22): 226-229.

[39] 金籽杉, 张伟, 张湘苑, 等. 重构本草——苍术[J]. 吉林中医药, 2023, 43(4): 462-464.

[40] 陈德监. 化瘀苍术散治疗湿热瘀阻型变应性血管炎溃疡临床疗效观察[J]. 内蒙古中医药, 2022, 41(11): 72-73, 136.

[41] 李璐璐, 胡馨, 刘红旭. 苍术麻黄汤对血脂异常痰浊阻滞症患者血脂水平及中医证候改善的临床研究[J]. 中国医药, 2022, 17(10): 1550-1554.

[42] 李彩霞. 异功散加苍术方治疗小儿脾胃气虚型厌食症临床疗效研究[D]. 广州: 广州中医药大学, 2015.

[43] 江标良. 重用茯苓、苍术、虎杖方治疗湿重于热型肝炎临床研究[J]. 中国中医药现代远程教育, 2017, 15(22): 100-102.

[44] 李铁, 吕恩基. 秦艽苍术汤加减保留灌肠治疗大肠湿热型溃疡性结肠炎的临床观察[J]. 黑龙江医药, 2018, 31(6): 1262-1264.

[45] 陈凌燕, 王继宁. 不同给药途径下加味秦艽苍术汤治疗直肠肛管炎的临床研究[J]. 青海医药杂志, 2018, 48(11): 66-67.

[46] 罗学坚, 梁永健, 梁靖森. 自拟黄连苍术汤治疗小儿湿热腹泻的临床研究[J]. 西藏医药, 2014, 35(1): 43-46.

[47] 窦增娥, 姚惠青, 赵永祥, 等. 基于"肺与大肠相表里"复方苍术方治疗慢性阻塞性肺疾病[J]. 世界中医药, 2021, 16(1): 137-141.

[48] 何龙. 苍术二陈汤治疗支气管扩张缓解期的临床疗效研究[J]. 中国医药指南, 2016, 14(14): 8-9.

[49] 刘轶璇. 苍术化浊方对糖耐量异常浊阴不降证的临床观察[D]. 呼和浩特: 内蒙古医科大学, 2022.

[50] 石珺, 胡衍园, 王清华. 复方苍术汤治疗老年肥胖或超重合并糖耐量异常 32 例临床观察[J]. 中医杂志, 2005, 46(1): 24-25.

[51] 闫美凤, 吕新亮. 黄柏苍术汤治疗急性痛风性关节炎临床观察[J]. 现代中西医结合杂志, 2013, 22(35): 3898-3899.

[52] 李晓红, 段丽娟, 张英华, 等. 苍术散治疗小儿佝偻病 73 例[J]. 中国中医药科技, 2010, 17(6): 534.

[53] 卢晓峰, 张迎峰. 朱良春痛风方加味治疗痛风性关节炎临床观察[J]. 中医学报, 2010, 25(6): 1080-1081.

[54] 吴欢, 窦丹波. 不同剂量苍术治疗湿阻病湿浊困阻厚腻苔临床疗效观察[J]. 四川中医, 2014, 32(3): 117-119.

[55] 叶卫玲. 苍术的"阿托品中毒"样副作用[J]. 海峡药学, 2012, 24(4): 254-255.

刺五加

【来源】五加科植物刺五加 *Acanthopanax senticosus* (Rupr. et Maxim.) Harms 的干燥根和根茎或茎[1]。分布于我国黑龙江、吉林、辽宁、河北和山西等地，是"龙九味"之一。在黑龙江省野生刺五加分布于小兴安岭、伊春市带岭，种植于虎林市、鸡西市、伊春市、庆安县等地。

【性味与归经】辛、微苦，温。归脾、肾、心经。

【功能与主治】益气健脾，补肾安神。用于脾肺气虚，体虚乏力，食欲不振；肺肾两虚，久咳虚喘，肾虚腰膝酸痛；心脾不足，失眠多梦。

【药理作用】

1. 对神经系统的作用

刺五加苷 B 具有抗疲劳作用，能够改善疲劳小鼠的学习记忆能力，降低疲劳组小鼠血清中乳酸（LD）、尿素氮（BUN）水平和乳酸脱氢酶（LDH）活性，可加快 LD 的代谢，有效缓解疲劳，降低脑组织中丙二醛（MDA）和活性氧（ROS）水平，升高 Nrf2 和血红素加氧酶-1（HO-1）蛋白表达水平，血尿素氮水平、血清中乳酸脱氢酶活性、脑组织中 Keap1 蛋白表达水平均有所下降，可以增强机体的抗氧化能力，且其作用机制可能与 Keap1-Nrf2-ARE 信号通路有关[2]。

刺五加多糖具有改善抑郁模型大鼠抑郁行为的作用，其可能通过激活 PI3K/Akt/哺乳动物雷帕霉素靶蛋白通路，降低炎性细胞因子——IL-1、IL-6、TNF-α 水平，提高抗氧化应激作用，缓解海马组织病理改变，来发挥其抗抑郁作用[3]。刺五加注射液对抑郁症模型大鼠抑郁行为具有改善作用，其能够调节抑郁症大鼠血浆中抑郁症相关神经肽——神经肽 Y、生长抑素、P 物质水平，显著增加糖水偏好率，改善敞厢试验结果，从而达到抗抑郁作用[4]。

刺五加根和根状茎混合提取物能显著改善帕金森病小鼠的行为变化，其能明显减弱中脑线粒体肿胀现象及线粒体膜电位下降程度，其是通过抑制中脑线粒体结构损伤和功能紊乱，来发挥抗帕金森病的神经保护作用[5]。刺五加有效组分对帕金森病细胞模型的损伤具有一定的保护作用，其能够显著增加帕金森病细胞模型的存活率，显著上调相关微小 RNA，miRNA-205、miRNA-433 以及 miRNA-153 的表达，但是这些微小 RNA 如何影响下游具有致病因素的靶蛋白的表达，还有待进一步研究[6]。

刺五加根皮乙醇提取物具有镇静催眠作用，其能够明显减少小鼠自主活动次数，增加睡眠发生率，显著缩短睡眠潜伏期，延长睡眠时间，进一步研究发现，刺五加根皮乙醇提取物是通过上调脑组织中 5-羟色胺和 γ-氨基丁酸发挥其作用的[7]。刺五加水提物对咖啡因引起的神经兴奋作用具有显著的抑制作用，其能够显著减少咖啡因处理组小鼠的自主活动次数，具有镇静安神之功效[8]。

刺五加苷 B 对缺氧/复氧诱导的大鼠皮层神经元损伤具有神经保护作用，其可能通过激活磷脂酰肌醇 3 激酶（PI3K）/蛋白激酶 B（Akt）信号通路，降低凋亡调节因子 cleaved caspase-3 表达和 Bax/Bcl-2 比值，抑制神经元凋亡，增强神经元细胞活力，来发挥其神经保护作用[9]。

刺五加总黄酮能够减轻新生缺血缺氧性脑损伤大鼠脑组织损伤程度，显著减少脑组织梗死体积，明显抑制血清中炎性细胞因子——TNF-α 表达水平，显著提高神经生长因子和脑源性神经营养因子表达水平，其可能通过显著改变脑组织中组蛋白去乙酰化酶 1 和 K^+-Cl^-共转运体 2mRNA 和蛋白表达水平，从而达到保护脑组织的作用[10]。刺五加注射液能够改善脑缺氧大鼠的学习记忆能力，其能够显著提高脑缺氧大鼠海马组织中纤维状肌动蛋白的表达，显著改善脑缺氧大鼠在水迷宫试验中的表现[11]。

2. 对心血管系统的作用

刺五加皂苷可以使大脑中动脉闭塞引起的实验性血管性痴呆大鼠脑组织病理变化得到改善，进而使血管性痴呆大鼠的记忆能力、学习能力得到增强；同时具有保护大脑缺血再灌注损伤的功能和作用，使心肌细胞凋亡减少和恢复血小板功能[12]。

刺五加总黄酮具有心脏保护作用，其可能通过直接抑制大鼠心室肌细胞 L-型 Ca^{2+}通道电流，降低细胞内 Ca^{2+}浓度，降低心室肌细胞收缩的幅度，减弱心肌收缩力，从而发挥其心脏保护作用[13]。刺五加苷可以降低血液黏稠度、增加心脏（尤其是冠脉）血流量、扩张血管、帮助修复心血管疾病组织、增强机体的耐受性、清除氧自由基、减少组织耗氧量等[14]。

刺五加注射液能有效改善由阿霉素诱导的大鼠心脏收缩功能下降，可增强心脏收缩功能、改善心脏构型，减轻心肌组织超微结构损伤，其机制可能与减轻氧化应激损伤、抑制受损心肌细胞凋亡有关；对 $FeCl_3$ 导致的大脑中动脉缺血引起的局灶性脑梗死损伤有治疗效果，可改善神经功能缺陷，减小脑梗死范围、水肿程度，抑制血小板聚集，其机制可能与氧化/抗氧化应激因子平衡、炎症损伤、血栓素/前列环素平衡、血小板功能调节有关[15]。

3. 对消化系统的作用

刺五加总皂苷能改善非酒精性脂肪性肝病大鼠的症状，其能够降低肝功能指标——肝脏系数、ALT、AST，调节脂质代谢相关指标——三酰甘油、总胆固醇、低密度脂蛋白、高密度脂蛋白，修复肝组织损伤，调节 Treg/Th17 细胞、Th1/Th2 细胞相关抗炎/促炎性细胞因子——IL-2、IL-4、IL-6、IL-10、IL-17、TNF-α、INF-γ，而这可能与其调节 Treg/Th17 及 Th1/Th2 细胞失衡，降低 Toll 样受体 4 和磷酸化型核转录因子肽 p-NF-Bp65 有关[16]。

刺五加多糖是通过降低肝组织核因子-κB（NF-κB）表达，降低炎性细胞因子 NO、TNF-α、IL-1 的表达和分泌，降低细胞间黏附分子-1 的表达，降低氧化应激水平，改善肝脏组织病理学变化，从而对免疫性肝损伤发挥保护作用[17]。

刺五加根、茎混合提取物具有肝脏保护作用，其能够降低大鼠血浆中的丙氨酸转氨酶（ALT）和天冬氨酸转氨酶（AST）水平[18]。

4. 对内分泌系统的作用

刺五加苷提取物对 2 型糖尿病小鼠表现出了降血糖的作用，其能够激活 PI3K/Akt 信号转导通路，显著提高 GLUT-2 蛋白水平，促进其对葡萄糖的转运，显著改善胰岛素信号通路相关基因 mRNA 表达及相关蛋白磷酸化水平，显著改善葡萄糖代谢相关酶活力，进而达到显著增加小鼠体重，显著降低空腹血糖水平，显著改善胰岛素抵抗和葡萄糖耐量，减轻肝组织病理变化的作用[19]。

刺五加果实可能具有抗糖尿病作用，其通过调节高脂饮食诱导的肥胖小鼠肝组织中腺苷一磷酸激活的蛋白激酶活性及脂质代谢相关基因——脂肪酸合成酶、胆固醇 7-羟化酶 mRNA 表达，来改善肥胖小鼠葡萄糖耐量和胰岛素敏感性，抑制血浆中胰岛素水平和肝脏中脂质积累[20]。

5. 对免疫系统的作用

刺五加果多糖具有免疫调控作用，其能够促进小鼠单核巨噬细胞白血病细胞 RAW264.7 细胞的增殖和吞噬，并且具有提高该细胞分泌炎性细胞因子——IL-6、IL-1 及 NO 的能力[21]。

刺五加根部粉末能够增强健康小鼠的先天免疫力，其能够在一定时间段内，增强健康小鼠自然杀伤细胞杀伤率，显著升高先天免疫指标——溶菌酶、β-防御素-2、十二指肠分泌型 IgA 水平，且诱导免疫因子——TNF-α、IL-1 等发生了相应的变化，具有免疫调节作用[22]。

6. 抗炎作用

刺五加中分离出 5 种皂苷，并在脂多糖（LPS）处理的 RAW264.7 巨噬细胞中检测其抗炎活性。结果表明刺五加苷 B 可显著抑制 LPS 诱导的核因子（NF）-κB 的活化和抑制 LPS 诱导的 RAW264.7 细胞中炎症因子 IL-1β、TNF-α 等的表达，进而实现抗炎作用[23]。

7. 抗病原微生物

刺五加苷 B1 具有抗流感病毒活性，对 A/Guangzhou/GIRD07/09（H1N1）、A/Aichi/68（H3N2）流感病毒株具有抑制作用，在治疗模式中对甲型流感病毒 A/PR/8/34 株有抑制作用，刺五加苷 B1 主要在流感病毒复制早期起作用，影响流感病毒 NP 蛋白表达，降低病毒基因表达，抑制流感病毒 RNA 聚合酶（RNP）活性和流感病毒诱导的宿主细胞炎症因子表达，刺五加苷 B1 可能通过影响 POLR2A 启动子的活性和 CpG 甲基化水平，来调控 POLR2A 基因的表达，进而发挥抗流感病毒作用[24]。

8. 对恶性肿瘤的作用

刺五加皂苷 B/E 复合物能够抑制人源乳腺癌细胞 MDA-MB-231 细胞迁移、侵袭，其机制可能与抑制肿瘤细胞有氧糖酵解中相关蛋白——己糖激酶、磷酸果糖激酶-2 及葡萄糖转运蛋白（GLUT）-4 的表达和抑制乳酸分泌有关[25]。刺五加皂苷能够抑制人源胃癌细胞 SGC-7901 细胞增殖，诱导细胞凋亡，此外，其能够调节上皮间充质转化标记分子 mRNA 的表达，进一步研究发现，这些作用可能与其抑制血管内皮生长因子和碱性成纤维细胞生长因子的表达有关[26]。刺五加苷 A 具有良好的抗肿瘤、抗氧化等药理作用，进行四甲基偶氮唑蓝细胞毒性实验时发现，所选细胞为正常细胞系（NIH-3T3）、结肠癌（HT-29）、乳腺导管癌（T47D）和白血病（K-562）4 种细胞，在刺五加苷 A 的作用下均产生了一定的毒性反应和抑制作用[27]。刺五加根提取物对人源肝癌细胞系 HuH-7 和 HepG2 生长具有抑制作用，其能够将肝癌细胞阻滞在 G_0/G_1 期来抑制肝癌细胞增殖，促进细胞凋亡和自噬，而发挥其抗肿瘤作用[28]。刺五加注射液能够抑制人源急性髓细胞性白血病细胞株 HL-60 及其阿霉素耐药株 HL-60/ADM 细胞生长，诱导细胞凋亡，能够将细胞周期阻滞在 S 期，诱导细胞中 Fas 配体表达，进一步研究发现，其可能是通过抑制组蛋白去乙酰化酶活力，促进组蛋白 H3 乙酰化，来发挥其诱导癌细胞凋亡的作用[29]。

9. 抗氧化

刺五加黄酮具有抗氧化特性，显著下调氧化因子——ROS 和 MDA 水平，显著上调抗氧化酶——过氧化氢酶（CAT）、超氧化物歧化酶（SOD）和谷胱甘肽过氧化物酶（GPx）水平，进一步研究发现，其是通过 Nrf2/Keap1/HO-1 信号通路来发挥抗氧化作用[30]。刺五加果多糖具有体外抗氧化活性，分子量不同的各组分刺五加果多糖对 DPPH 自由基和超氧阴离子自由基的清除率不同，其中抗氧化活性最好的是分子量 50000～10000 的组分[31]。通过刺五加苷清除 DPPH•等自由基以及刺五加总苷的抗氧化能力，推断其具有抗氧化活性，且该作用效果与浓度的变化呈正相关关系[32]。

10. 其他

刺五加苷 B 和刺五加苷 E 对关节炎具有显著的改善作用。刺五加苷 B 能够显著促进软骨细胞增殖、增强细胞活力，能够明显改善软骨细胞核萎缩、碎裂，从而抑制细胞凋亡，降低细胞中蛋白水平、Bax、caspase-9、caspase-3 的 mRNA，升高 Bcl-2 的 mRNA 及蛋白水平。进而得出刺五加苷 B 能够有效抑制骨关节炎软骨细胞凋亡（IL-1β 诱导）的结论[33]。

刺五加苷可以缓解骨质疏松、促进骨形成，以刺五加苷与传统成骨培养液联合应用，实验研究显示，该培养液可加速成骨进程，缩短间充质干细胞（BMSCs）诱导时间，从而起到治疗骨质疏松症的作用[34]。刺五加苷 B 具有促进骨骼生成的作用，可缓解和改善小鼠卵巢摘除后因雌激素水平降低而引起的骨质疏松症，并推断其机制可能与 PI3K-Akt、核转录因子信号等多通路有关[35]。

刺五加黄酮具有良好的抗辐射功效，能有效预防和修复辐射损伤的人脐静脉内皮细胞（HUVEC），预防效果优于修复效果[36]。

【毒性作用】

急性毒性，小鼠用刺五加根醇浸水溶液 350g/kg 灌胃或刺五加全草注射液腹腔注射，每鼠 2g（生药）均未见异常。当刺五加根醇浸水溶液灌胃剂量增加到 500g/kg 时，小鼠跳跃不安，10min 后转为安静，1h 恢复正常，表明其毒性很小。刺五加根、茎、叶各部分水提物对小鼠的平均致死量为 14.5g。刺五加苷 E 对小鼠 LD_{50} 为 4.75g/kg。小鼠皮下注射刺五加总苷的 LD_{50} 为 4.75g/kg。

慢性毒性，刺五加根醇浸水溶液小鼠每日灌 18.3g/kg，连续 15 日，或兔每日肌注 6g/kg，连续 15 日或每日给大鼠灌胃刺五加总苷 10mg/kg，共 60 日，其血、尿器官重量检查结果均未见明显的毒性表现[37]。

【临床应用】

1. 治疗神经系统疾病

刺五加注射液联合阿加曲班治疗急性脑梗死可发挥协同作用，能改善神经功能缺损和脑部血流灌注水平，调节炎症细胞因子的表达，减轻神经细胞损伤。将 98 例急性脑梗死患者分为对照组（49 例）和治疗组（49 例），对照组静脉泵入阿加曲班注射液，治疗组在对照组基础上静脉滴注刺五加注射液，治疗后，对照组总有效率为 83.67%，治疗组总有效率为 95.92%[38]。

刺五加与美多巴联合治疗帕金森病（PD）安全有效，对 28 例 PD 患者在原有抗帕金森病药物治疗不变的基础上加用刺五加片口服 3 个月，治疗后 2 例无效（7.1%），6 例稍进步（21.4%），12 例进步（42.8%），8 例明显进步（28.5%）。除 1 例出现皮疹外，其他未发现明确不良反应[39]。

基于 HIS 数据库 16 家医院中使用的刺五加注射液的 1093 例情志异常患者，女性患者数量最多（70.45%）；平均年龄为 56.4 岁，45～65 岁患者数量最多（52.79%）；西医诊断疾病以自主神经功能紊乱最多（15.22%）；中医诊断证候中，肾虚证最多（17.31%），其次是气虚血瘀证（10.83%）、气阴两虚证（10.6%），记载出院结局共 1072 例，其中治愈 78 例（7.28%），好转 969 例（90.39%），其他 7 例（0.65%），无效 17 例（1.59%），死亡 1 例（0.09%）[40]。

中成药刺五加脑灵合剂有助于改善神经衰弱患者的睡眠质量，提高生命质量，减轻焦虑抑郁症状，选取神经衰弱患者 100 例作为研究对象，分为对照组和观察组，每组 50 例。对照组患者采用常规药物治疗，观察组患者在对照组用药治疗基础上加用刺五加脑灵合剂进行治疗，治疗后观察组患者总有效率、总睡眠时间、REM 睡眠时间、睡眠效率显著高于对照组，睡眠潜伏期、觉醒时间和 PSQI 评分、不良反应发生率低于对照组[41]。

刺五加注射液联合奥扎格雷钠治疗老年短暂性脑缺血发作的效果显著。选取老年短暂性脑缺血发作患者 90 例，对照组（45 例，奥扎格雷钠）和观察组（45 例，刺五加注射液+奥扎格雷钠）治疗后，观察组的治疗总有效率为 95.56%，高于对照组的 82.22%，观察组的脑动脉平均流速、峰流速均高于对照组[42]。

2. 治疗心血管系统疾病

刺五加治疗心脏神经症有效和安全性，将 69 例心脏神经症患者随机分为治疗组（刺五加注射液）35 例和对照组［氟哌噻吨美利曲辛片（黛力新）］34 例，治疗组刺五加注射液对心脏神经症的疗效与对照组氟哌噻吨美利曲辛片（黛力新）的疗效相当，治疗组总有效率为 79.95%，对照组有效率为 81.14%[43]。

刺五加注射液能显著改善血管性痴呆患者的认知功能，选取血管性痴呆患者共 76 例。调查 112 例，纳入 76 例，剔除和脱落共 36 例，男性 40 例，女性 36 例；年龄 52～86 岁，平均年龄 71 岁；合并高血压病者 32 例，糖尿病者 16 例，冠状动脉粥样硬化性心脏病者 12 例，高脂血症者 29 例，入院时仅使用刺五加注射液 100mL，静滴，每天两次，患者在治疗前后有显著性差异，认知功能经过治疗后得到了明显改善[44]。

刺五加注射液联合替格瑞洛片治疗冠心病心绞痛具有较好的临床疗效，选取 64 例冠心病心绞痛患者为研究对象，随机将其分为对照组和试验组，每组 32 例。对照组采用替格瑞洛片口服治疗，试验组在对照组基础上加入刺五加注射液静脉滴注治疗，治疗后，试验组与对照组的临床总有效率分别为87.50%、59.38%，试验组临床总有效率显著高于对照组[45]。

基于来自中国中医科学院中医临床基础医学研究所构建的HIS数据库中使用刺五加注射液的5904例心血管疾病患者，有效人群为2595，占44%。刺五加注射液治疗心血管疾病常与西药的抗心绞痛药、抗心律失常药、心血管扩张药、抗血栓药、降血脂药及中药祛瘀剂联合应用[14]。

3. 治疗内分泌系统疾病

刺五加注射液可以改善糖尿病患者的血流动力学，降低血液黏度，将糖尿病伴血流动力学异常的56例患者随机分为治疗组（26例）和对照组（30例）。治疗组全血黏度、血浆黏度、血小板聚集率、红细胞比容等治疗后均有明显改善[46]。

4. 治疗膝骨关节炎疾病

刺五加注射液灌洗治疗膝骨关节炎疗效确切，选取130例膝骨关节炎患者，分为对照组和治疗组，每组各65例。对照组采用西药溶液灌洗治疗，治疗组采用刺五加注射液灌洗治疗，治疗组患者的治疗优良率为95.4%，高于对照组的83.1%[47]。

【食疗方法】

凉拌五加叶：嫩五加叶250g，配以精盐、蒜、麻油等制成。含有丰富的胡萝卜素、维生素C，能增强身体防病能力，强身健体。

刺五加酒：将刺五加入白酒中，密封保存，置于阴凉干燥处，可缓解心肾气虚引发的腰膝酸软、阳痿、早泄等。

刺五加茶饮：患者可将刺五加入适量蜂蜜，加水煎煮，取汁服用，也可在医生指导下选择枸杞子、女贞子、菟丝子、五味子、黄精等，用水煎煮代茶饮，具有一定滋补肝肾的功效。

【不良反应】

患者男，63岁。因头晕10天入院。变应性哮喘病史10余年，无糖尿病、高血压病病史。给予刺五加注射液250mL静脉滴注，约30min后患者出现呼吸困难，端坐位，大汗，口唇发绀。查体：双肺可闻及哮鸣音，心率98次/min，呼吸30次/min，血氧饱和度0.93。考虑为刺五加引发的变应性哮喘。停用该药给予抗变态反应及对症治疗，症状缓解，改用其他药物未再发作，应为刺五加所致[48]。

对1270例刺五加注射液不良反应报告进行统计分析。结果提示刺五加注射液不良反应发生人群以45岁以上的中老年患者为主，发生时间多集中在用药后30min内，累及的器官-系统较为广泛，其不良反应主要涉及皮肤及附件、呼吸系统、心血管系统、胃肠系统、神经系统、血管和凝血系统、用药部位、免疫系统。不良反应发生后及时干预，症状多能痊愈或缓解[49]。

刺五加注射液严重不良反应病例中，男女比例1：1.09，40～69岁患者占73.24%。原患疾病为刺五加注射液适应证的患者占64.60%，大部分患者未提及过敏史，14例患者有合并用药情况。不良反应表现超90%为过敏性休克，多发于用药后30min内。用法用量方面存在少数超说明书用药情况[50]。

【参考文献】

[1] 南京中医药大学. 中药大辞典[M]. 上海：上海科学技术出版社，2006: 1830.

[2] 张倩，冯晴霞，周正乙，等. 刺五加苷B对疲劳小鼠学习记忆能力的改善作用及其激活Keap1/Nrf2/ARE信号通路的机制[J]. 吉林大学学报(医学版)，2020, 46(4): 771-778.

[3] 丁继红，姜春玉，杨乐，等. 刺五加多糖调控PI3K/Akt/mTOR通路改善大鼠抑郁行为的作用[J]. 食品工业科技，2022, 43(11): 369-375.

[4] 严妍，李杏花，王旭，等. 刺五加注射液UPLC-MS成分分析及其抗抑郁作用研究[J]. 药物评价研究，2022, 45(7): 1332-1342.

[5] Liu S M, Li X Z, Zhang S N, et al. Acanthopanax sentico-sus protects structure and function of mesencephalic mito-chondria in a mouse model of parkinson's disease[J]. Chinese Journal of Integrative Medicine, 2018, 24(11): 835-843.

[6] 何晓桐，潘思文，武传秀，等. 刺五加有效组分对帕金森病模型细胞中相关微小RNA表达的干预作用[J]. 吉林中医药，2019, 39(3): 381-384.

[7] 芮施，赵岩，王晶瑶，等. 刺五加根皮乙醇提取物和短梗五加根皮乙醇提取物对小鼠的镇静催眠作用及其机制[J]. 吉林大学学报：医学版，2020, 46(5): 917-924.

[8] 刘提提，干春霞，陈飞，等. 刺五加水提物对小鼠自主活动的影响研究[J]. 食品安全导刊，2018(36): 169-170.

[9] 邓凤春，王滨，沈云虹，等. 刺五加苷B对缺氧/复氧诱导的SD大鼠皮层神经元损伤的保护作用及其对PI3K/Akt信号通路的影响[J]. 中国医药科学，2020, 10(21): 27-30, 66.

[10] 王柯威，颜艾. 刺五加总黄酮对新生缺血缺氧性脑损伤大鼠脑组织保护作用的研究[J]. 中国临床药理学杂志，2020, 36(6): 624-627.

[11] 张越，秦浩志，王婷，等. 刺五加注射液对脑缺氧大鼠学习记忆能力和海马组织中纤维状肌动蛋白的影响[J]. 中华诊断学电子杂志，2018, 6(4): 272-276.

[12] 王晶瑶. 刺五加和短梗五加叶及果镇静催眠活性对比研究[D]. 长春：吉林农业大学，2021.

[13] Guan S J, Ma J J, Chu X, et al. Effects of total flavones from Acanthopanax senticosus on L-type calcium channels, calcium transient and contractility in rat ventricular myocytes[J]. Phytotherapy Research, 2015, 29(4): 533-539.

[14] 秦腾腾，张平，刘岠，等. 基于真实世界中刺五加注射液应用于心血管病的复杂网络分析[J]. 世界科学技术-中医药现代化，2021, 23(2): 526-535.

[15] 张珊. 刺五加注射液对心脏毒性和脑缺血损伤的保护作用和机制研究[D]. 天津：天津医科大学，2019.

[16] 吕鹏，武永勇，白明学，等. 刺五加总皂苷对非酒精性脂肪性肝病大鼠Treg/Th17及Th1/Th2细胞失衡、相关蛋白因子的影响[J]. 中药药理与临床，2019, 35(03): 66-70.

[17] 张娜，赵良友，毛迪，等. 刺五加多糖调控炎性因子对小鼠免疫性肝损伤的保护作用[J]. 中国中药杂志，2019, 44(14): 2947-2952.

[18] Kim C, Bae H M, Baik I. Potential antiaging and hepato protective effects of *Acanthopanax senticosus* extracts

in adult rat models[J]. Rejuvenation Research, 2023, 26(2): 51-56.

[19] 隋春红, 吴沚蒙, 耿泽男, 等. 刺五加苷提取物调控 PI3K/AKT 信号通路对糖尿病小鼠糖代谢的作用及机制[J]. 中国兽医杂志, 2021, 57(4): 85-92, 128.

[20] Saito T, Nishida M, Saito M, et al. The fruit of *Acanthopanax senticosus*(Rupr.et Maxim.)harms improves insulin resistance and hepatic lipid accumulation by modulation of liver adenosine monophosphate-activated protein kinase activity and lipogenic gene expression in high-fat-diet-fed obese mice[J]. Nutrition Research, 2016, 36(10): 1090-1097.

[21] 崔雪娇, 佟潇禹, 张彦龙, 等. 刺五加果多糖对 RAW264.7 细胞免疫调节作用[J]. 生物技术, 2022, 32 (2): 182-187, 194.

[22] Zhang Y Q, Zhang Y L, Liu Z K. Effects of *Acanthopanax senticosus* supplementation on innate immunity and changes of related immune factors in healthy mice[J]. Innate Immunity, 2021, 27(6): 461-469.

[23] Zou Q P, Liu X Q, Huang J J, et al. Inhibitory effects of lupane-type triterpenoid saponins from the leaves of Acanthopanax gracilistylus on lipopolysaccharide-induced TNF-α, IL-1β and high-mobility group box 1 release in macrophages[J]. Mol Med Rep, 2017, 16(6): 9149-9156.

[24] 颜雯. 刺五加苷 B1 抗流感病毒作用及其调控机制研究[D]. 广州: 广州中医药大学, 2020.

[25] 梁睿, 翟溯澜, 吕梦雨, 等. 刺五加皂苷 B/E 对乳腺癌 MDA-MB-231 细胞迁移能力的影响及作用机制研究[J]. 药学与临床研究, 2020, 28(1): 15-19.

[26] 陈冬雪, 陈亮. 刺五加皂苷对人胃癌 SGC-7901 细胞增殖、凋亡、EMT 及 VEGF、bFGF 表达的影响[J]. 中药材, 2016, 39(4): 880-882.

[27] 王翔鹏, 武璐璐, 李丽丽, 等. 胡萝卜苷药理作用研究现状[J]. 中国临床药理学杂志, 2019, 35(7): 722-724.

[28] Kawano Y, Tanaka M, Fujishima M, et al. *Acanthopanax senticosus* harms extract causes G_0/G_1 cell cycle arrest and autophagy via inhibition of rubicon in human liver cancer cells[J]. Oncology Reports, 2021, 45(3): 1193-1201.

[29] Wang Q Y, Zhong H, Chen F Y, et al. A preliminary study on epigenetic regulation of *Acanthopanax senticosus* in leukemia cell lines[J]. Experimental Hematology, 2016, 44(6): 466-473.

[30] Su J Q, Zhang X Y, Kan Q B, et al. Antioxidant activity of Acanthopanax senticosus flavonoids in H_2O_2-induced RAW264.7 cells and DSS-induced colitis in mice[J]. Mol-ecules, 2022, 27(9): 2872.

[31] 沈宇, 赵宏博, 赵宏, 等. 超滤法分离刺五加果多糖及其抗氧化活性的研究[J]. 黑龙江医药科学, 2020, 43(5): 8-11.

[32] 郭丽丽, 张茜, 郭如洹, 等. 刺五加总苷的提取工艺优化及其抗氧化作用[J]. 食品工业科技, 2019, 40(18): 152-159.

[33] 胡蔚, 毛强. 刺五加苷 B 对 IL-1β 诱导的骨关节炎软骨细胞凋亡的影响[J]. 中国现代应用药学, 2020, 37(21): 2570-2575.

[34] 黄月, 颜亮, 崔向荣, 等. 刺五加苷诱导大鼠间充质干细胞成骨分化的作用[J]. 解放军医学杂志, 2019, 44(3): 215-221.

[35] Liu J, Zhang Z, Guo Q, Dong Y, et al. Syringin prevents bone loss in ovariectomized mice via TRAF6 mediated inhibition of NF-κB and stimulation of PI3K/AKT[J]. Phytomedicine, 2018(42): 43-50.

[36] 化洪苓. 发酵提高刺五加黄酮工艺及抗辐射功能研究[D]. 哈尔滨: 东北林业大学, 2019.

[37] 南京中医药大学. 中华本草[M]. 上海: 上海科学技术出版社, 1999: 4979.

[38] 张亮, 刘万周, 赵菁, 等. 刺五加注射液联合阿加曲班治疗急性脑梗死的临床研究[J]. 现代药物与临床, 2023, 38(12): 2990-2995.

[39] 程秀兰, 夏丽红. 刺五加与美多巴联合治疗帕金森病[J]. 光明中医, 2010, 25(10): 1883-1884.

[40] 蒋宜君, 程玲, 刘岠, 等. 基于真实世界刺五加注射液治疗 1093 例情志异常患者的临床应用特征及用药分析[J]. 时珍国医国药, 2021, 32(3): 658-661.

[41] 郝强, 张奇. 中成药刺五加脑灵合剂治疗神经衰弱的临床疗效及对睡眠质量的影响[J]. 世界睡眠医学杂志, 2022, 9(6): 1039-1042.

[42] 杨秀斌, 贺扬欣. 刺五加注射液联合奥扎格雷钠治疗老年短暂性脑缺血发作的效果及对脑血流、Hcy、hs-CRP 水平的影响[J]. 临床医学研究与实践, 2021, 6(33): 43-45.

[43] 王晓琳. 刺五加注射液治疗心脏神经症的临床疗效观察[J]. 内蒙古中医药, 2014, 33(36): 8-9.

[44] 程平荣, 郭铁, 雷励, 等. P300 评价刺五加注射液治疗血管性痴呆的临床研究[J]. 中医临床研究, 2019, 11(13): 91-92.

[45] 韩波, 陈喜翠. 刺五加注射液联合替格瑞洛对冠心病心绞痛患者血小板活化及血管功能状态的影响[J]. 中国卫生工程学, 2023, 22(3): 412-414, 417.

[46] 张新根. 刺五加注射液对糖尿病患者血流动力学的影响[J]. 医学信息(中旬刊), 2010, 5(11): 3288.

[47] 张伟凯, 林家民, 马小虎, 等. 刺五加注射液灌洗治疗膝骨关节炎的效果[J]. 中国当代医药, 2018, 25(36): 108-110.

[48] 郑占军. 刺五加注射液致变应性哮喘 1 例[J]. 人民军医, 2016, 59(3): 228.

[49] 文晓玲, 张燕, 兰姗. 1270 例刺五加注射液不良反应报告分析[J]. 中国药物警戒, 2020, 17(7): 425-430.

[50] 李佳萌, 孙维红. 刺五加注射液严重不良反应分析[J]. 临床合理用药, 2023, 16(4): 157-160.

刺玫果

【来源】刺玫果是蔷薇科蔷薇属植物山刺玫 *Rosa davurica* Pall.或光叶山刺玫 *R. davurica* Pall. var. *glabra* Liou 的果实[1]。主要分布于我国东北、华北、西北的丘陵山区，以东北三省资源最为丰富。

【性味与归经】酸、苦，温。归肝、脾、胃、膀胱经。

【功能与主治】健脾消食，活血调经，敛肺止咳。用于消化不良、食欲不振、脘腹胀满、腹泻、月经不调。

【药理作用】

1. 对心血管系统的作用

山刺玫果具有显著的降血脂、抗氧化、保护血管内皮细胞的作用，具有防治动脉硬化功效，可显著降低高脂大鼠血清总胆固醇（TC）、三酰甘油（TG）、内皮素（ET）含量，并明显提高高密脂蛋白胆固醇（HDL-C）、一氧化氮（NO）含量，可明显降低血清及肝脏丙二醛（MDA）含量，可明显提高超氧化物歧化酶（SOD）、GSH-Px 活性[2]。刺玫果具有防治动脉粥样硬化的作用，以高脂饲料喂养鹌鹑为受试对象，刺玫果浸膏粉能显著降低鹌鹑血清总胆固醇的含量，缓减动脉粥样硬化斑块的形成[3]。

山刺玫果实干粉消化道给药有延长凝血时间的作用，对正常的离体蟾蜍心脏收缩力、心率及输出量均无明显作用，但在异丙肾上腺素和洋地黄的强心作用基础上，则可使兴奋的心脏收缩力、心率及输出量明显抑制；对家兔离体右心房收缩力有短暂的抑制作用；对大鼠、猫有减慢心率作用；能显著降低小鼠的耗氧量，提高耐缺氧能力；能明显对抗家兔垂体后叶素引起的 S-T 段升高；对犬冠脉实验性急性缺血有对抗作用，能明显对抗大鼠实验性血栓形成，能明显抑制家兔血小板聚集[4]。

2. 对消化系统的作用

刺玫果能显著降低实验性酒精、CCl_4、亚硝胺等引起的肝脏损伤，改变体内血谷丙转氨酶过高和浊度实验的异常，缓减和消除肝细胞的病变和坏死，这可能与刺玫果中含有丰富的抗氧化成分有关[5]。

3. 对内分泌系统的作用

刺玫果总皂苷具有一定的体外降血糖活性，对脂质和 α-葡萄糖苷酶的活性的抑制率分别可达到 70.24% 和 71.53%[6]。刺玫果黄酮对糖代谢功能有调节作用，提高胰岛素抵抗人肝癌细胞 HepG2（IR-HepG2）细胞糖原质量分数和己糖激酶（HK）、丙酮酸激酶（PK）活性，降低葡萄糖-6-磷酸酶（G6Pase）、磷酸烯醇式丙酮酸羧激酶（PEPCK）活性，其原理与刺玫果黄酮通过调节关键酶来调节碳水化合物代谢有关[7]。山刺玫果不同提取物在降低血糖方面效果显著，采用链脲佐菌素诱发的糖尿病模型实验研究结果表明，刺玫果水提物、乙酸乙酯提取物和正丁醇提取物均能够显著降低糖化血红蛋白和果糖胺含量[8]。

刺玫果具有类性激素作用，可使氢化可的松致肾阳虚模型大鼠雌性子宫组织 ER、PR 表达下调，CaM 表达调节不显著；雄性睾丸组织 CaM、StAR、P450scc 表达上调，3β-HSD、17β-HSD 表达下调，刺玫果的类性激素机制可能与增强受体敏感性及提高睾酮合成途径相关限速酶的蛋白表达有关[9]。

4. 对免疫系统的作用

刺玫果多糖具有免疫活性，巨噬细胞 NO 释放实验结果显示，刺玫果纯化多糖 P-Ⅰ、P-Ⅱ、P-Ⅳ、P-Ⅴ、P-Ⅵ具有良好的免疫增强活性，上调 IL-1β、IL-6、iNOS、TNF-α mRNA 的表达，激活巨噬细胞的免疫功能。调节免疫调控中关键细胞因子对 ERK、JNK、P38 蛋白磷酸化水平，结果表明纯化多糖可以通过调控炎症因子蛋白的表达，调节 MAPKs 通路蛋白的磷酸化水平发挥免疫调节作用[10]。刺玫果中提取出正己烷提取物、乙醇提物和水提物，均可抑制小鼠的体液免疫和细胞免疫，还可抑制活化的巨噬细胞的吞噬能力，降低一氧化氮的生成量[11]。以被二甲基亚砜刺激的大鼠为研究对象，发现鼠的胸腺和脾有缩小现象，刺玫果对这种萎缩有明显的抑制作用[12]。

5. 抗炎作用

刺玫果多糖具有抗炎活性，以小鼠巨噬细胞和脂多糖（LPS）诱导的巨噬细胞炎症模型，通过测定样品对 NO 释放量的影响，筛选出黄酮、皂苷为刺玫果主要抗炎活性成分；采用 ELISA、RT-qPCR 和 Western Blot 方法测定结果表明刺玫果黄酮、皂苷可以显著抑制 IL-6 和 TNF-α 的分泌，调控 MAPKs/NF-κB 信号通路相关 mRNA 和蛋白的表达，从而调控细胞炎症反应，发挥抗炎活性[10]。

6. 抗菌作用

山刺玫体外具有抗菌活性，从山刺玫正丁醇层中共分离出没食子酸、胡萝卜苷、没食子酸甲酯-3-O-$β$-D-吡喃葡萄糖苷、槲皮素和山柰酚，对金黄色葡萄球菌、幽门螺杆菌具有抗菌活性[13]。

7. 对恶性肿瘤的作用

刺玫果鞣质提取物对 H22 荷瘤小鼠的肿瘤生长有明显的抑制作用，升高胸腺指数和脾指数，对人肝癌细胞 HepG2 和人胃癌细胞 SGC-7901 均有一定的增殖抑制作用，其机制与提高抗氧化系统能力关系密切[14]。

8. 抗氧化作用

刺玫果总黄酮提取液具有抗氧化活性，对羟基自由基（·OH）、超氧阴离子自由基（$O_2^{-·}$）、亚硝酸盐、2,2′-联氮-双-(3-乙基-苯并噻唑啉-6-磺酸)二铵自由基阳离子（·ABTS⁺）具有显著的清除能力，其清除能力均强于维生素 C，对二苯基苦基肼自由基（DPPH·）、亚硝酸盐具有一定的清除能力，但弱于维生素 C[15]。玫果总皂苷具有一定的体外抗氧化活性，对 DPPH·、·OH 的清除率分别为 91.14%、73.68%[16]。刺玫果提取物消化前后活性成分的含量均存在显著性差异，消化后的产物清除·OH、·ABTS⁺及超氧阴离子自由基能力均呈现下降趋势，其中在口腔和胃消化液中活性成分的抗氧化性最强，肠透析液抗氧化性最弱[17]。

9. 抗衰老

在果蝇寿命实验中，刺玫果提取物具有抗衰老作用，可延长老年果蝇寿命，并且可不同程度提高果蝇的体内水分含量和攀爬能力，提高果蝇的生殖能力，对果蝇卵发育成果蝇有一定的促进作用，其抗衰老机制可能与清除自由基抗氧化应激有关[18]。刺玫果醇提物可延长果蝇寿命，通过喂食刺玫果影响果蝇体内糖原、乳酸脱氢酶（LDH）、钠钾泵（Na⁺-K⁺-ATP）酶等代谢指标和丙二醛（MDA）、超氧化物歧化酶（SOD）、谷胱甘肽（GSH）等氧化指标，其机制与提高果蝇抗氧化作用和能量代谢密切相关[19]。

【毒性作用】

刺玫果水提取物和醇提取物小鼠静脉注射，其 LD_{50} 分别为 4.5g/kg 和 5.0g/kg[20]，刺玫果总黄酮小鼠静注的 LD_{50} 为 956mg/kg[21]。亚急性毒性试验表明，对心、肝、肾重要脏器无毒性反应[20]。

【临床应用】

1. 治疗心血管系统疾病

刺玫果方制剂治疗脑动脉硬化、脑血栓及冠心病 133 例，临床总有效率高达 83.3%[22]。

2. 治疗呼吸系统疾病

刺玫果浸泡液用于治疗慢性支气管炎，共治疗 38 例，治疗 3 疗程后，治愈 12 例，好转 20 例，无效 6 例[23]。

3. 抗衰老

基于 100 例健康老人（平均年龄 54 岁），服用山刺玫果浸膏粉后，睡眠增加者 68.66%，食欲增加者 71.64%，精力增加者 71.64%，体力增加者 70.15%，肺活量增加者 62.86%，听力增强者 56.72%。服用此药后颈总动脉血流量明显增加，血流流速明显加快，血液黏度明显下降，对避免发生脑血管疾病、延缓衰老有重大意义[24]。

【食疗方法】

刺玫果酱：将刺玫果清洗干净，将籽挖出，把细砂糖与处理好的刺玫果搅拌均匀，腌 20min，将腌好的刺玫果放入锅中，依次加入冰糖、柠檬汁和水，大火煮至汁浓稠、果肉变软，转小火继续熬制黏稠，冷却即食。适于食欲不振者食用。

【参考文献】

[1] 南京中医药大学. 中药大辞典[M]. 上海：上海科学技术出版社, 2006: 1837.

[2] 焦淑萍, 杨春玫, 初秋, 等. 山刺玫果降血脂、抗氧化及保护血管内皮功能的实验研究[J]. 北华大学学报(自然科学版), 2005, 6(3): 228-230.

[3] 刘中申, 李廷利, 杨书彬, 等. 刺玫果浸膏粉对动脉粥样硬化及胆固醇影响的实验研究[J]. 中国老年学杂志, 1998, 18(4): 246-247.

[4] 于玲媛, 史凤英, 吴景时. 山刺玫果对心脏及保护心肌缺血作用的研究[J]. 中国林副特产, 2005(1): 16-17.

[5] 白宝兰. 超微复合刺玫果粉的保健功效研究[D]. 长春：吉林大学, 2004.

[6] 刘金璐. 刺玫果总皂苷的制备工艺及体外活性研究[D]. 吉林：吉林化工学院, 2019.

[7] 吴小杰, 邹滨, 赵海桃, 等. 刺玫果黄酮对胰岛素抵抗 HepG2 细胞糖代谢功能研究[J]. 林产化学与工业, 2023, 43(3): 41-48.

[8] 王光函. 刺玫果药材质量控制及降糖药效物质基础研究[D]. 沈阳：辽宁中医药大学, 2011.

[9] 孟永海, 秦蓁, 孔雪, 等. 刺玫果对肾阳虚大鼠性激素相关基因表达的影响[J]. 时珍国医国药, 2022, 33(9): 2094-2099.

[10] 王彦硕. 刺玫果活性成分的提取及抗炎、免疫活性的研究[D]. 广州：华南理工大学, 2023.

[11] 魏颖, 刘艳, 林峰, 等. 刺玫果免疫调节和体外抗氧化活性研究[J]. 中国食品学报, 2014, 14(8): 41-46.

[12] Lien E J, Lien L L, Wang J. Longevity depends on a balance between proinflammatory and anti-inflammatory factors: use of TCMS and natural products[J]. Curr Drug Discov Technol, 2010, 7(1): 13-21.

[13] 侯少平, 侯敏娜. 山刺玫正丁醇层化学成分及抗菌活性研究[J]. 中国食品添加剂, 2022, 33(6): 176-184.

[14] 冯杉杉. 刺玫果实鞣质成分及抗肿瘤活性研究[D]. 哈尔滨：哈尔滨商业大学, 2015.

[15] 钟方丽, 王文姣, 王晓林, 等. 刺玫果总黄酮的双水相萃取工艺及其抗氧化能力[J]. 林产化学与工业, 2016,

36(4): 64-72.

[16] 刘金璐, 雷永平, 王晓林, 等. 刺玫果总皂苷的提取方法及抗氧化活性研究[J]. 江苏农业科学, 2018, 46(24): 204-208.

[17] 张晓丽. 刺玫果化学成分及其生物活性的研究[D]. 长春: 吉林大学, 2022.

[18] 怀雪, 孟永海, 王艳艳, 等.刺玫果提取物抗衰老作用的研究[J]. 食品科技, 2019, 44(2): 215-220.

[19] 翟春梅, 白晨曦, 石雅维, 等. 基于果蝇模式生物刺玫果抗衰老活性及作用机制研究[J]. 中医药学报, 2021, 49(1): 17-22.

[20] 张远, 卫兰, 肖菊英, 等. 刺玫果提取物对心血管系统的作用[J]. 中草药, 1985, 16(1): 20-24.

[21] 韩慧民, 李滨兰, 韩福林. 刺玫果总黄酮对心血管系统的药理作用[J]. 中草药, 1987, 18(1): 23-25, 28.

[22] 韩竞, 金哲雄. 刺玫果的药理作用及临床应用概况[J]. 黑龙江医药, 2014, 27(1): 106-108.

[23] 魏建春, 肖华永. 刺玫果浸泡液治疗慢性支气管炎 38 例[J]. 中国乡村医药, 2000, 7(2): 10.

[24] 张韬玉, 葛登洲, 叶晓菱, 等. 刺玫果浸膏粉抗衰老的临床疗效观察[J]. 老年学杂志, 1987(2): 51-53.

茜草

【来源】茜草科茜草属植物茜草 *Rubia cordifolia* L.的根及根茎[1]。主要分布于我国东北、华北、西北和四川（北部）及西藏（昌都地区）等地。

【性味与归经】苦，寒。归肝经。

【功能与主治】凉血止血，活血化瘀。主治血热咯血、吐血、衄血、尿血、便血、崩漏，经闭，瘀阻腹痛，跌打损伤，风湿痹痛，疮痈，痔肿。

【药理作用】

1. 对神经系统的作用

茜草多糖等成分在治疗神经系统疾病方面有相关的活性，通过在人胚肾细胞系 T-REx293 中表达阿尔茨海默病中关键致病蛋白 Aβ42，异常聚集的蛋白将导致细胞死亡，而采用茜草多糖处理后，Aβ42 在细胞内的聚集明显减少，细胞活力有所提高，而且茜草多糖可能通过增强蛋白酶体的降解功能来抑制 Aβ42 细胞毒性[2]。此外，大叶茜草素可以抑制谷氨酸对大鼠肾上腺髓质嗜铬瘤分化细胞 PC12 的兴奋性毒性，其作用机制与促进转录因子 Nrf2 入核并提高下游基因 *HO-1* 的表达和活性有关[3]。大叶茜草素能使神经损伤后的斑马鱼表现活跃，大叶茜草素对多巴胺神经元损伤导致的行为缺陷有预防的作用，说明大叶茜草素对多巴胺神经元损伤导致的行为缺陷斑马鱼有滋养作用[4]。茜草醇提取物对神经病理性疼痛的保护作用，可显著降低紫杉醇诱导的坐骨神经结扎大鼠神经病理性疼痛[5]。

2. 对心血管系统的作用

茜草具有良好的止血作用，可促使去卵巢大鼠子宫内膜修复和血管增生，从而治疗功能性子宫出血，其机制与升高血栓素 B_2（TXB_2）、降低 6-酮-前列腺素 $F_{1\alpha}$

（6-keto-PGF$_{1\alpha}$）含量、提高去势大鼠子宫内膜微血管密度（MVD）含量有关[6]。茜草通过改善凝血途径，影响花生四烯酸代谢，下调 HIF-1α、COX-2 和 PAI-1 蛋白的表达来治疗异常子宫出血[7]。茜草醇提物具有抗血栓和促血管生成活性，可减少斑马鱼体内由苯肼诱导的血栓形成，可恢复斑马鱼幼虫中酪氨酸激酶抑制剂Ⅱ（VRI）诱导的节间血管（ISV）不足诱导的斑马鱼血管功能不全[8]。

茜草素具有降血压作用，通过调节大电导钙激活钾通道（BK$_{Ca}$）通道 β-亚基功能，引起平滑肌细胞超极化，肾叶间动脉舒张和自发性高血压大鼠收缩压降低[9]。甲基异茜草素-1-甲醚具有降低血压的作用，通过体内自发性高血压大鼠和体外血管内皮细胞实验发现，甲基异茜草素-1-甲醚能够激活血管内皮细胞生长因子受体 2，改善高血压大鼠血管结构和功能，实现降低自发性高血压大鼠血压以及缓解血管内皮细胞损伤的作用[10]。

3. 对消化系统的作用

大叶茜草素具有保肝护肝作用，明显改善高脂诱导小鼠非酒精性脂肪肝脏组织胞质内脂滴积聚和炎性细胞浸润的病理状态，其机制可能与调控肝脏脂肪合成与肝脏炎症反应有关[11]。茜草醇提浸膏对小鼠急性肝损伤具有保护作用，可降低小鼠 ALT、AST 活性，下降肝组织匀浆中 IL-1β、TNF-α 的含量，升高 IL-4、IL-10 含量，能明显改善肝组织的病理学损伤[12]。体内实验证实，茜草的乙醇提取物可以通过降低转氨酶、防止脂质过氧化、改善肝脏纤维化等多种途径保护肝脏[13]。茜草精油可用作一种有潜力的保肝活性药物，可对抗四氯化碳（CCl$_4$）介导的肝损伤[14]。茜草对 2,4,6-三硝基苯磺酸（TNBS）诱导的溃疡性结肠炎大鼠有较好的治疗作用，茜草能有效增加溃疡性结肠炎大鼠体重，使 UC 大鼠结肠溃疡个数及面积明显减少，抑制炎性细胞浸润，使水肿、糜烂等病理改变得到明显改善[15]。

4. 对呼吸系统的作用

大叶茜草素减轻过敏性哮喘气道炎症，可抑制过敏性哮喘小鼠 M2 巨噬细胞极化，其机制可能是通过抑制 p38 MAPK 信号的激活减少 M2 巨噬细胞极化，还通过下调 PARP1 蛋白表达抑制辅助型 T 细胞（Th）2 介导的嗜酸性粒细胞气道炎症[16]。茜草配方颗粒联合标准抗结核化疗方案治疗耐多药肺结核（MDR-TB），能有效改善外周血调节性 T 细胞（Treg）介导的免疫抑制状态，提高治疗效果，同时减少抗结核化疗副作用[17]。

5. 对内分泌系统的作用

茜素和大叶茜草素在动物降糖模型中通过抑制 α-葡萄糖苷酶活性，以及促进动物附睾脂肪细胞对葡萄糖的摄取，改善糖代谢、脂代谢和氧化代谢，起到降糖和治疗糖尿病并发症的作用[18]。茜草提取物在体外对 α-葡萄糖苷酶活性有抑制作用[19]。河茜草在四氧嘧啶诱导糖尿病大鼠模型中，能有效地改善脂代谢紊乱，促进大鼠的体内应激水平，降低大鼠空腹状态的血糖作用[20]。

6. 对免疫系统的作用

茜草乙醇提取物能够提高巨噬细胞的数目和吞噬指数、免疫球蛋白水平以及与 B 细胞功能相关的空斑形成细胞数目，从而减轻硝酸铅对雄性 Swiss albino 小鼠肾脏免疫功能的损伤[21]。茜草升高外周血白细胞的有效成分之一为具有芳香环的酚羧酸苷，该成分的衍生物茜草双酯已被人工合成，其能够促进实验动物骨髓造血细胞的增殖和分化，减轻环磷酰胺致骨髓损伤[22]。茜草对与细胞免疫异常相关的银屑病有潜在的治疗作用，其含药血清可以下调细胞表面活化分子 CD69 的表达和 IFN-γ、IL-2、TNF-α 的分泌，从而抑制多克隆刺激剂佛波醇酯和离子霉素诱导 Jurkat E6-1 T 淋巴细胞的增殖[23]。

7. 抗炎作用

羟基茜草素可减轻大鼠膝骨关节炎（OA）软骨细胞的炎症反应，可通过调节转甲状腺素蛋白（TTR）、B 淋巴细胞瘤-2（BCL-2）和基质金属蛋白酶 1（MMP1）的表达影响 OA 的进程[24]。茜草总蒽醌物质可能是其主要抗炎物质，且茜草醇浸出物对佐剂性关节炎小鼠均有较好的治疗效果[25]。茜草醇提物具有较好的抗炎作用，茜草醇提物能抗脂质过氧化，增强过氧化氢酶和超氧化物歧化酶活力，改善脂多糖和 γ 干扰素引起的损伤，调节炎症介质水平和炎症细胞因子，诱导 JAK2 磷酸化并抑制 NF-κB 的转录[26]。

8. 抗菌作用

茜草素对结核分枝杆菌有一定的抑菌活性，其中对全敏菌株可能有更好的抑菌效果[27]。大叶茜草素对结核分枝杆菌 H37Rv 有抑菌活性[28]。茜草根茎乙醇提取物对大肠杆菌、金黄色葡萄球菌、枯草芽孢杆菌、变形杆菌、大肠埃希氏菌、铜绿假单胞菌、沙门氏菌和克雷伯氏菌具有很好的抑菌作用[29,30]。大叶茜草精油对枯草芽孢杆菌和大肠杆菌抑菌性较差，对金黄色葡萄球菌、沙门氏菌和志贺氏菌表现出较好的抑制作用[31]。

9. 对恶性肿瘤的作用

大叶茜草素剂量性地抑制 TNF-α 诱导的 NF-κB 活化以及 NF-κB 调控的肿瘤相关靶基因的表达，从而抑制 HeLa 细胞增殖，促进 HeLa 细胞凋亡，并抑制裸鼠移植瘤中肿瘤的生长[32]。大叶茜草素在体内、体外均表现出抗肝癌活性，对 H22 肝癌皮下实体瘤小鼠模型肿瘤生长呈现显著抑制作用，其抗肝癌作用可能与其诱导细胞产生过量 ROS 导致 DNA 损伤、产生细胞周期阻滞有关[33]。茜草醇提取物抑制 S180 荷瘤小鼠肿瘤生长，血清中免疫调节因子 IL-2 和抗肿瘤细胞因子 TNF-α 的含量显著提高，其抗肿瘤机制可能同增强和提高宿主的免疫功能相关[34]。

茜草醇提物对人神经胶质瘤 U87 细胞生长有明显的抑制作用，其可将 U87 细胞的细胞周期阻滞在 S 期、提高凋亡蛋白 caspase-3 活力，提升细胞内过氧化氢含量破坏氧化-还原平衡，减少超氧化物歧化酶 1 和过氧化氢酶蛋白表达；增加 DNA 损伤蛋白表达以及减少 DNA 修复蛋白表达；减少 U87 细胞内丙酮酸以及单羧酸转运蛋白 1（MCT1）蛋白含量[35]。MTT 法实验发现茜草醇提物对人肝癌 HepG2 细胞活性有抑制作用[36]。通过给 U14 宫颈癌小鼠灌服茜草醇提物使 G_0/G_1 期肿瘤细胞受阻延长肿瘤细胞周期、S 期细胞减少使相应与分裂相关细胞数减少，达到抑制肿瘤细胞增殖的作用[37]。

10. 抗氧化作用

茜草双酯可以降低乳鼠心肌细胞缺氧/复氧状态的乳酸脱氢酶活性和 MDA 含量，并且抑制心肌细胞的凋亡[38]。茜草多糖成分也能通过抗氧化作用改善 D-半乳糖对小鼠心肌线粒体的损伤[39]。茜草乙醇提取物能提高超氧化物歧化酶（SOD）和过氧化氢酶（CAT）的活力以及还原型谷胱甘肽的量，抑制脂质过氧化，从而减轻硝酸铅对小鼠的氧化损伤[21]。茜草水提物可以提高心肌细胞线粒体中多种抗氧化酶的活力，并降低丙二醛（MDA）和皮质醇的量，延长大鼠在高强度耐力训练中的力竭时间[40]。

11. 其他作用

茜草多糖具有延缓脑细胞衰老的作用，可通过上调 Bcl-2 蛋白的表达，保护线粒体避免胞质细胞色素 C（cytC）的释出，提高线粒体 Ca^{2+} 缓冲含量，从而达到抑制脑细胞凋亡的作用[41]。茜草中多糖 NP 和 AP 均具有抗辐射活性[42]。

【毒性作用】

在茜草双酯的长期毒性研究中发现茜草双酯用药增大至 9.6g 时，实验动物狗部分死亡，具有明显的毒性[43]。茜草 70%乙醇提取物长期给药剂量≥5g/kg，具有轻微的肝肾毒性；对结肠无毒性作用，不能导致大鼠结肠黑变病的发生[44]。广西河茜草水提物对小鼠无急性毒性反应，醇提物对小鼠有轻微的毒性作用，当醇提物的用药剂量相当于人临床用药剂量的 850 倍时，小鼠出现死亡现象[45]。用复方茜草灌注液对小鼠蓄积毒性进行研究，发现其未对小鼠产生明显的毒性作用[46]。中药茜草注射液对实验动物的肝、肾、脾等器官均无明显的病理改变，无溶血、无刺激情况的发生[47]。

【临床应用】

1. 治疗消化系统疾病

茜草配合旋覆花等药治疗痰气郁阻、肺胃阴伤、脉络瘀阻引起的食管炎有良效[48]。自拟"水蛭茜草汤"配合化学药治疗肝硬化腹水 50 例，其中临床治愈 20 例，好转 26 例，无效 4 例，总有效率为 92%[49]。

2. 治疗免疫系统疾病

荆花消紫合剂（荆芥、金银花、茜草、紫草、红土瓜、芥菜花、兰花参、生甘草等）加减治疗过敏性紫癜疗效显著，痊愈 202 例，显效 23 例，有效 7 例，总有效率 97.5%[50]。

3. 治疗泌尿系统疾病

七草一花汤作为基础方（方中含茜草 15g）治疗无症状性肾性血尿，随证加减治疗，取得很好的疗效，值得临床进一步研究及推广应用[51]。

4. 治疗妇科疾病

自拟益气健脾止崩汤（方中含茜草 20g）随证加减治疗脾虚型崩漏 72 例，总有效率 92%[52]。茜草汤（方中含茜草 90g）治疗功能失调性子宫出血疗效显著，治疗组 120 例用自拟茜草汤随证加减治疗，治疗组总有效率为 90.0%，高于对照组的 78.1%[53]。

复方九味羌活汤（方中含茜草炭 10g）对湿热型子宫异常出血疗效，治疗组 30 例用复方九味羌活汤治疗，对照组 30 例用妈富隆治疗，发现仅有不良反应的差异有统计学意义，故认为其疗效与妈富隆相当，但不良反应小，值得推广[54]。

少腹逐瘀汤加茜草治疗气滞血瘀型原发性痛经可迅速缓解患者的腹痛症状，将 295 例气滞血瘀型原发性痛经患者随机分为治疗组 159 例和对照组 136 例，对照组给予布洛芬片治疗，治疗组在此基础上加服少腹逐瘀汤加茜草（方中含茜草 10g）治疗，1 个疗程后观察到治疗组总有效率为 94.34%，高于对照组的 77.21%[55]。

【食疗方法】

茜草酒：鲜茜草根 30～60g，洗净，浸入 1L 好白酒中，7 日后可服用。用法：每日 1 次，空腹热服。第 1 次喝七八成醉，盖被取汗，以后酌减。此酒主治关节疼痛[56]。

茜草茵陈茶：取茜草、茵陈、淮山药、甘草、白糖适量，混合后研磨成粉，置于保温杯中，用开水冲开，20min 后即可饮用。该茶可用于活血化瘀、清热解毒、缓解便秘。脾胃虚寒、精虚血少、阴虚火胜者慎服。

【参考文献】

[1] 中医药大学. 中药大辞典[M]. 上海：上海科学技术出版社, 2006: 2113.

[2] Chakrabortee S, Liu Y, Zhang L, et al. Macromolecular and small-molecule modulation of intracellular Aβ42 aggregation and associated toxicity[J]. Biochem J, 2012, 442(3): 507-515.

[3] Jeong G S, Lee D S, Kim D C, et al. Neuroprotective and anti-inflammatory effects of mollugin via up-regulation of heme oxygenase-1 in mouse hippocampal and microglial cells[J]. Eur J Pharmacol, 2011, 654(3): 226-234.

[4] 陆敏霞，陈柯娜，赵薇，等. 苦蒿素和大叶茜草素对帕金森病模型斑马鱼的行为学影响[J]. 健康研究, 2020, 40(6): 648-651.

[5] Diwane C, Patil R, Vyavahare P, et al. Protective effect of Rubia cordifolia in paclitaxel-induced neuropathic pain in experimental animals[J]. Indian J Pain, 2015, 29(3): 150-154.

[6] 欧莉，韩猛，张艺耀，等. 茜草治疗功能性子宫出血的止血机制研究[J]. 中国实验方剂学杂志, 2015, 21(21):

152-155.

[7] Wang K, Gao L, Zhang Q, et al. Revealing the mechanisms and the material basis of *Rubia cordifolia* L. on abnormal uterine bleeding with uniting simultaneous determination of four components and systematic pharmacology approach-experimental validation[J]. J Pharm Biomed Anal, 2020(189): 113475.

[8] Chen Y, Chen P D, Bao B H, et al. Anti-thrombotic and pro-angiogenic effects of *Rubia cordifolia* extract in zebrafish[J]. J Ethnopharmacol, 2018(219): 152-160.

[9] 章艳萍, 王元媛, 干艳捷, 等. 茜草素介导BK$_{Ca}$通道 beta 亚基功能舒张肾叶间动脉降低 SHR 收缩压[J]. 实用医学杂志, 2017, 33(22): 3706-3709.

[10] 王阳. 甲基异茜草素-1-甲醚的降血压作用及机制研究[D]. 新乡: 新乡医学院, 2020.

[11] 周永静, 王肖辉, 李如意, 等. 大叶茜草素对高脂诱导小鼠非酒精性脂肪肝的影响[J]. 世界中西医结合杂志, 2022, 17(1): 86-91, 110.

[12] 王洁, 王淑静, 张炎, 等. 茜草醇提取物对刀豆蛋白 A 致小鼠肝损伤保护作用的研究[J]. 宁夏医科大学学报, 2010, 32(4): 484-486, 558.

[13] 郭曙光. 荷叶、茜草降血脂、保肝和抗肝纤维化作用研究[D]. 郑州: 河南大学, 2010.

[14] 权美平, 田呈瑞. 茜草精油的保肝作用[J]. 现代食品科技, 2015, 31(5): 12-17.

[15] 王玖, 沈洪, 朱磊, 等. 苦参、茜草对溃疡性结肠炎大鼠黏膜损伤修复作用的影响[J]. 湖北中医药大学学报, 2015, 17(3): 10-13.

[16] 李秀茹. 大叶茜草素抑制过敏性哮喘Th2反应和M2巨噬细胞极化的作用和机制研究[D]. 扬州: 扬州大学, 2023.

[17] 赵霞, 孙会, 王建新, 等. 茜草配方颗粒辅助治疗耐多药肺结核患者的临床效果[J]. 中华医院感染学杂志, 2021, 31(10): 1451-1455.

[18] 朱晓娣. 茜草和益智叶降血糖、保肝作用研究[D]. 开封: 河南大学, 2017.

[19] 张丽. 滇丁香、茜草抑制 α-葡萄糖苷酶活性成分研究[D]. 开封: 河南大学, 2010.

[20] 朱红霞, 黄鑫, 柏春晖, 等. 河茜草提取物对糖尿病大鼠预防与治疗作用的实验研究[J]. 中国民族医药杂志, 2011, 17(4): 50-52.

[21] Lodi S, Sharma V, Kansal L. The protective effect of *Rubia cordifolia* against lead nitrate-induced immune response impairment and kidney oxidative damage[J]. Indian J Pharmacol, 2011, 43(4): 441-444.

[22] Tang B, Ma L, Ma C. Spectrofluorimetric study of the beta-cyclodextrin-rubidate complex and determination of rubidate by beta-CD-enhanced fluorimetry[J]. Talanta, 2002, 58(5): 841-848.

[23] 刘欣, 李萍, 赵京霞, 等. 凉血活血胶囊全方及拆方对 Jurkat T 淋巴细胞增殖、活化及释放细胞因子的影响[J]. 中国实验方剂学杂志, 2012, 18(22): 198-202.

[24] 茹晓, 钟秋伶, 黄源钧, 等. 羟基茜草素对大鼠膝骨关节炎的软骨保护及抗炎作用研究[J]. 广西医科大学学报, 2023, 40(4): 594-602.

[25] 潘杰. 茜草总蒽醌提取及抗氧化和抗炎活性初步研究[D]. 广州: 广州中医药大学, 2020.

[26] 阳奇. 茜草醇提物制备工艺及其体外活性研究[D]. 哈尔滨: 哈尔滨商业大学, 2022.

[27] 蔡智群, 蔡杏珊, 邓红. 茜草素抗结核分枝杆菌作用的实验研究[J]. 广州医科大学学报, 2015, 43(5): 71-73.

[28] 吴彩霞, 李辉, 石洁, 等. 三种醌类化合物的抗结核杆菌活性研究[J]. 医药论坛杂志, 2016, 37(4): 14-15.

[29] 于相丽, 李勇慧, 秦磊. 茜草根不同部位提取物的抑菌效果[J]. 河南科技大学学报(自然科学版), 2013, 34(5): 78-81, 9.

[30] 王静, 王晋, 高荣, 等. 茜草提取方法及其活性成分的药理作用研究[J]. 疾病监测与控制, 2012, 6(4): 225-226.

[31] 龚婷, 张敏, 王海珠, 等. 大叶茜草精油挥发性物质抑菌及抗氧化活性研究[J]. 西南师范大学学报(自然科

学版), 2019, 44(6): 54-59.

[32] 王喆. 长白山药用植物活性成分人参二醇和大叶茜草素抗肿瘤作用机制研究[D]. 延边: 延边大学, 2021.

[33] 熊羿屹. 大叶茜草素抗肝癌活性及作用机制研究[D]. 武汉: 湖北中医药大学, 2020.

[34] 施中凯, 胡晓丽, 尤玉红, 等. 林茜草根醇提取物对 S-180 荷瘤小鼠抗肿瘤活性试验研究[J]. 成都中医药大学学报, 2011, 34(3): 41-43.

[35] 李晓芸, 卞卡. 茜草对人神经胶质瘤 U87 细胞的生长及丙酮酸代谢的影响[J]. 中药新药与临床药理, 2016, 27(2): 171-180.

[36] 李慧, 包永睿, 王帅, 等. 基于灰色关联分析的茜草醇提物抗氧化、抗肝癌谱效关系研究[J]. 中南药学, 2019, 17(6):815-819.

[37] 栗坤, 王淑香, 赵海峰. 茜草醇提物对小鼠 U14 宫颈癌抑制作用的研究[J]. 黑龙江医药科学, 2008, 31(6): 1-3.

[38] 黄桥华, 刘心强, 邱倩. 茜草双酯对缺氧/复氧心肌细胞的保护作用研究[J]. 中国现代药物应用, 2012, 6(19): 13-14.

[39] 王明富, 张涛, 江旭东, 等. 茜草多糖对衰老模型小鼠心肌线粒体酶活性影响的实验研究[J]. 中国老年学杂志, 2005, 25(3): 308-309.

[40] 陈梅, 李峰. 茜草提取物对耐力训练后再力竭运动大鼠心肌组织自由基代谢、激素水平影响的实验研究[J]. 北京体育大学学报, 2008, 31(8): 1090-1092.

[41] 欧芹, 李晶, 魏晓东, 等. 茜草多糖对衰老模型小鼠脑细胞凋亡影响的实验研究[J]. 中国老年学杂志, 2008, 28(5): 442-444.

[42] 陈寅生, 李武营. 茜草中多糖成分的提取分离与抗辐射作用的实验研究[J]. 河南大学学报(医学科学版), 2004, 23(1): 32-34.

[43] 宋书元, 丁林茂, 陈鹰, 等. 茜草双酯对造血功能的影响及其毒性研究[J]. 中西医结合杂志, 1985, 5(10): 625-626, 581.

[44] 郑作亮, 李盛青, 钟瑜萍, 等. 茜草醇提物对大鼠肝、肾及结肠的毒性[J]. 中国实验方剂学杂志, 2017, 23(12): 151-156.

[45] 朱红梅, 黄鑫, 柏春晖, 等. 广西河茜草对小鼠急性毒性实验[J]. 中国民族医药杂志, 2011, 17(5): 35-36.

[46] 王学红, 梁剑平, 郭文柱, 等. 复方茜草灌注液对小鼠蓄积毒性试验[J]. 中兽医医药杂志, 2012, 31(6): 36-37.

[47] 张玉红, 张世高, 曾凡波. 中药茜草注射液的抗肿瘤作用及其毒性实验[C]. 中国中西医结合学会消化系统疾病专业委员会, 2003: 2.

[48] 王桂英. 茜草治疗食管炎三则[J]. 实用中医内科杂志, 2012, 26(12): 54.

[49] 杨天明. 自拟"水蛭茜草汤"配合西药治疗肝硬化腹水 50 例疗效观察[J]. 求医问药, 2012, 10(2): 134-135.

[50] 钟涛, 何平. 荆花消紫合剂治疗过敏性紫癜 238 例[J]. 陕西中医学院学报, 2012, 35(6): 52-53.

[51] 王宝娟, 孟祥震, 高常柏, 等. 孟祥震主任治疗肾性血尿的经验[J]. 云南中医中药杂志, 2015, 36(7): 5-6.

[52] 李红, 刘薇. 自拟益气健脾止崩汤治疗脾虚型崩漏 72 例[J]. 四川中医, 2012, 30(9): 97-98.

[53] 张长全. 茜草汤治疗功能失调性子宫出血 120 例[J]. 现代中西医结合杂志, 2011, 20(14): 1747-1748.

[54] 汤娟, 王若光. 复方九味羌活汤治疗子宫异常出血 30 例疗效观察[J]. 湖南中医杂志, 2014, 30(7): 76-77.

[55] 罗利花. 少腹逐瘀汤加茜草治疗气滞血瘀型原发性痛经临床研究[J]. 实用妇科内分泌电子杂志, 2014, 1(8): 34-35.

[56] 王者悦. 中国药膳大辞典[M]. 北京: 中医古籍出版社, 2017: 10, 776.

菟丝子

【来源】本品为旋花科植物南方菟丝子 *Cuscuta australis* R. Br.或菟丝子 *Cuscuta chinensis* Lam.的干燥成熟种子[1]。在我国南北方均有分布，但大多分布于北方地区。黑龙江省野生菟丝子分布于双鸭山市宝清县等地，种植于黑龙江省双鸭山市宝清县等大豆主产区，多与大豆、核桃套种。

【性味与归经】辛、甘，平。归肝、肾、脾经。

【功能与主治】补益肝肾，固精缩尿，安胎，明目，止泻；外用消风祛斑。用于肝肾不足，腰膝酸软，阳痿遗精，遗尿尿频，肾虚胎漏，胎动不安，目昏耳鸣，脾肾虚泻；外治白癜风。

【药理作用】

1. 对神经系统的作用

菟丝子能通过糖原合酶激酶3（GSK-3β）信号通路防治阿尔茨海默病（AD）模型大鼠，促进 PI3K、p-AKT 及 GSK-3β s9 表达，降低 Tau 蛋白及其磷酸化水平，增加 AD 模型大鼠脑海马树突复杂性、突触相关蛋白和抗凋亡蛋白表达，修复神经元功能，抑制神经元过度凋亡，最终改善 AD 模型大鼠认知功能障碍[2]。菟丝子对于 GSK-3β 的磷酸化抑制作用，通过抑制活化的 caspase-3 表达，延缓小鼠海马中突触功能的退化，有效缓解记忆损伤[3]。菟丝子提取物能明显改善失眠模型大鼠的学习记忆能力，能显著升高血清中神经递质 5-羟色胺（5-HT）含量，降低血清中多巴胺（DA）含量，其机制与调节单胺类神经递质有关[4]。菟丝子提取物对促神经干细胞（NSCs）增殖具有较强活性，通过 CCK-8 法追踪到菟丝子中黄酮类成分山奈酚促 NSCs 增殖率最强，其作用靶点可能与 PI3K/AKT 信号通路的关键激酶 AKT1 有关，且黄酮苷元促 NSCs 的增殖活性可能大于黄酮苷[5]。

2. 对心血管系统的作用

菟丝子黄酮对缺血再灌注损伤的心肌组织细胞有一定的保护作用，表现在降低心肌指数、减少心肌酶渗出量、提高左心室收缩功能、改善组织水平心肌纤维的完整性。其保护机制可能是通过提高内源性抗氧化水平减少活性氧（ROS）生成量，缓解钙超载，降低 caspase 对细胞结构的破坏来实现[6]。菟丝子黄酮能够改善大鼠心脏的收缩性和舒张性，提高大鼠心脏的能量利用效率，加强心脏血液泵出和回流能力，保证机体正常的血液供给[7]。丹蛭降糖胶囊（太子参、菟丝子、生地黄、泽泻、牡丹皮、水蛭）能够抑制糖尿病心肌病大鼠心肌细胞凋亡，改善心功能发挥心肌保护作用，其机制与激活 PI3K/AKT/GSK-3β 信号通路，增加 PI3K、AKT、GSK-3β

磷酸化水平有关；并且丹蛭降糖胶囊能通过调节 PI3K/AKT/GSK-3β 信号通路，促进 GSK-3β 磷酸化来抑制高糖诱导的 H9C2 心肌细胞凋亡[8]。

3. 对消化系统的作用

菟丝子生品、盐炙品和酒炙品对 CCl_4 化学性肝损伤模型大鼠和酒精性肝损伤模型大鼠均有保肝作用，可明显降低大鼠血清的谷丙转氨酶（ALT）和谷草转氨酶（AST）含量，盐炙和酒炙品的保肝作用原理可能与抗氧化作用及细胞因子调控有关，菟丝子中绿原酸、金丝桃苷和紫云英苷被认为是菟丝子保肝作用的有效成分[9]。菟丝子具有止泻作用，能明显延长急性腹泻小鼠首次腹泻时间，减少腹泻次数，能显著抑制正常小鼠的胃排空和小肠推进，其止泻机制与抑制胃肠运动具有相关性[10]。菟丝子能增加腹泻大鼠体重，降低排便量和湿粪率；升高血清 D-木糖、白介素-10（IL-10）含量，降低肿瘤坏死因子-α（TNF-α）、白介素-1β（IL-1β）含量；受损的大鼠结肠组织上皮和黏膜得到修复；粪便中双歧杆菌、乳酸杆菌相对数量增加，大肠杆菌相对数量降低，菟丝子能减轻大鼠的腹泻症状机制可能与减轻炎症因子的表达、改善肠道菌群数量及肠黏膜损伤有关[11]。

4. 对内分泌系统的作用

菟丝子黄酮针对激素缺乏所导致的骨质疏松症的大鼠有着很好的骨保护作用，其机制可能与菟丝子黄酮能够有效降低成骨细胞凋亡有关[12]。菟丝子总黄酮有效促进卵巢功能早衰大鼠模型卵巢内卵泡发育以及颗粒细胞增殖能力，可以提高血清雌激素含量[13]。菟丝子总黄酮对下丘脑-垂体-卵巢轴有多重调节作用，可维持人体内雌激素的平衡，随着雌激素水平的高低变化相应地表现出类雌激素或抗雌激素效应[14]。菟丝子多糖对糖尿病小鼠具有良好的治疗作用，能显著降低四氧嘧啶致糖尿病模型小鼠的血糖、增加体重、增加肝糖原含量、延长游泳时间、增加脾脏和胸腺重量[15]。

5. 对免疫系统的作用

菟丝子多糖可增强机体免疫功能，可增加小鼠吞噬百分率，使幼龄小鼠的胸腺和脾脏增重，并可显著延长小鼠的游泳及缺氧存活时间[16]。菟丝子多酚对 D-半乳糖引起的衰老小鼠有免疫调节作用，给药组血清中超氧化物歧化酶（SOD）活力提高显著，丙二醛（MDA）含量极显著降低，胸腺组织中白介素-1（IL-1）水平不同程度提升，NO 自由基极显著减少，脾脏组织中白介素-2（IL-2）水平极显著提升[17]。菟丝子乙醇提取物能显著改善肾阳虚证大鼠的免疫功能，具有很好的免疫调节作用，可提高阳虚证大鼠胸腺及脾脏指数、白细胞计数和腹腔巨噬细胞吞噬能力；促进 Th 淋巴细胞表达，抑制 Tc 淋巴细胞表达，调整 T 淋巴细胞亚群比值；并能改善肾阳虚证大鼠血清免疫球蛋白 G（IgG）和免疫球蛋白 M（IgM）水平[18]。菟丝子生品、盐炙品的黄酮提取物和多糖提取物能提高大鼠巨噬细胞吞噬能力，降低外周白细胞数量，降低 T 淋巴细胞中 CD_3^+、CD_8^+ T 细胞比例，提高（CD_3^++CD_4^+）/（CD_3^++CD_8^+）

比值，显著降低免疫球蛋白 M 和免疫球蛋白 G 水平，说明菟丝子具有很好的免疫调节作用[19]。金丝桃苷作为菟丝子黄酮类主要成分在免疫性肝损伤中也具有一定疗效，其作用机制可能与其清除自由基、增强机体抗脂质过氧化能力、抑制炎症因子的释放以及调节 T 细胞亚群使其平衡从而减轻肝细胞的损伤有关[20]。

6. 对生殖系统的作用

菟丝子总黄酮对多囊卵巢大鼠有卵巢保护功能，能明显升高多囊卵巢大鼠卵泡刺激素的分泌，同时降低其睾酮、雌激素、促黄体生成素的分泌，从而通过抑制卵巢颗粒细胞的异常凋亡，改善多囊卵巢综合征模型大鼠的卵巢功能[21]。菟丝子提取物改善肾阳虚模型大鼠的子宫与卵巢功能，增加肝脏指数、黄体生成素、雌激素及激素受体表达水平，其机制与通过提高激素受体的表达水平有关[22]。菟丝子水提物能显著提高精子悬浮过程中 SOD 活性，保护精子膜、顶体结构以及线粒体功能[23]。菟丝子与枸杞子联合使用对大鼠生精功能障碍有良好的治疗效果，并提高精子数量和生存能力，可改善雷公藤多苷诱导的大鼠生精功能障碍模型睾丸组织形态，抑制生精细胞凋亡；可上调小鼠精原细胞中 GFRa1、RET、PI3K、p-AKT 蛋白表达，并下调 BAD 和 Bax 蛋白表达，提高线粒体膜电位[24]。

7. 对泌尿系统的作用

菟丝子能够预防肾脏缺血后的再灌注损伤，其作用机制可能与菟丝子提高 SOD、改善线粒体膜流动性和清除氧自由基有关[25]。苓术菟丝子丸组方中异鼠李素能减少阿霉素肾病小鼠 24h 尿蛋白定量，改善肾脏的病理组织结构，升高血浆白蛋白（ALb），降低 MCP-1、TNF-α 的浓度，增加 Klf4、Nephrin 的 mRNA 表达，下调 pJAK、pSTAT3、pNF-κB、MCP-1、TGF-β 的蛋白水平，升高 Nephrin、WT1、F-actin、Klf4 的表达，其作用机制可能与调节 JAK/STAT/Klf4 通路，抑制炎症有关[26]。

8. 抗炎作用

菟丝子总提物以及菟丝子多糖具有抗炎作用，能有效纠正妊娠期糖尿病大鼠 Th1/Th2 炎症因子的失衡，抑制促炎性细胞因子 TNF-α的分泌，上调抗炎因子 IL-10 的水平，从而改善妊娠结局[27]。

9. 抗菌作用

菟丝子提取物对苹果链格孢菌、巨大芽孢杆菌、铜绿假单胞菌均具有较强的抗菌活性，其乙醇提取物对革兰氏阳性菌（枯草芽孢杆菌和金黄色葡萄球菌）和革兰氏阴性菌（大肠杆菌和伤寒沙门氏菌）均具有一定的抗菌活性[28]。

10. 对恶性肿瘤的作用

菟丝子水提物能明显改善 S180 荷瘤小鼠的生存状态，与对照组相比菟丝子水提物中药灌服组小鼠皮毛洁白，富有光泽且活动量大，对 C_3、C_4、CD_4 和 CD_8 具有显著影响，可增强荷瘤小鼠的免疫作用，调节机体自身免疫系统状态，增强机体免疫功能[29]。菟丝子总黄酮可能通过上调 PTEN 的表达对 PI3K-Akt 通路进行负调控诱导细胞发生凋亡、下调 HIF-1α以及 VEGF 相关基因和受体蛋白的表达等作用机制共同发挥体外抗肝癌作用[30]。菟丝子多糖能够选择性对人肺腺癌细胞 A549、人肝癌细胞 HepG2 和人胰腺癌细胞 PANC-1 细胞都有较好的抑制作用，而对正常细胞增殖抑制作用很小[31]。菟丝子醇提取物能够抑制人胃癌 SGC7901 细胞的生长。推测它是通过影响人胃癌 SGC7901 细胞内 DNA 复制和合成，抑制细胞正常分裂，阻滞细胞进入 S 期，从而使细胞在 G_1 期堆积出现，G_2/M 期阻滞，有丝分裂终止，从而抑制细胞增殖[32]。

11. 抗氧化作用

菟丝子多糖能有效清除羟自由基和超氧阴离子自由基等超氧化物歧化酶（SOD）成分，其清除能力与维生素 C 接近，并呈现量效关系[31]。菟丝子总黄酮可以通过激活细胞外信息调节激酶（ERK）/核因子 E2 相关因子 2（Nrf2）-抗氧化反应元件（ARE）信号通路，上调 Nrf2、醌氧化还原酶 1 以及血红素加氧酶 1 等抗氧化相关蛋白的表达水平，缓解睾丸的氧化损伤[33]。菟丝子提取物通过增强 SOD 活性并降低脂质过氧化物丙二醛（MDA）含量增强大鼠的抗氧化应激能力，显著改善失眠症状[34]。菟丝子总黄酮能降低 MDA 的含量、提高谷胱甘肽和 SOD 水平，并下调凋亡基因 *Fas* 与 *Fasl* 的表达水平，进而治疗少弱精子症[35]。菟丝子常用于治疗白癜风，菟丝子的活性成分金丝桃苷可以有效升高黑色素细胞线粒体膜电位的氧化应激水平，通过激活 AKT 并抑制 p38 磷酸化保护人原代黑色素细胞免受氧化损伤[36]。

12. 对眼的作用

菟丝子酮类化合物对大鼠半乳糖性白内障具有延缓和治疗作用，此作用与纠正相关酶活性有关，并能抑制晶状体中的脂类过氧化[37]。菟丝子在眼科疾病的作用主要是通过其黄酮类成分发挥的，山柰酚通过抗氧化途径发挥保护视网膜色素上皮的作用，从而预防黄斑变性的发生[38]。槲皮素通过抑制丝裂原活化蛋白激酶和蛋白激酶 B 使 NF-κB 信号失活，以此来抑制视网膜血管内皮生长因子（VEGF）诱导的视网膜感光细胞过度炎症反应[39]。

13. 其他

菟丝子黄酮提取物具有助孕安胎作用，其可能通过调节母胎界面的内分泌-免疫网络分子水平的平衡，使其恢复到正常妊娠状态而起到保胎的作用[40]。

菟丝子黄酮提取物给药去势模型大鼠可以起到防治骨质疏松的作用，可以阻止大鼠骨中钙、磷流失，因此可以避免钙、磷流失过量导致骨密度降低产生骨质疏松症状[12]。菟丝子黄酮能够调节去卵巢大鼠 Wnt/β-catenin 信号通路相关因子 RANKL、β-catenin、OPG 等表达水平，增加骨密度，改善骨质疏松[41]。

【毒性作用】

菟丝子醇提水溶液皮下注射于小白鼠半数致死量为 2.465g/kg，按 30～40g/kg 灌胃并不出现中毒症状；按 0.05g/120g 之菟丝子酱油、浸剂、酊剂给大白鼠灌胃，连续 70 天，并不影响动物的生长发育，亦未见病理改变[42]。

【临床应用】

1. 治疗内分泌系统疾病

苁蓉菟丝子丸联合戊酸雌二醇治疗更年期综合征（MPS）疗效显著，效果优于单纯西药治疗。受试者为 64 例 MPS 患者，对照组给予戊酸雌二醇治疗，治疗组在对照组的基础上联合苁蓉菟丝子丸治疗，总有效率治疗组为 93.75%，对照组为 71.88%，两组比较，治疗组项指标改善较对照组更显著[43]。

2. 治疗免疫系统疾病

大菟丝子饮加减能够治疗免疫性血小板减少性紫癜（ITP），基于 120 例 ITP 患者，对照组予以糖皮质激素治疗，研究组在对照组基础上加用大菟丝子饮加减治疗。研究组总有效率为 91.67%，明显高于对照组的 78.33%[44]。

3. 治疗生殖系统疾病

加减苁蓉菟丝子丸联合氯米芬能够促进排卵，并改善子宫内膜容受性，促排卵后能有效提高妊娠率，降低流产率，且安全性较好，受试者 30 例，排卵率为 68.62%，妊娠率 46.67%，自然流产率 14.29%[45]。沈氏菟丝子丸合归脾汤加减治疗弱精子症具有一定的效果，将 120 例弱精子症患者随机分为治疗组和对照组各 60 例，治疗组采用沈氏菟丝子丸合归脾汤加减治疗，对照组采用己酮可可碱治疗。总有效率治疗组为 95.0%，对照组为 96.7%[46]。

4. 治疗泌尿系统疾病

菟丝子散加减治疗小儿遗尿症 50 例，痊愈 46 例，有效 3 例，无效 1 例，总有效率 98%[47]。菟丝子于脾肾两虚型老年性遗尿、夜尿频、尿崩症同样有效，根据患者体质和病情需要可重用至 50～90g，颇有疗效[48]。

5. 治疗眼部疾病

西药联合驻景丸加减（方中含菟丝子 15g）治疗年龄相关性黄斑变性效果显著，可促进视力恢复，受试者 60 例（86 只眼）年龄相关性黄斑变性患者，治疗组加用驻景丸加减方，视力恢复、疗效及满意度均优于对照组[49]。驻景丸（含菟丝子）治疗原发性视网膜色素变性 45 例，治疗组与对照组分别给予驻景丸和维生素 B_1、复方芦丁 C 治疗，治疗 30 天治疗组总有效率为 92.0%，明显高于对照组（65.0%），取得了满意的疗效[50]。四物五子丸加味（方中含菟丝子 10g）治疗与年龄相关性黄斑变性 37 眼，治疗后视力改善、黄斑部病灶消退，总有效率达 81.08%[51]。菟丝子方剂补青汤治疗 62 只未成熟期年龄相关性白内障，对患者的视力、晶状体混浊程度进行分析，显效 11.29%，有效 64.52%，无效 24.19%，总有效率达 75.81%。肯定了补青汤对治疗未成熟期年龄相关性白内障的疗效[52]。

6. 治疗皮肤疾病

菟丝子乳膏能够促进疱疹结痂，快速缓解疼痛，有效消除疼痛，缩短疼痛时间及病程，基于 39 例带状疱疹患者，常规治疗组、蛇药片组、菟丝子乳膏组患者的治疗总有效率分别为 81.82%、90.91%、100.00%[53]。

【食疗方法】

菟丝子粥：先将菟丝子洗净后捣碎，加水煎取汁，去渣后入米煮粥，粥将成时加入白糖稍煮即成。此粥可补肾益精，养肝明目。

菟丝子茶：用开水冲泡或用菟丝子的煎煮液泡茶饮用。此茶具有补肝肾，益精髓，明目，降压的作用。

鸡肝菟丝子汤：将鸡肝洗净，每具切成四块；菟丝子略洗，装入纱布袋内，扎紧袋口。一并放在砂锅内，加入清水，先用武火煮沸，再用文火煮熬 30～40min，捞去药袋。每日 1 剂，吃肉饮汤。此汤具有补肝养血，益肾固精的作用。

【参考文献】

[1] 南京中医药大学. 中药大辞典[M]. 上海: 上海科学技术出版社, 2006: 2894.

[2] 赵倩, 罗洪斌, 凌志峰, 等. 基于 GSK-3β 信号通路探讨菟丝子对 AD 模型大鼠认知功能障碍的影响[J]. 中国药理学通报, 2021, 37(12): 1775-1776.

[3] Ju I G, Kim N, Choi J G, et al. Cuscutae japonicae semen ameliorates memory dysfunction by rescuing synaptic damage in Alzheimer's disease models[J]. Nutrients, 2019, 11(11): 2591.

[4] 刘海云, 宋渺渺, 肖爱娇. 菟丝子提取物对失眠大鼠学习记忆能力及神经递质的影响[J]. 江西中医药, 2018, 49(9): 60-62.

[5] 王瀚泽. 菟丝子促神经干细胞增殖的活性成分研究[D]. 北京: 北京中医药大学, 2022.

[6] 王运杰. 菟丝子黄酮对离体大鼠工作心脏缺血再灌注损伤的保护作用[D]. 郑州: 河南大学, 2015.

[7] 刘艳. 菟丝子黄酮对大鼠心脏血流动力学的影响[D]. 郑州: 河南大学, 2017.

[8] 汪四海. 丹蛭降糖胶囊通过调控 PI3K/AKT/GSK-3β 通路抑制 DCM 心肌细胞凋亡的机制研究[D]. 合肥: 安徽中医药大学, 2023.

[9] 许舒娅. 菟丝子不同炮制品保肝作用及其作用机制的比较研究[D]. 北京: 北京中医药大学, 2018.

[10] 王薇薇, 陈奕雯, 卢丽君. 菟丝子对番泻叶诱导急性腹泻小鼠的作用研究[J]. 湖北中医药大学学报, 2018, 20(1): 57-59.

[11] 雷伟, 黄彩虹, 任贺庄, 等. 菟丝子对幼龄大鼠慢性腹泻中肠道炎症、肠道菌群及肠黏膜微观结构变化的影响[J]. 实用药物与临床, 2021, 24(10): 871-875.

[12] 郭晓东. 菟丝子黄酮对大鼠激素型骨质疏松症防护作用及机制研究[J]. 现代中西医结合杂志, 2018, 27(23): 2525-2528.

[13] 王永霞, 马娜, 钟兴明, 等. 菟丝子总黄酮对卵巢早衰大鼠卵巢功能的作用研究[J]. 医学综述, 2019, 25(13): 2695-2699.

[14] Wei Y, Han C, Li S, Cui Y, et al. Cuscuta chinensis flavonoids down-regulate the DNA methylation of the

H19/Igf2 imprinted control region and estrogen receptor alpha promoter of the testis in bisphenol A exposed mouse offspring[J]. Food Funct, 2020, 11(1): 787-798.

[15] 李道中, 彭代银, 张睿, 等. 菟丝子多糖对糖尿病小鼠的治疗作用[J]. 安徽医药, 2008, 12(10): 900-901.

[16] 林慧彬, 林建强, 林建群, 等. 山东产四种菟丝子免疫增强作用的比较研究[J]. 中西医结合学报, 2003, 1(1): 51-53.

[17] 杨敏, 陈佳俊, 赵晨旭, 等. 菟丝子多酚对衰老小鼠抗氧化能力及免疫调节作用研究[J]. 人参研究, 2020, 32(6): 28-29.

[18] 徐何方, 杨颂, 李莎莎, 等. 菟丝子醇提物对肾阳虚证模型大鼠免疫功能的影响[J]. 中药材, 2015, 38(10): 2163-2165.

[19] 徐何方. 菟丝子盐炙前后化学成分变化及对肾阳虚大鼠免疫作用的比较研究[D]. 北京: 北京中医药大学, 2022.

[20] 黄凯, 耿淼, 王建华, 等. 金丝桃苷对免疫性肝损伤小鼠的保护作用[J]. 中国实验方剂学杂志, 2015, 21(19): 137-141.

[21] 苗明三, 彭孟凡, 闫晓丽. 菟丝子总黄酮对多囊卵巢综合征大鼠模型的影响[J]. 中国实验方剂学杂志, 2019, 25(5): 143-150.

[22] 喻琴, 王东升, 张世栋, 等. 阳起石、菟丝子与淫羊藿对肾阳虚大鼠性激素及其受体表达的影响[J]. 中国兽医学报, 2019, 39(3): 535-540.

[23] 王晟, 秦达念. 菟丝子总黄酮对大鼠睾丸曲细精管无血清培养所致细胞凋亡的保护作用[J]. 中国药理学通报, 2006, 2(8): 984-987.

[24] Wang J, Bao B, Meng F, et al. To study the mechanism of *Cuscuta chinensis* Lam. and *Lycium barbarum* L. in the treatment of asthenospermia based on network pharmacology[J]. J Ethnopharmacol, 2021(270): 113790.

[25] 苏波峰, 章慧娣, 尤小寒. 菟丝子对大鼠肾脏缺血再灌注的保护作用[J]. 中华中医药学刊, 2014, 32(11): 2751-2753.

[26] 陶杰. 探讨苓术菟丝子丸通过调控 JAK/STAT/Klf4 信号通路治疗肾性蛋白尿的作用及其机制[D]. 泸州: 西南医科大学, 2022.

[27] 黄长盛, 邢娉婷, 周汝云, 等. 菟丝子及菟丝子多糖对妊娠期糖尿病大鼠 Th1/Th2 炎症因子及妊娠结局的影响[J]. 江西中医药, 2016, 47(6): 37-39.

[28] Wang T J, An J, Chen X H, et al. Assessment of Cuscuta chinensis seeds′ effect on melanogenesis: comparison of water and ethanol fractions in vitro and in vivo[J]. J Ethnopharmacol, 2014, 154(1): 240-248.

[29] 敖亮, 潘正刚, 何昌栋, 等. 二种中药水提取物对荷瘤小鼠免疫功能的影响[J]. 云南中医中药杂志, 2014, 35(3): 56-57.

[30] 郑义博, 杨欣欣, 包永睿, 等. 基于 PI3K/PTEN/VEGF 的菟丝子总黄酮抗肝癌作用机制研究[J]. 中国医院药学杂志, 2018, 38(14): 1462-1465.

[31] 叶春林, Khudoyberdiev Ilkhomjon, 陈颖, 等. 菟丝子多糖的抗氧化活性和抑制肿瘤细胞增殖的研究[J]. 河南工业大学学报(自然科学版), 2020, 41(5): 73-78.

[32] 金松, 辛国荣, 孟繁石, 等. 菟丝子醇提物对胃癌 SGC7901 细胞的生长抑制作用研究[J]. 中国全科医学, 2011, 14(6): 675-676, 682.

[33] 李利娟. 菟丝子黄酮通过 ERK/Nrf2-ARE 信号通路缓解睾丸氧化损伤的研究[D]. 乌鲁木齐: 新疆医科大学, 2023.

[34] 刘海云, 方永青, 何志坚, 等. 菟丝子提取物对失眠大鼠血清细胞因子及 SOD、MDA 的影响[J]. 江西中医药, 2021, 52(12): 57-60.

[35] 孙晶晶, 吴秀娟, 鲍军, 等. 菟丝子总黄酮对氢化可的松致大鼠少弱精子症的治疗作用及其机制[J]. 华西

药学杂志, 2016,31(1): 14-17.

[36] Yang B , Yang Q , Yang X , et al. Hyperoside protects human primary melanocytes against H$_2$O$_2$-induced oxidative damage[J]. Mol Med Rep, 2016, 13(6): 4613-4619.

[37] 杨涛, 梁康, 张昌颖, 等. 四种中草药对大鼠半乳糖性白内障防治效用的研究[J]. 北京医科大学学报, 1991, 23(2): 97-99.

[38] Du W W, An Y L, He X D, et al. Protection of kaempferol on oxidative stress-induced retinal pigment epithelial cell damage[J]. Oxi Med Cell Longev, 2018(2018): 1-14.

[39] Lee M, Yun S, Lee H, et al. Quercetin mitigates inflammatory responses inducedby vascular endothelial growth factor in mouse retinal photor eceptor cells through suppression of nuclear factor kappa B[J]. Int J Mol Sci, 2017, 18(11): E2497.

[40] 刘华, 韦炳华, 马红霞, 等. 菟丝子黄酮对流产大鼠模型母胎免疫平衡因子的影响[J]. 世界中西医结合杂志, 2011, 6(10): 837-841.

[41] 赵素霞, 刘会丽, 江红. 菟丝子黄酮通过调节Wnt/β-catenin信号通路干预去卵巢大鼠骨代谢的机制研究[J]. 临床和实验医学杂志, 2018, 17(1): 25-28.

[42] 江苏新医学院. 中药大辞典(下)[M]. 上海: 上海人民出版社, 1977: 2006.

[43] 史馨莹, 张明, 徐静瑶. 苁蓉菟丝子丸联合戊酸雌二醇治疗更年期综合征临床研究[J]. 新中医, 2020, 52(10): 90-92.

[44] 权学莲, 刘春霞, 曹翠芳, 等. 大菟丝子饮加减联合糖皮质激素治疗免疫性血小板减少性紫癜临床研究[J]. 新中医, 2020, 52(20): 56-59.

[45] 何家辉, 傅建苗, 陈朝阳, 等. 加减苁蓉菟丝子丸联合氯米芬治疗肾虚型排卵障碍性不孕临床研究[J]. 新中医, 2019, 51(3): 189-191.

[46] 刘震超, 王猛, 雷启发, 等. 沈氏菟丝子丸合归脾汤加减治疗弱精子症60例[J]. 湖南中医杂志, 2018, 34(6): 69-70.

[47] 田文霞, 罗世杰. 菟丝子散加减治疗原发性小儿遗尿症50例[J]. 中西医结合研究, 2014, 6(2): 96-97.

[48] 牛朝阳, 毛德西, 张文学, 等. 从调五脏论治老年性遗尿[J]. 中医杂志, 2019, 60(20): 1787-1789.

[49] 张敏, 宁学玲, 宁学洪. 西药联合驻景丸加减方治疗年龄相关性黄斑变性的临床观察[J]. 广东医学院报, 2016, 34(3): 305-307.

[50] 王克年. 驻景丸方剂治疗原发性视网膜色素变性的疗效观察[J]. 中国民康学, 2018, 30(5): 87, 90.

[51] 李官鸿, 杨岸森, 龚誉华, 等. 分型论治年龄相关性黄斑变性的临床观察[J]. 中国中医急症, 2013, 22(8): 1424-1425.

[52] 俞洋, 冯振娥, 赵晓林, 等. 补青汤治疗未成熟期年龄相关性白内障35例临床观察[J]. 宁夏医科大学学报, 2011, 33(5): 496-497.

[53] 刘小平, 林玉柱, 赵勇, 等. 菟丝子乳膏治疗带状疱疹的临床疗效观察[J]. 东南国防医药, 2021, 23(1): 12-16.